Poderosa a deusa do Sexo no Lar

Kate Taylor

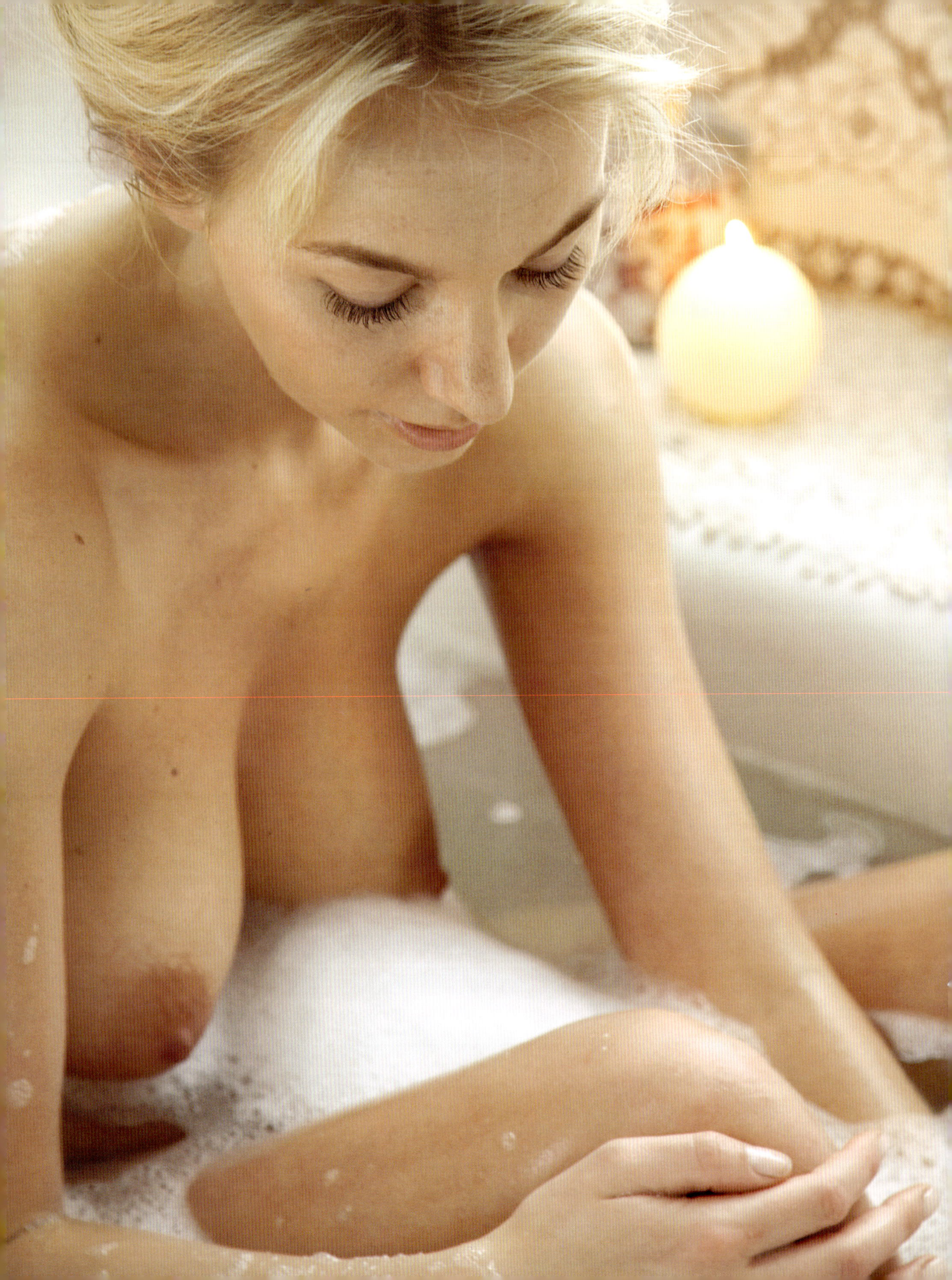

Poderosa a deusa do Sexo no Lar

Kate Taylor

Fotografias de Penny Wincer
Ilustrações de Natalie Ferstendik

MARCO ZERO

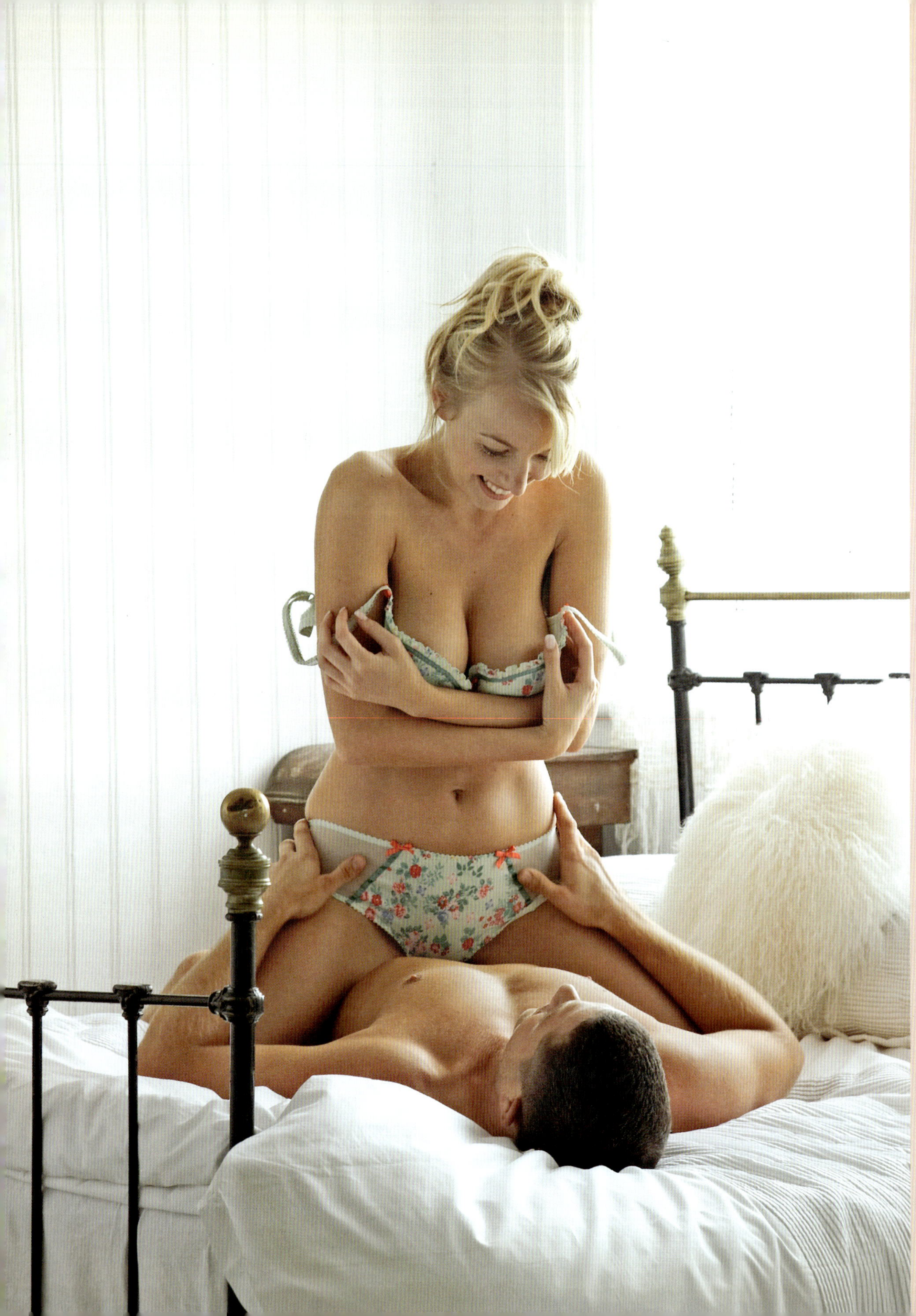

Sumário

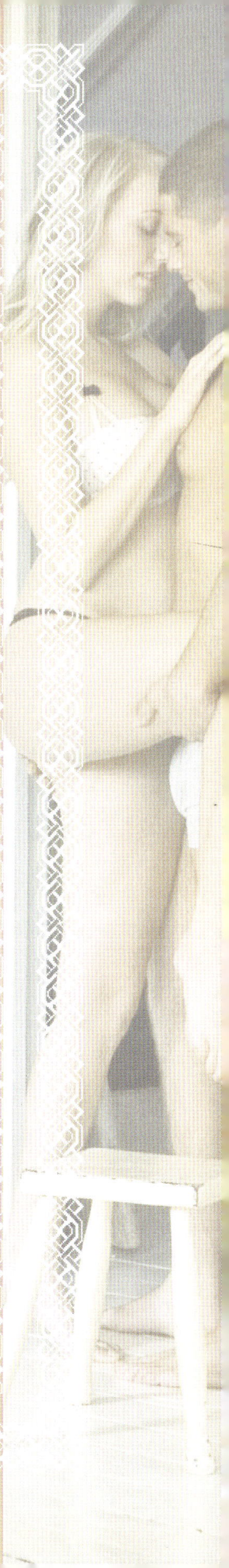

Muitas possibilidades e pouca roupa

Você não acha os livros de sexo detestáveis? Ali nas prateleiras, em suas embalagens rosa-choque, prometendo, de maneira arrogante, que sua vida sexual será tão quente a ponto de quebrar a cama e que a cumplicidade entre vocês será total. Basta acender uma vela, levar as crianças para passar o fim de semana fora de casa e aprender a fazer algo complicado e com um toque oriental usando uma banana, um lençol emborrachado e uma câmara de ar.

Você fica toda animadinha com a ideia e chega entusiasmada para mostrar o livro ao seu parceiro. Ele também se anima e corre para a cama esperando que você o faça entrar em êxtase. Mais tarde, ele cai no sono enquanto você limpa os restos da banana dos lençóis, vai buscar as crianças na casa de seus pais e marca uma consulta com o médico para retirar a câmara de ar. E, para piorar, a cumplicidade tão prometida não aconteceu, pelo contrário, sua lista infindável de coisas para fazer ganhou mais uma tarefa: "Ser incrível na cama todas as noites".

Vergonhosamente, escrevi três desses tipos de livros no passado. No meu tempo de colunista de sexo inventei um milhão de maneiras de praticá-lo. Quando era solteira, e já escrevia sobre o tema, não conseguia entender por que algumas mulheres tentavam se esquivar do sexo se era algo tão disponível para elas. Eu pensava que sexo seria sempre incrível, bastava ser criativa, espontânea e usar alguns acessórios.

E então, eu me casei.

E depois, tive dois filhos.

Hoje, percebo que a única maneira de os livros sobre sexo aumentarem meu prazer é formando uma barricada para impedir que meu filho de cinco anos venha para nossa cama. As bananas? Só servem para alimentar meu bebê. O lençol emborrachado? Na cama do meu filho mais velho. A câmara de ar? Está na piscina.

Livros sobre sexo nunca fazem mais do que uma pequena referência aos problemas enfrentados por casais que vivem juntos há anos, apesar de serem os que mais precisam de conselhos. Amantes recentes contam com uma vantagem na cama, já que muito do prazer sexual vem da novidade e da espontaneidade. Quando se convive há muito tempo com alguém, já se conhece cada milímetro do seu corpo e cada uma das suas cinco melhores posições na cama, então, como trazer de volta aquela sensação arrebatadora da paixão ou o sentimento empolgante da descoberta? Quando se tem de acordar às seis da manhã todos os dias para preparar as crianças para ir à escola, como pensar em começar aquela nova técnica sexual que você sabe que levará, no mínimo, duas horas e consumir todos os seus lenços de papel? E como é possível enxergar um óleo infantil como algo erótico quando se está usando um igualzinho para a higiene do seu próprio bebê?

É aqui que este livro entra. Um livro sobre sexo para casais que se relacionam há muito tempo, com filhos ou não, que se adoram, mas que perceberam que o "fogo sexual" abandonou sua vida conjugal. Pessoas que gostariam de levar para a cama ideias novas, trazendo de volta a excitação dos velhos tempos sem precisar seguir um esquema planejado ou receber ajuda de alguém; que desejam algumas dicas sexuais para uma vida real, que possam se ajustar a um dia cheio e a oito horas de sono.

Ele ajudará ambos, mas foi escrito principalmente para mulheres, pois são elas que mais sofrem o peso de um relacionamento sem sexo ou que perdeu a intimidade. Numa relação sexual, libera-se um poderoso hormônio chamado oxitocina, o mesmo liberado no parto, responsável pelo sentimento de ligação entre parceiros. Em longo prazo, relacionamentos amorosos estabelecidos precisam da oxitocina, e em grande quantidade, para manter os casais unidos.

Você está totalmente preenchida por ele? Está feliz, sexual e afetivamente ligada ao seu homem, ou desligada a ponto de existir o risco de uma separação? Para descobrir, faça o teste.

Você é uma deusa do sexo no lar?

1 Você já fingiu estar com dor de cabeça?
a) Não! Na verdade eu sinto mais desejo do que meu parceiro.
b) Uma ou duas vezes, mas apenas em circunstâncias difíceis – ou excepcionais.
c) Bem, digamos que ele está insistindo para que eu faça uma ressonância magnética craniana.

2 Você se sente "por cima" tanto nos assuntos domésticos como nos do relacionamento?
a) Frequentemente eu estou por cima dele.
b) Eu me sinto por cima no trabalho doméstico – mas no sexo, nem sempre.
c) Eu me sinto por cima... de um penhasco, pensando em saltar.

3 Como você se sente quando encontra seu homem no final do dia?
a) Excitada e acesa.
b) Serena e calma.
c) Irritada – ele não recebeu meu recado dizendo para não se dar ao trabalho de voltar.

4 Com que frequência vocês fazem sexo?
a) Uma ou duas vezes por semana.
b) Uma ou duas vezes por mês.
c) Uma ou duas vezes por ano – aniversário e Natal.

5 Ele compra presentes românticos para você?
a) Ele costuma me presentear com roupa íntima *sexy*.
b) Ele costuma me presentear com joias e flores.
c) Ele costuma me presentear com utensílios para a casa, eletrodomésticos e coisas que ele mesmo quer. Resumindo, não.

Resultados

Maioria A: *Deusa do sexo*
Você e seu parceiro têm uma relação ardente, mas pode estar faltando cumplicidade. Enquanto ele está desejando agarrar seu corpo nu, você sente que seus pensamentos íntimos permanecem intocados.
O que você encontrará neste livro: Sugestões para deixá-los mais próximos fora do quarto. O sexo pode ser uma cola forte que segura os relacionamentos, mas você desejará poder conversar com ele nos momentos em que não está segurando seu bastão de Pritt. Este livro a ajudará a fazer isso.

Maioria B: *Deusa do carinho*
Você é bastante tranquila na vida doméstica porque sente que está no controle. Dirige bem a casa, mas corre o risco de agir como se fosse mãe do seu parceiro. Se por um lado é muito bom poder cuidar dos assuntos domésticos com eficiência, por outro, vigiar seu homem tão de perto fará com que ele se sinta controlado e ansioso por um pouco de liberdade.
O que você encontrará neste livro: Um modo de manter certo ar de distância de seu companheiro. Se este pensamento a assusta, é sinal de que você precisa mesmo seguir com a leitura. O melhor das relações duradouras não está no fato de um viver sob o domínio do outro.

Maioria C: *Deus a proteja*
Ooops. Tudo com você acontece da barriga para cima – e é provavelmente de barriga para cima que você se deita para sua transa anual. Os ressentimentos se acumularam entre você e ele, e isso significa que nenhum dos dois vai mudar para agradar o outro. Sensualidade? Nem pensar. Mas não se incomode, as coisas podem melhorar, e logo.
O que você encontrará neste livro: Uma forma de apagar as mágoas do passado e começar de novo. Ele mudará suas atitudes, fornecendo ferramentas para criar um novo relacionamento a partir dos destroços do antigo. Você encontrará um milhão de modos de apreciar o sexo saudável e emocionante com seu homem e recuperar o sentimento de amor.

Cozinha

Aqui estamos, **no coração** da casa, o local onde você toma a maior parte das decisões domésticas que afetam o ritmo de seu cotidiano e de sua **vida sexual.** Ela também possui vários instrumentos que podem ser usados, trazendo grandes inovações na hora do sexo, como luvas de borracha, pregadores de roupa e forminhas de gelo, mas voltaremos a elas mais adiante. O que eu quero que você observe, em primeiro lugar, é como as **tediosas tarefas diárias** são compartilhadas entre vocês. Depois, sirva algo para beber – chocolate é bom, mas conhaque é melhor –, porque nada vai fazer vocês **começarem a ferver** mais depressa do que este tópico.

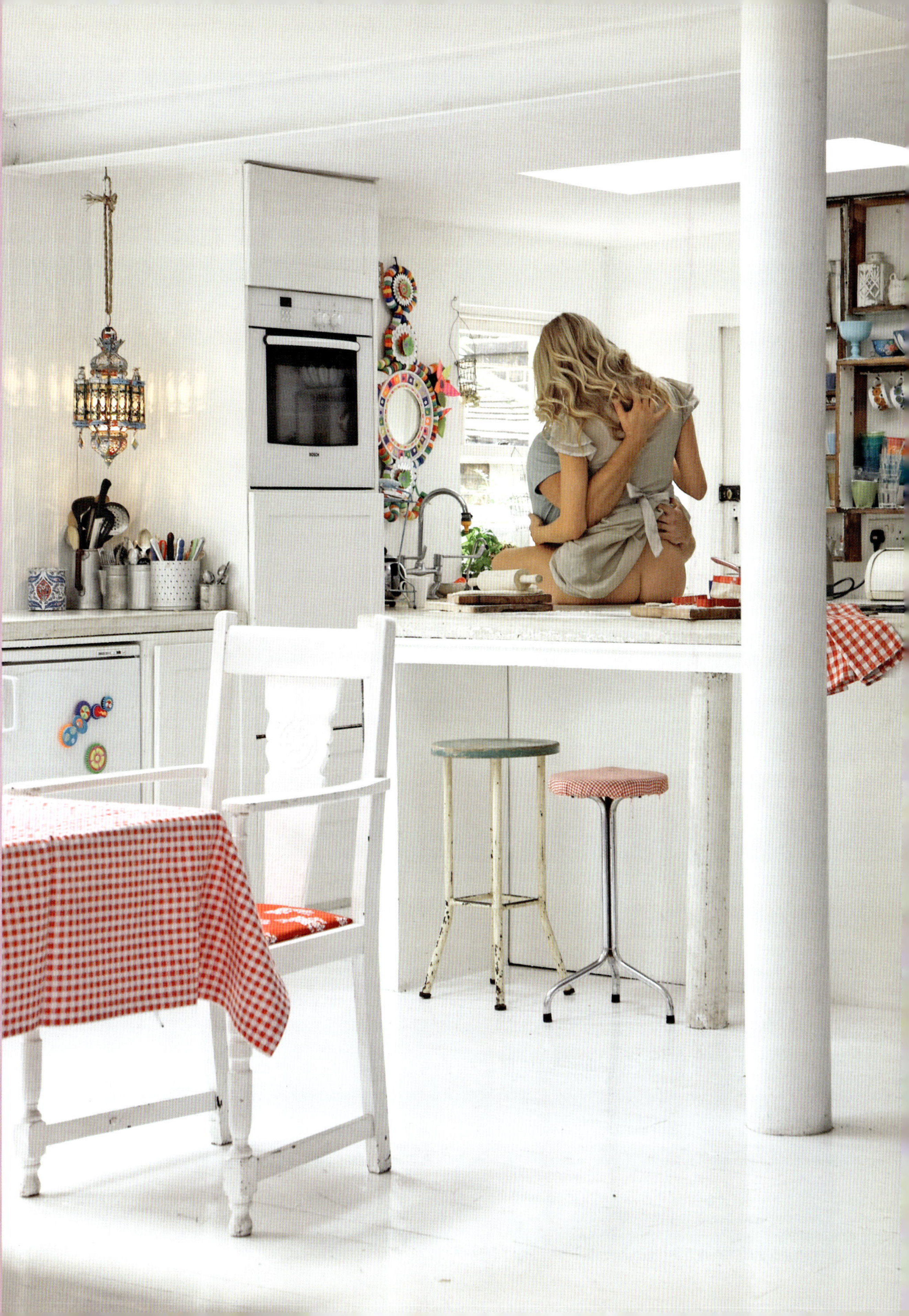

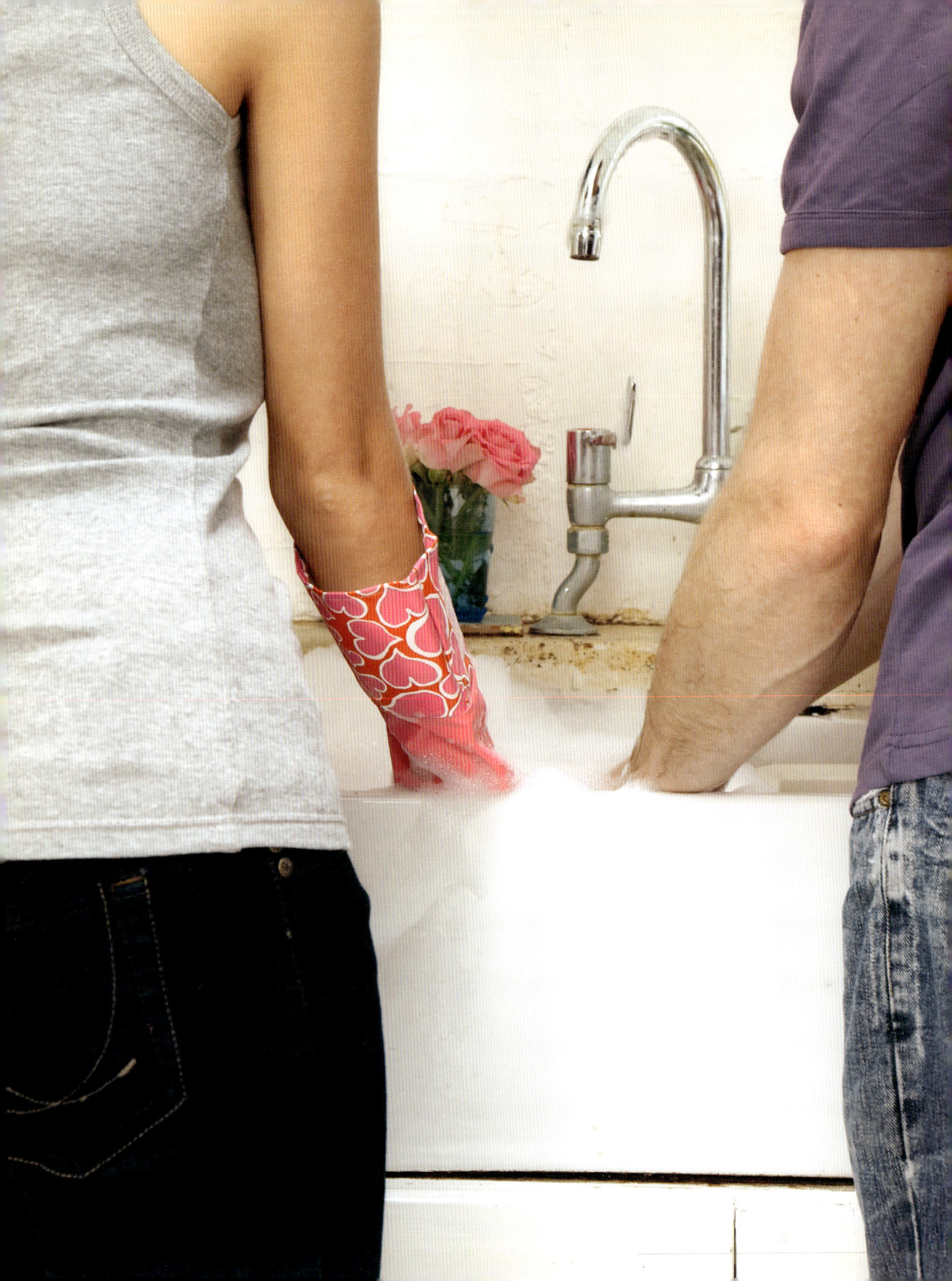

Você precisa limpar antes de se sujar

À primeira vista, faxina e sexo têm muito pouco em comum, exceto o óbvio – ambos deixam você de quatro, ofegante e suada, e podem ser executados com alguns objetos específicos. Mas, além disso, que outra conexão teriam? A resposta é... ambos proporcionam fricção.

A divisão, ou a falta dela, nas tarefas domésticas é a causa número um de ressentimentos entre casais, e o ressentimento é o câncer dos relacionamentos. Cresce silenciosamente até que um dia aparece um nódulo – provavelmente na testa do seu parceiro depois de você bater nele com uma panela que ele "deixou de molho" cinco meses atrás. Não há como ter uma vida maravilhosa no quarto se você guarda, secretamente, um milhão de mágoas acerca de como ele resolveu viver em cada um dos outros ambientes da casa. E, principalmente, não se pode esperar ter fantasias com ele se vive encontrando suas cuecas espalhadas por toda parte. Portanto, é hora de cuidar dos afazeres domésticos.

Como posso fazer com que ele ajude mais nas tarefas?

Não importa o tipo de homem com quem você viva, sempre existem maneiras de encorajá-lo a contribuir mais com as tarefas da casa.

Decida especificamente de que tipo de ajuda você necessita

Se você está sufocada por uma pilha de ressentimentos maior que o cesto de roupas sujas, é fácil perder a noção de quais serviços domésticos realmente gostaria que seu parceiro fizesse. "Eu só quero que você me ajude!" você esbraveja, esfregando o vaso sanitário com a escova de dentes dele e usando seu CD favorito para raspar as marcas de queimado da parte lateral da lareira. Mas você sabe exatamente o que gostaria que ele fizesse?

Faça uma lista de tarefas

Os homens, sendo racionais, respondem bem a listas. Portanto, sente-se e redija uma lista de todas as tarefas que têm de ser feitas para manter sua casa em ordem. Não inclua as encantadoras exceções – como colocar flores na mesa de jantar diariamente ou bordar os nomes de cada um em seus edredons –, somente o básico. E, então, divida essa lista, de modo justo, entre os dois.

Nota: Dividir de modo justo não significa necessariamente dividir meio a meio. Se você fica em casa mais tempo do que ele, por cuidar das crianças ou trabalhar fora menos tempo, é justo que você tenha mais tarefas domésticas. O objetivo não é transformá-la em uma princesa mimada cujo homem chega correndo depois do trabalho para fazer todo o serviço da casa. Ambos devem contribuir para a boa manutenção do lar que compartilham.

Assegure-se de ter dividido as tarefas de maneira lógica

Ao checar a lista juntos, verifiquem se ela foi dividida da melhor maneira, tendo em mente as preferências de cada um. Por exemplo, se um de vocês não se incomoda de aspirar o pó, mas tem aversão a passar roupas, opte por destinar as tarefas de acordo com essas predileções.

Parece muito justo que um cozinhe e o outro lave a louça, mas não acredito que isso seja sempre sensato, pois pode encorajar o cozinheiro a se transformar em um apresentador de programa culinário – que pesa cada ingrediente em um pratinho e usa todas as panelas da casa, sabendo que tudo estará organizado depois, como num passe de mágica. Em vez disso, que tal se vocês revezassem, e cada dia um cozinha e o outro lava a louça? Cada um cozinharia por três noites e na sétima vocês pedem comida ou saem para comer. Mas, se um de vocês realmente não sabe cozinhar, pode fazer outra tarefa, como cuidar da lavagem das roupas.

Dê a ele tarefas mais masculinas

Uma palavra que sempre chamará a atenção de qualquer homem, seja ele do tipo doméstico, empreendedor ou interessado, é "másculo". Assim, se houver certas tarefas que você realmente quer que ele assuma sempre, chame-as de "trabalhos masculinos". Você pode relutar quanto a essa divisão e ela deve ficar a seu critério. Conheci mulheres que se enfureceram contra esse tipo de pensamento, exigindo o direito de arrastar pesadas latas de lixo para fora, podar árvores ou trocar telhas. Estou certa de que você pode realizar essas tarefas tão bem quanto ele, mas esse não é o ponto. Você quer mesmo fazê-las?

Eu, por exemplo, odeio levar o lixo. Se meu marido ficasse sentado, me vendo lutar para erguer aquele enorme saco, amarrar suas pontas e carregá-lo suportando seu peso e cheiro durante todo o trajeto para o outro lado da rua onde ficam as lixeiras, eu me sentiria furiosa, ressentida e feia. Pensaria que ele não tem nenhum carinho por mim. Se ele me achasse linda e desejável, iria querer ajudar, evitando que o saco de lixo manchasse minha roupa, tomaria o peso de minhas mãos e tiraria a carga das minhas costas, não é? Por isso, eu o estimulo a fazê-lo. Quando ele usa sua técnica especial para atar as pontas do saco de lixo eu fico ali observando e elogiando seu lado científico; quando ele o levanta eu suspiro, admirando em voz alta seus músculos e, quando ele retorna, depois de ter colocado o lixo na rua, eu o agradeço calorosamente e lhe digo que estaria perdida sem ele. Sempre. Dessa forma, a lixeira fica vazia, eu evito o trabalho sujo e meu marido sente-se um herói. Entretanto, ele não tem a capacidade de se lembrar sozinho da lixeira, portanto, eu tenho que iniciar o processo de esvaziá-la. O que me leva à próxima dica:

Para impulsioná-lo a agir, dê a impressão de que vai fazer o trabalho sozinha, desajeitadamente

Não dê a ideia de que você é uma supermulher eficiente se realmente quiser que ele ajude em casa. Existem, provavelmente, diversas áreas em que sua incompetência é legítima. Por coincidência, essas áreas podem ser as que você justamente detesta. Para conseguir que seu parceiro comece o trabalho imediatamente, pareça estar pronta para entrar em ação e fazer uma bagunça completa. Isso vai tirá-lo do sofá num pulo.

Admiração, admiração, admiração

Conseguir que você o admire é a motivação para que seu companheiro realize qualquer trabalho. Os homens estão sempre ansiosos para conquistar a nossa admiração, mesmo que algumas vezes pareçam preferir nosso desprezo, por isso respeite os trabalhos que ele faz em casa. Você percebeu que ele comenta cada pequena tarefa que executa? "Acabei de pendurar a toalha molhada no varal", "Guardei minha escova de dentes no armário", "Apertei o botão da descarga". É irritante pensar que ele está constantemente esperando por um agradecimento, mas não é isso – na verdade, o que ele espera é ser admirado. Ele sabe que manter a casa em ordem é importante para você, então, quando faz algo, mesmo que seja algo simples, faz questão de informá-la para que você possa lhe dar a recompensa que ele quer – seus olhos brilhando e um sorriso feliz. Sei que você faz milhares de coisas em casa todos os dias que não são notadas e que há muito tempo você já percebeu que os serviços domésticos são literalmente tarefas ingratas, mas seu parceiro é diferente. Ele informa o que fez para que você o admire por isso. Esse é o pagamento que ele espera.

Morda a língua na próxima vez que ele anunciar uma tarefa realizada e apenas sorria. Quando ele fizer algo mais importante, admire-o. Não o agradeça – isso significa que ele não precisava ter feito, que o trabalho era seu e não dele. Em vez disso, pareça surpresa: "Procurei os copos pela casa toda para lavar, mas não encontrei nenhum. Estavam todos limpos. Fabuloso!". Captou a ideia? Outra maneira de mostrar sua admiração é:

Elogie-o publicamente

Divulgue os méritos dele. Sempre o elogie para outras pessoas. Quando estiver ao telefone com uma amiga e seu parceiro estiver ouvindo, conte algo bom que ele tenha feito: "Marcos me trouxe flores lindas hoje, fantásticas!". Se ele lhe der joias e alguém as elogiar, certifique-se de informá-lo: "Meu chefe disse que meu colar novo é lindo. Eu disse que os presentes que você me dá são sempre maravilhosos".

Não faça elogios apenas quando estiverem a sós. Faça-o sentir que você se gaba dele para outras pessoas.

E, falando sobre vida social, resista a qualquer impulso de criticá-lo publicamente. Seria o equivalente a deixá-lo sentar-se à cabeceira da mesa e anunciar a seus convidados que ele tem o menor pênis do mundo.

Abra mão do controle

Depois de dividir as tarefas domésticas e seu parceiro cumprir a parte dele, você pode pensar que ele não as está realizando de acordo com os seus padrões. Como resolver isso? Depende. É falta de prática, o jeito dele ou está errando de propósito?

Se a razão for falta de experiência, ignore. Isso é esperado inicialmente e vai melhorando com o passar do tempo. As pessoas só aprendem com a experiência e, uma vez que tenha que ir para o escritório vestindo camisas rosadas todos os dias durante um mês, ele se lembrará de procurar roupas coloridas esquecidas no fundo da máquina de lavar antes de colocar as brancas. (É aconselhável que você não coloque suas peças de vestuário mais caras no cesto de roupa suja até que ele tenha adquirido mais experiência.)

Se está fazendo as coisas do "jeito dele", o conselho novamente é ignorar. Essa é uma das razões que acabam por levar as mulheres a carregar o serviço doméstico em seus ombros: somos terrivelmente "úteis" quando vemos nossos homens fazendo suas tarefas. Homens não gostam de conselhos não solicitados. Se você observar dois homens trabalhando juntos, vai perceber que não ficam dizendo um ao outro o que fazer. Eles não interrompem o outro a cada cinco minutos com gritos de "Ah, eu sei um modo muito melhor de fazer!". Em vez disso, eles esperam e depois riem loucamente quando tudo dá errado. Estou certa de que seu parceiro lhe dá conselhos que não foram solicitados a cada minuto de sua vida, mas essa é uma forma de demonstrar amor. A sua maneira de demonstrar amor deveria ser confiando que ele será capaz de realizar as tarefas sozinho.

E se ele está fazendo errado de propósito? A tática premeditada de "marido desajeitado" há muito tem levantado as suspeitas das mulheres, como uma tentativa de os homens escaparem de seus afazeres. Você precisa ser mais inteligente do que ele. Esse será um jogo de blefes simples e até duplos no início, mas você é uma mulher, pode vencê-lo. Apenas trate-o com doçura, cuidado e compreensão condescendentes de um professora de escola infantil e ele logo desistirá.

Muita crítica = pouca transa

Você está lendo este livro principalmente para melhorar a sua vida sexual, por isso vale a pena lembrar que mulheres que estão constantemente criticando seus parceiros ou "dando uma força" à memória deles têm vidas sexuais muito piores do que as que não fazem esse tipo de coisa. Se você percebeu que seu companheiro perdeu um pouco do desejo que sentia no início, não suponha simplesmente que isso se deve ao excesso de intimidade entre vocês, ao estresse ou às mudanças no seu corpo (por exemplo, a incapacidade de passar por um prato de biscoitos sem parar). Pode ser que seus resmungos o neutralizem. Pense com cuidado: você elogia seu parceiro o máximo possível? Aprecia o que ele faz ou só reclama de tudo o que ele não faz? Você aceitou a personalidade dele e o compreende com carinho ou sua atitude é simplesmente: "Ele devia crescer e não esperar ser elogiado a cada minuto do dia"? Quando se conheceram, você era muito mais compreensiva e lisonjeira do que é hoje, não é? E sua vida sexual era melhor, não é? Essa é a conexão!

Quando um homem se sente criticado por sua mulher ele se retrai sexualmente. Não é que esteja punindo você ao se recusar a fazer sexo, ele somente não sente tanto desejo por você. Se ele começou a ir para a cama depois de você ou parou de fazer investidas, é importante considerar se as suas lamúrias não estão prejudicando a masculinidade dele. Para verificar se você caiu no hábito de se lamentar, faça o seguinte exercício: amanhã, diga somente coisas positivas para seu companheiro. Não do tipo: "Eu sou positiva e você é um idiota!", mas coisas genuinamente amáveis e doces. Faça isso o dia todo. Logo você perceberá com que frequência a sua primeira resposta é uma crítica. Tente continuar o exercício o maior tempo possível – dias, semanas ou a vida inteira. Fica muito mais fácil. Quanto mais elogiar e admirar seu companheiro, mais ele também a elogiará e admirará. E, quando o sexo começar a ser mais frequente, ambos ficarão muito mais carinhosos e amorosos um com o outro, o tempo todo.

Uma despensa para reacender o desejo

Se suas transas normais têm a velocidade e a satisfação de uma refeição pronta de micro-ondas, a razão provavelmente está nos armários de sua cozinha. O que vocês dois comem têm mais efeito na sua libido do que quase tudo mais em sua vida, portanto, é importante começar a incluir os alimentos certos em seu cardápio.

Depois de descobrir quais são os superalimentos para o sexo, você pode incluí-los nas refeições de seu parceiro, sabendo que ambos colherão os resultados mais tarde. É como uma versão moderna de sua avó mandando você comer espinafre para "crescer e ficar forte", exceto que aqui estamos concentrados em alimentos que farão certas partes do corpo crescerem e ficarem fortes.

Então, o que comer? Bem, para fazer tudo de forma apropriada, você teria de levar seu parceiro a um nutricionista e verificar se existe alguma deficiência nos níveis de vitaminas no sangue. A falta de zinco, ferro ou vitamina E pode causar tantos problemas para esquentar quanto um velho carro movido a álcool no inverno. Mas como vocês provavelmente são muito ocupados, vamos nos concentrar nos ativadores do desejo sexual mais comuns. Essas são as fontes mais importantes desses nutrientes.

Frutas vermelhas: O segredo mais bem guardado da origem do suco do amor

Morangos, framboesas e mirtilos (*blueberries*) são excelentes para petiscar, pois suas sementes, repletas de zinco, aumentam a libido. Mantenha sempre um cesto dessas frutas na cozinha e coma quanto quiser.

Dica quente: Leve uma tigela de morangos para a cama e reveze com seu companheiro, comendo-os da forma mais sensual possível. Observá-lo chupar e mordiscar a fruta lhe fornecerá pistas de como ele gosta de ser estimulado – tão concentrado! Ele pode inserir um morango grande em você e ir comendo lentamente. Provavelmente a maneira mais *sexy* de comer sua porção diária ideal de frutas.

Mariscos: As ostras não são o único afrodisíaco subaquático

Elas são outra excelente fonte de zinco, o que provavelmente é a origem de sua reputação de poderoso afrodisíaco. O ato de comê-las, por si só, já é bastante erótico, visto que o líquido salgado escorre pela língua. Entretanto, qualquer marisco é útil para o que você deseja, por isso escolha o que preferir.

Dica quente: Camarões são o prato de entrada perfeito para uma noite apaixonada, especialmente os frescos, fritos com manteiga e alho, acompanhados de salada de agrião (que contém bastante ferro) e pão integral (uma boa fonte de vitamina E).

Aspargos: Pequenos petiscos perfeitos para beliscar

Eles não só lembram o formato de um pênis como fazem muito bem a esse órgão do corpo. A vitamina E, presente em sua composição, é vital para a saúde do sistema reprodutivo. Podem ser mantidos inteiros para que seu parceiro se deleite ao vê-la colocando-os na boca ou picados em pedaços pequenos (não deixe que ele veja isso!) e usados em sopas e quiches.

Dica quente: Prepare um piquenique da paixão e sirva na sala de estar. Inclua talos de aspargos mergulhados na manteiga ou no molho de sua preferência, taças de vinho e *muffins* "picantes" de canela (veja adiante).

Gengibre: Tempere sua vida sexual

Acredita-se que essa antiga raiz conduz a circulação sanguínea para as partes mais ao sul do corpo, por isso inclua gengibre ralado em sua alimentação sempre que possível. Apenas seu sabor já acelerará levemente as batidas do coração e mascar gengibre fresco faz com que os lábios fiquem mais cheios e rosados, ao estilo Angelina Jolie.

Dica quente: Prepare um óleo para massagem especial misturando uma colher (chá) de gengibre ralado em um vidro pequeno de óleo de amêndoas (encontrado em farmácias e supermercados). Façam um revezamento, massageando um ao outro, mas não deixe que o óleo escorra para áreas onde poderá causar ardor.

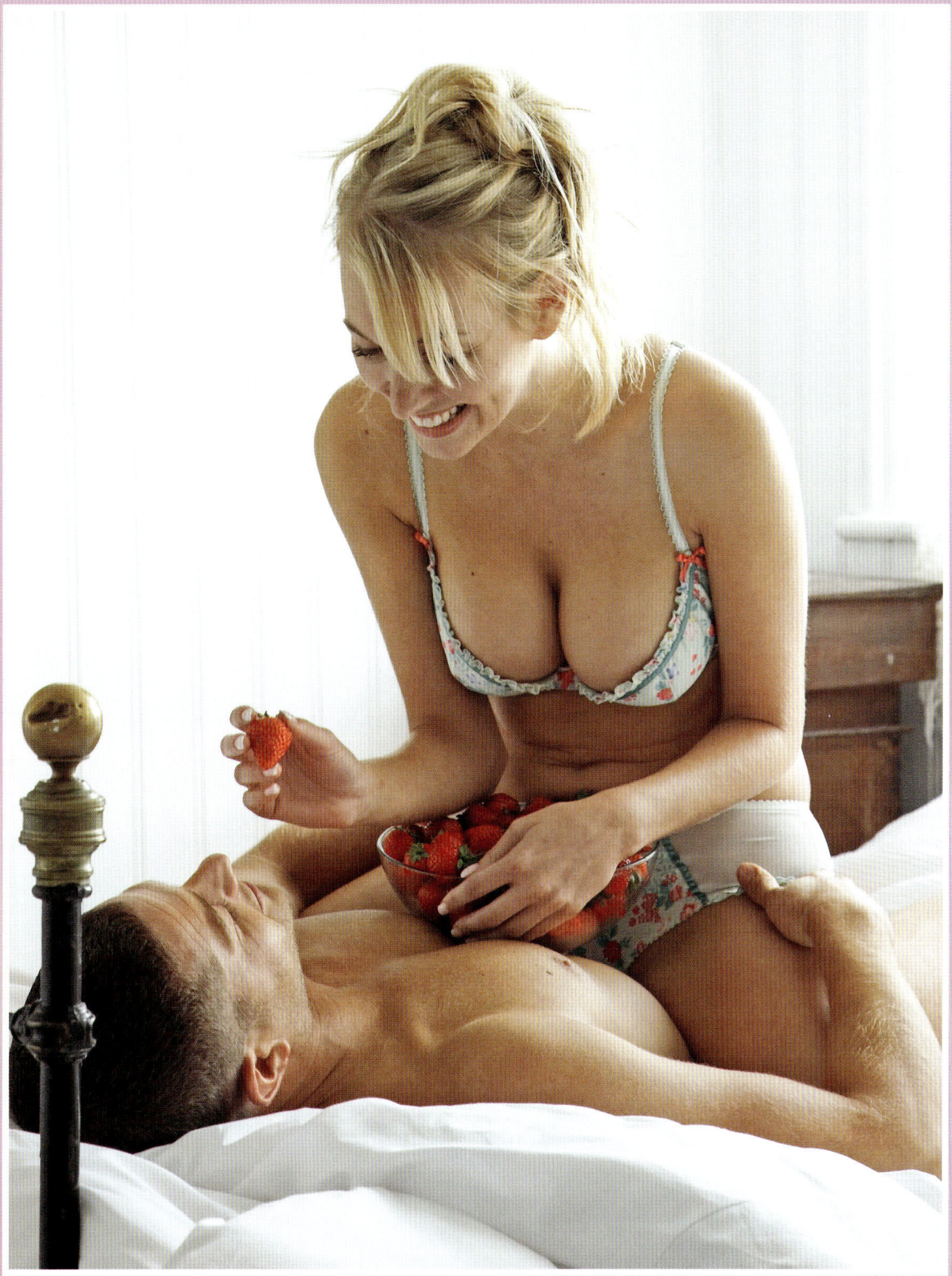

Chocolate: Derrete na língua e nas mãos dele

Estimulante para o corpo e para a mente, o chocolate contém fenetilamina, substância química responsável pela produção de sensações que imitam a paixão no cérebro. É obviamente um ingrediente vital para a dieta diária de todo casal que se relaciona há muito tempo.

Dica quente: Chocolate derretido servido em temperatura ambiente desperta a sensualidade. Por isso, invista em um *kit* para *fondue* para levar ao quarto. Tudo pode ser mergulhado no delicioso chocolate cremoso, inclusive frutas, *marshmallows*, e até o "biscoitinho" dele (mas não se esqueça de verificar a temperatura antes! Uma queimadura naquele local o fará inchar de forma impressionante, e o pronto-socorro não é um local nada *sexy*). Use um pincel para escrever mensagens com o chocolate um no outro, que depois podem ser lambidas.

Canela: O perfume do desejo

Pesquisas feitas nos EUA revelaram que o aroma da canela possui um efeito muito positivo na libido masculina. Portanto, pegue aquele vidrinho aparentemente inocente de sua prateleira de temperos e comece a preparar algum petisco. *Muffins* de canela são perfeitos para um café da manhã nos finais de semana. São muito fáceis de fazer e vocês irão começar o dia com energia. Mas, se preferir não cozinhar, lembre-se de que o efeito da canela é resultado do aroma, e não do sabor, portanto acrescente o condimento a uma loção corporal sem perfume e espalhe pelo corpo generosamente.

Dica quente: Faça *muffins* da sorte. Asse alguns *muffins* de canela, espere esfriar e então escreva em um pedacinho de papel rosa exatamente quantas vezes você quer que ele faça amor com você mais tarde. Dobre o papel e coloque dentro do *muffin*. Certifique--se de que fique visível ou atualize seus conhecimentos sobre técnicas de salvamento no caso de ele engasgar. Sirva na cama ou em um piquenique excitante.

Álcool: Um pouco ajuda a esquentar

Uma ou duas doses de bebida alcoólica podem aumentar discretamente o nível de testosterona, fazendo com que vocês fiquem mais ardorosos e agressivos na cama. Então, relaxe com UMA taça de vinho antes da hora da transa. Entretanto, três ou mais doses irão transformar o "*penne* do amor" dele em uma massa não tão *al dente* e você em uma arara enfurecida gritando doçuras do tipo: "Por acaso seus braços vão cair se você levar o lixo pra rua?", portanto, não esvaziem a garrafa. Acredite em mim.

Dica quente: Na cama, encha a boca com vinho do tipo frisante e deslize o pênis dele para dentro dela; as bolhas irão excitá-lo enquanto você o chupa vagarosamente. Ele pode fazer o mesmo com você, deixando que o líquido escorra sobre seu clitóris.

Mel: Podem se lambuzar

Outrora considerado um grande luxo, o mel é extremamente saudável e também deliciosamente *sexy*. Combina bem com a canela, por isso você pode misturá-los e, de forma bem sensual, dá-los a seu parceiro usando uma colher ou os dedos. O mel pode também ser usado como lubrificante na cama.

Dica quente: O mel tem uma textura levemente granulada, o que significa que irá aumentar a fricção entre seus corpos se for usado como lubrificante. Coloque um pouco na ponta do pênis antes da penetração ou peça a ele que coloque um pouco nas pontas dos dedos antes de começar a massagear o seu "jardim".

Nota: Não use esta técnica se você tem histórico de candidíase, pois o açúcar pode agravá-la. Em vez disso, coloque o mel no bico de seus seios.

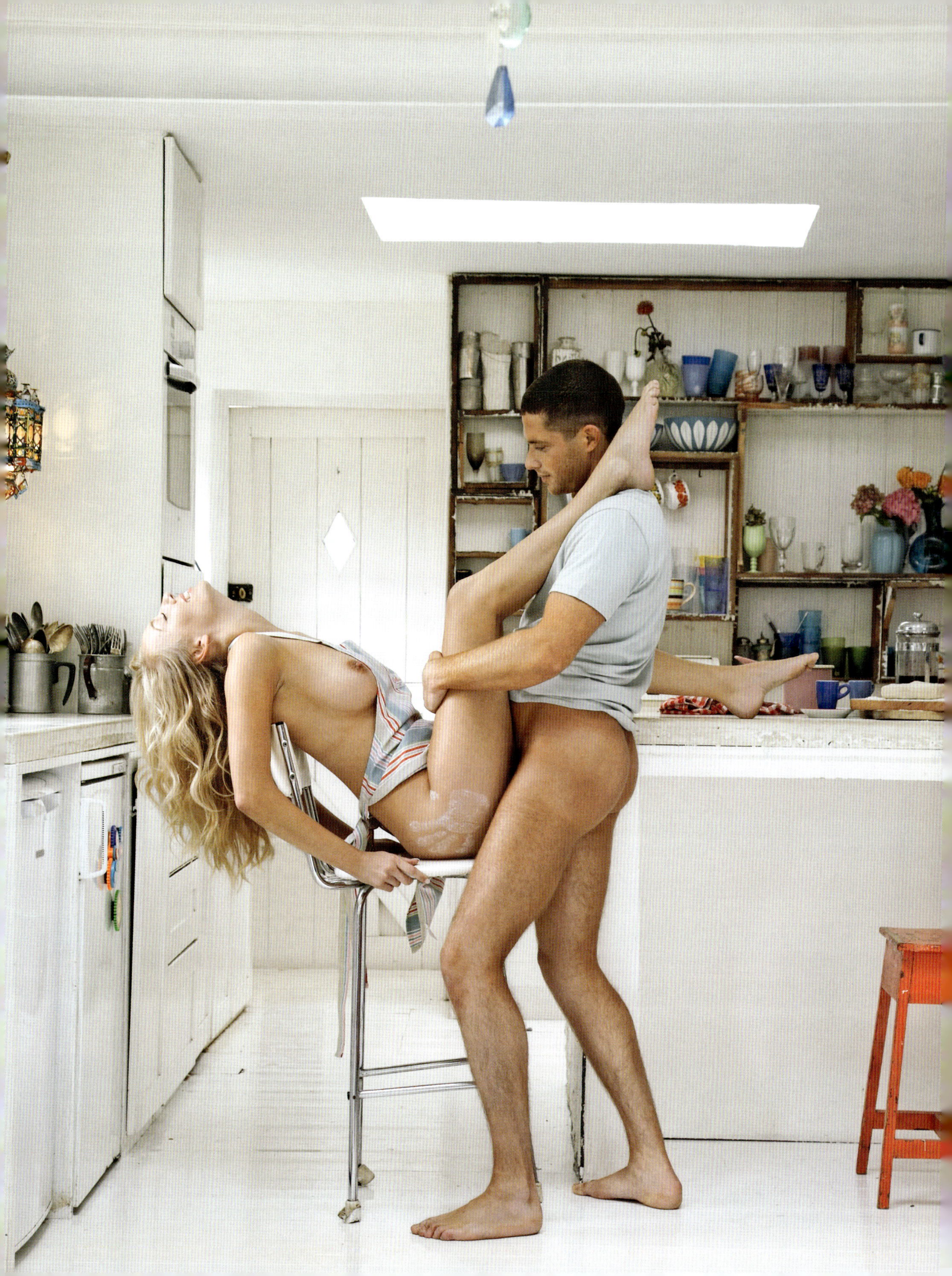

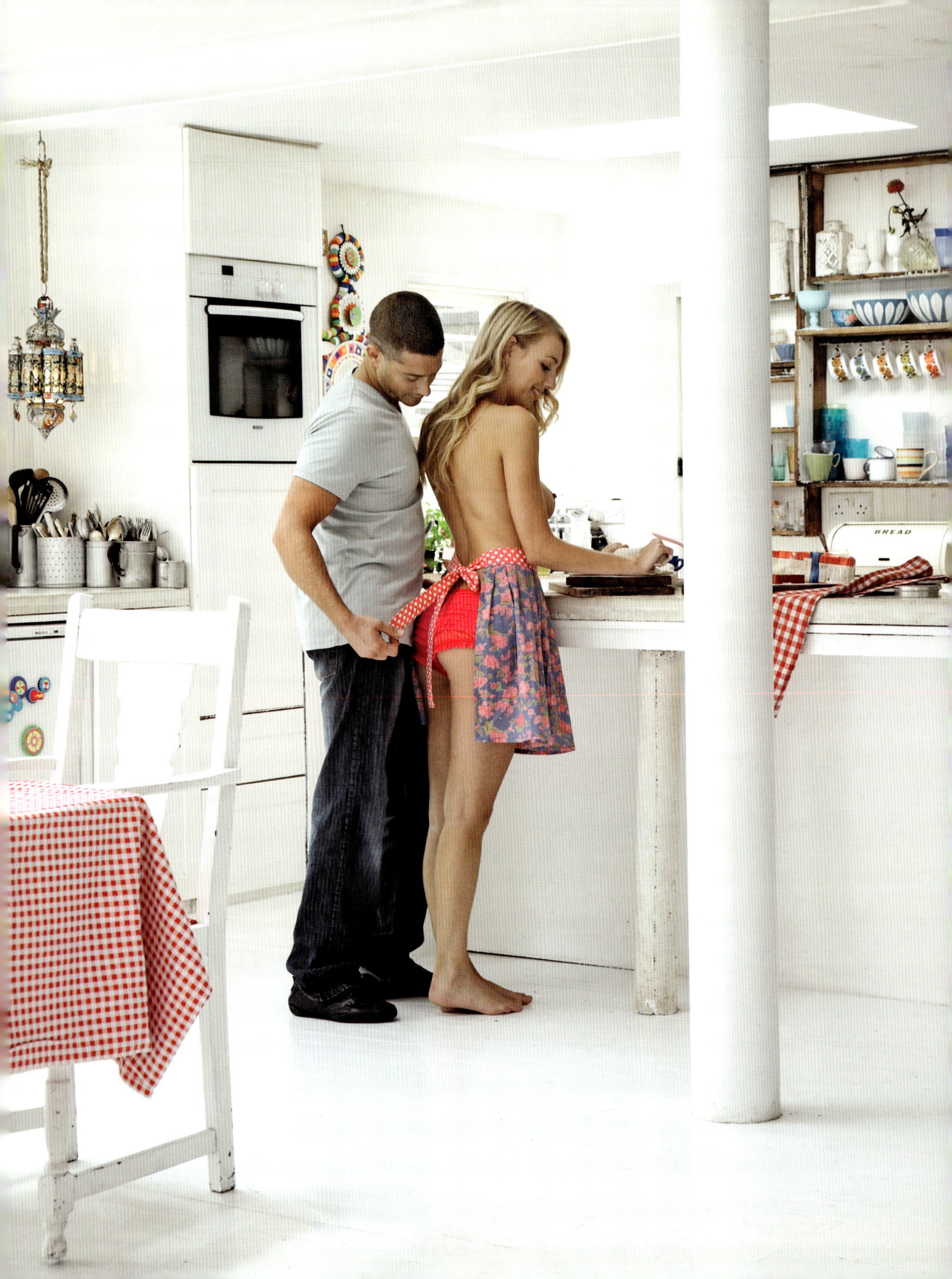
BREAD

Petiscos e tira-gostos

Um sexo incrível não tem exatamente que ser uma refeição completa com entrada, prato principal e acompanhamentos que exigem horas de preparação e muita faxina depois. "Lanchinhos" rápidos e quentes também são deliciosos. Os truques a seguir são uma breve degustação de excelente sexo, que saciará sua fome até que você tenha tempo disponível para uma refeição completa. Um "aperitivo", digamos assim...

• Quando ele começar a lavar a louça, encoste-se nele e aqueça suas mãos com a água quente. Seque-as e deslize-as lentamente para dentro de sua calça. Diga que vai lhe dar algum prazer enquanto ele continua lavando. Foi assim que recebi meu título de "Dona dos Pratos Mais Limpos do Bairro".

• Enquanto estiver ali, dê lambidas e beijos na parte de trás do pescoço dele. Esse é um ponto muito sensível do corpo – especialmente o osso que fica na nuca. Chupe esse pequeno osso como se fosse um pênis minúsculo (mas não o faça quando ele estiver segurando seus cristais).

• Minha última travessura de companheirismo na lavagem dos pratos incluía levantar a camisa dele e pressionar os seios nus contra suas costas. Provoque-o com os bicos de seus seios, depois passe óleo em toda a área e, de forma bem sensual, esfregue formando círculos. Beije a base de sua coluna e sussurre que vai encontrá-lo no quarto quando ele terminar.

• Abaixe-se para colocar legumes na geladeira vestindo apenas uma saia, sem calcinha. Abaixe-se bastante para organizar os legumes, será que ele vem ajudar? Aposto que sim.

• Quando ambos estiverem na cozinha pegando os pratos para servir os convidados ou a família, coloque as mãos sobre o peito dele e puxe-o para um beijo longo e sensual. Na próxima vez em que se encontrarem na cozinha, massageie sua virilha por cima das calças. No encontro seguinte, apalpe as nádegas dele e envolva seu quadril provocativamente com uma de suas pernas. Tente mantê-lo excitado no ponto certo durante todo o jantar e receba as recompensas mais tarde.

• Combinem palavras para serem usadas como código quando estiverem acompanhados de outras pessoas. Vocês podem usá-las como sinais de que estão loucos para transar ou brinquem de desafiar o outro a usar palavras incomuns na conversa, como "dodecaedro" ou "paralelepípedo". O primeiro que conseguir usar a palavra sem que as outras pessoas fiquem perdidas na conversa ou respondam com um "hã?" terá o direito de receber o que quiser mais tarde, na cama.

• Consiga um ímã para sinalizar que está no "clima". Quando um de vocês o colocar na geladeira significará que está com as roupas íntimas pegando fogo. Se o outro o retirar, nem se incomode em escovar os dentes.

• Use ímãs de geladeira em forma de letras para escrever mensagens quentes para ele, contanto que não recebam outras pessoas na cozinha, claro. E, se você tiver todas as letrinhas, pode escrever algo indecente como... bem, por hora é melhor esquecer isso.

• Se preferir, procure uma fotografia romântica e calorosa de vocês dois e fixe-a na geladeira. De preferência, uma em que ambos estejam felizes, apaixonados e magros. Se você for como eu, olhará essa foto 18.659 vezes, todos os dias.

• Quando estiver preparando um bolo, chame seu parceiro para experimentar, e faça com que ele a encontre com massa de bolo espalhada nos bicos dos seios. O "biscoitinho" dele vai parecer ter recebido fermento.

• Não encoraje as crianças pequenas a aprender a ler cedo. Nunca. Então você poderá manter o hábito de decorar as sobremesas com mensagens obscenas feitas com as sobras de massa cortada.

• Faça biscoitos em forma de letrinhas e depois coloque alguns em um prato, de forma que signifiquem algo excitante, como SO (sexo oral), e ofereça-os a seu companheiro com café ou sirva-os em um lanche, deixando claras as suas "boas" intenções.

Brinquedinhos fáceis

Abra sua gaveta de utensílios domésticos e comece a observá-los com um olhar mais lascivo. Muitos deles podem ser usados de várias maneiras picantes. A única regra é: eles devem ser higienizados no vapor antes! Coloque-os na lava-louças a 60ºC de temperatura para ficarem esterilizados e, se serão inseridos, o melhor é adquirir os que são feitos especificamente para esse fim e se proteger com camisinha. O que vem depois não tem como ser mais fácil...

Bomba para rechear carne

Esse utensílio se tornou sinônimo de sexo. É surpreendente que as *sex shops* ainda não ofereçam uma versão desse objeto feita de silicone rosa-choque, com bolinhas giratórias na haste. Encha-o com óleo para massagem ou lubrificante com autoaquecimento e espalhe pelo corpo dele. Será ainda melhor se você o vendar antes e usar os próprios seios para espalhar o óleo e depois voltar para os convidados que estão na sala esperando pelo jantar.

Colheres

Colheres podem ser muito sensuais, ao contrário dos garfos que, a princípio, parecem promissores, mas não são. Aqueça uma colher grande e limpa em água quente até ficar levemente acima da temperatura do corpo. Depois, você ou seu parceiro podem usar a parte de trás dela para massagear seu clitóris em movimentos firmes e circulares.

Azeite

Essa dica foi inspirada em uma cena do livro *Vox*, de Nicholson Baker. Retire a tampa de uma garrafa de azeite – extravirgem, se preferir, mas neste caso não há diferença – e aqueça-a no micro-ondas por 10 segundos. Coloque novamente a tampa e agite. Posicione seu parceiro de pé em uma banheira e segure o vidro de azeite sobre seu pênis, descrevendo para ele como será quente e excitante quando o óleo começar a escorrer. Quando o membro já estiver pulsando com a expectativa, vire o vidro e despeje por toda a sua extensão. Vagarosamente, massageie com as mãos. Repita, deixando-o estremecer pela antecipação antes de despejar mais azeite. Logo ele estará completamente rígido e você é quem decidirá o próximo passo: fazê-lo chegar ao orgasmo com suas mãos ou seios, limpar o azeite e chegar às vias de fato ou sair do banheiro no melhor estilo dominadora e mandar que ele limpe a sujeira.

Filme plástico

Pode ser usado como proteção para a boca – criando uma barreira sobre o seu ânus (ou o dele) para prevenir a entrada de germes e vírus quando explorado com a língua. Isso é muito mais sensual do que parece.

Cubos de gelo

Deslize um cubo de gelo sobre o bico dos seios ou o clitóris e deixe que a água pingue na boca do seu parceiro. Esfregue levemente um cubo sobre o bico do peito dele e use a língua da forma mais sensual possível para secar as gotas que escorrerem. Faça peças de gelo longas e finas (é possível encontrar fôrmas desse tipo em grandes lojas) e use-as para se masturbar enquanto ele assiste, fazendo-o lamber o gelo derretido e depois puxando-o para penetrar sua vagina gelada e pulsante.

Pincel de cozinha

Adquira um pincel de cozinha novo e leve-o para o quarto para vocês pincelarem qualquer líquido sensual um no corpo do outro – calda de chocolate, creme de amendoim derretido, chantili... Faça um jogo, ele escreve em seu corpo e você tem que adivinhar a palavra enquanto ele vai lambendo uma a uma. Vamos torcer para que a frase não seja: “Socorro, sou alérgico a amendoim!”. Você também pode usar o pincel para lambuzar o pênis com mel morno antes de se curvar sobre ele.

Luvas de borracha

Luvas de borracha são ótimas para utilizar na massagem – usando-as nas mãos, é claro –, pois a sensação das saliências das pontas dos dedos da luva na pele é deliciosa. Use bastante lubrificante e deslize suas mãos para a parte inferior do corpo dele, mas resista à sensação de estar passando lustra-móveis.

Pregadores de roupa

Pregadores de roupa – na vida real mesmo, não estou inventando isso – são uma versão mais barata dos grampos que os praticantes de sadomasoquismo usam. Quer experimentar? Acha que não pode ser mais doloroso do que pendurar roupas no varal? Claro que sim! Existem tantos nervos concentrados na área do bico do seio que é tremendamente enlouquecedor quando eles são pinçados. E é ainda mais angustiante quando os bicos são beliscados e puxados. E, no final, pode ser uma tortura quando objetos pesados são pendurados nos grampos e o parceiro sai para atender à porta. Mas, se quiser mesmo assim, experimente.

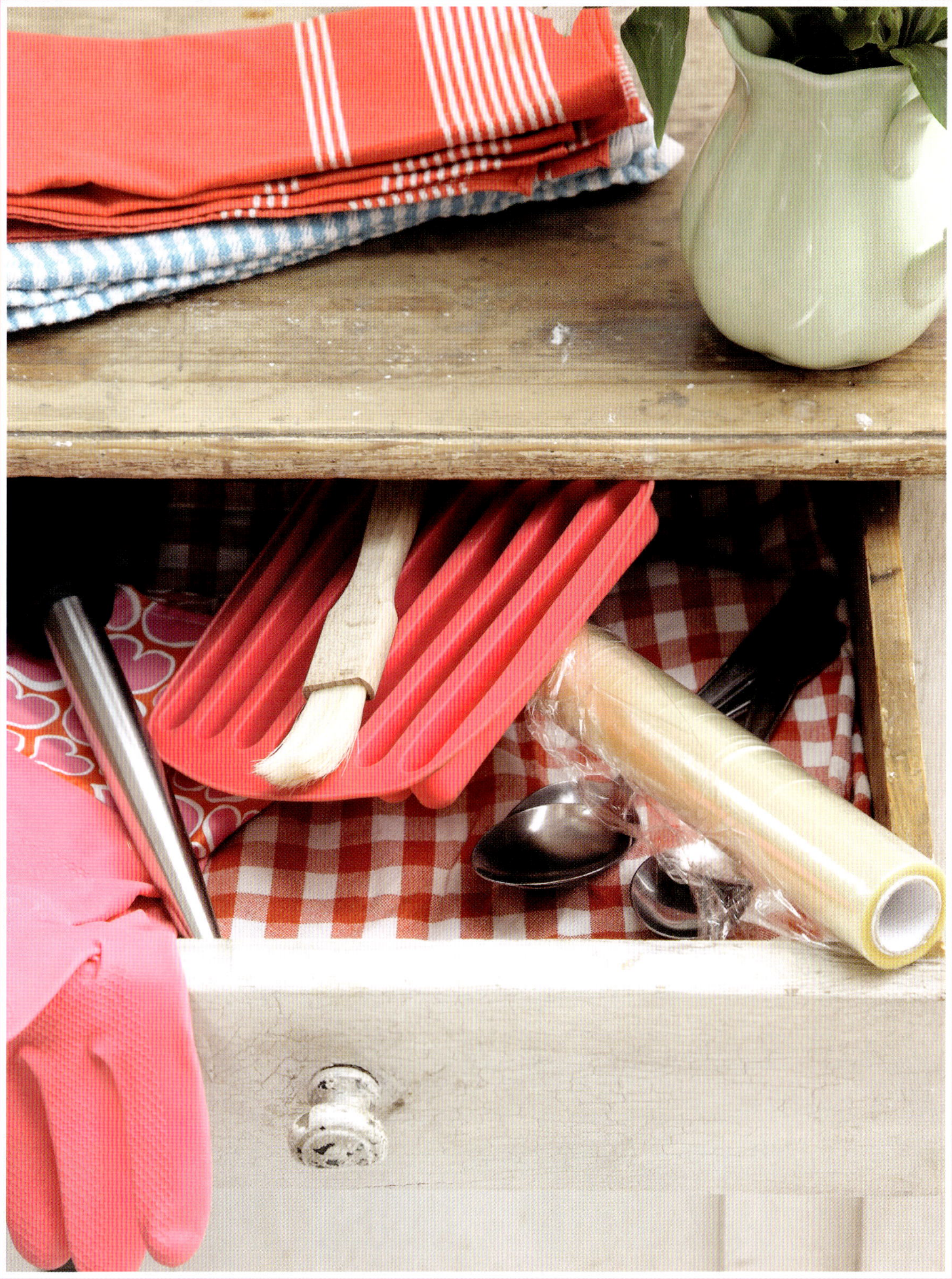

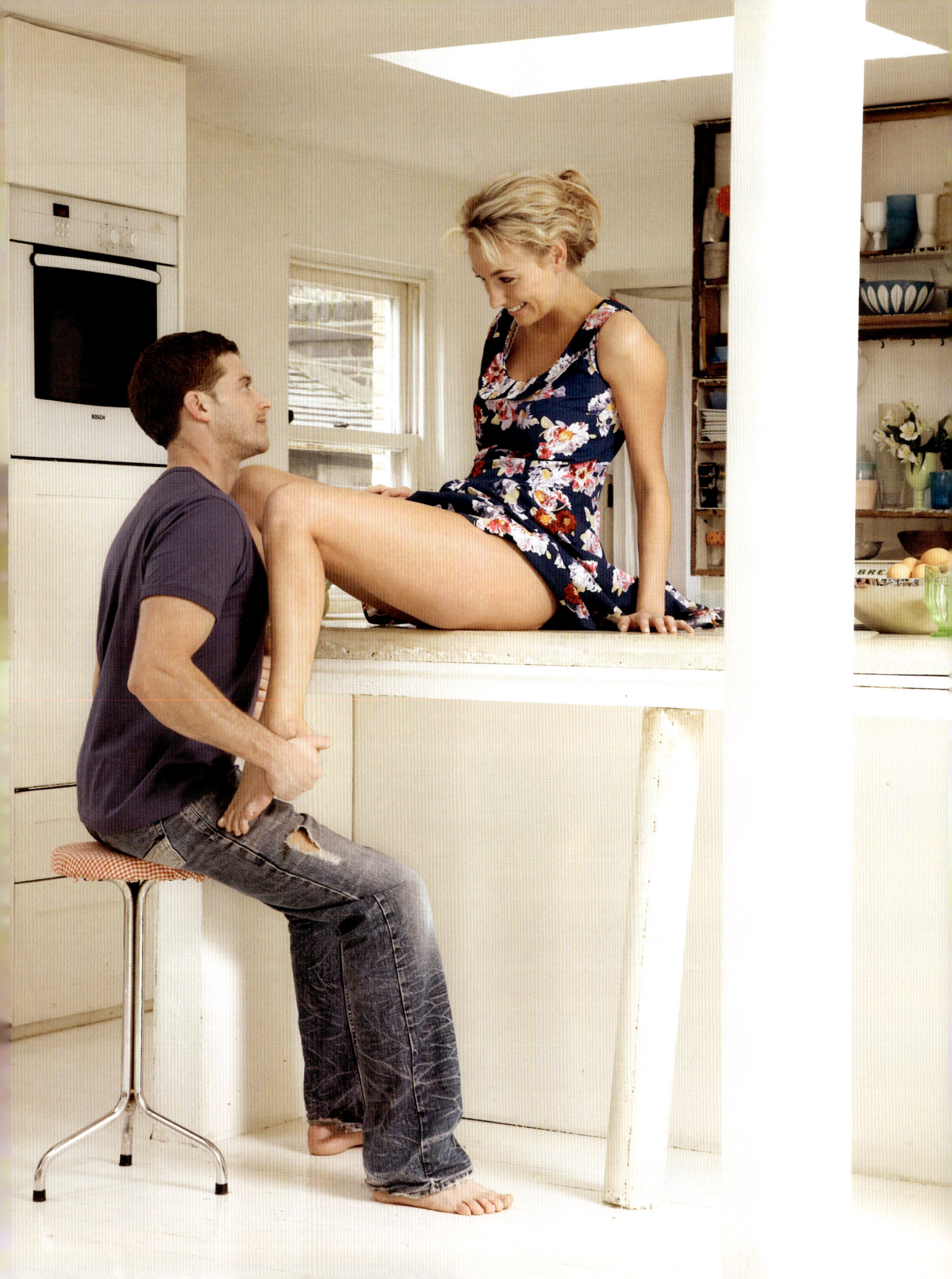

Sexo oral

Cozinhas são locais perfeitos para praticar sexo oral. Sei que acabei de dissuadir você de algum dia comer em minha casa, mas é verdade. Podem ser os balcões, essas inocentes bancadas posicionadas na altura exata para que um de vocês se sente, completamente nu, enquanto o outro chupa, mordisca, sorve e suga com vontade. Tem razão, não parece muito higiênico, mas o que você gostaria que aparecesse em sua lápide? "A comida que ela fazia nunca teve sabor estranho" ou "Cara, ela era louca por sexo oral!"? Na verdade, talvez nenhuma dessas frases seja apropriada. Vamos seguir em frente.

Ele em você

Sente-se na bancada e mantenha as coxas bem unidas. Ele vai olhar para você confuso; então, abra suas pernas ousadamente, isso vai ser muito excitante para ambos. Com ele entre suas pernas – sentado em uma cadeira se ficar ali por muito tempo –, arraste os pés para cima do balcão, para uma exposição total, ou levante apenas uma perna. Ele pode começar lambendo a parte interna de suas coxas para cima e para baixo, onde a pele é especialmente mais sensível, e respirando suavemente sobre seu clitóris. Depois ele pode experimentar as dicas do capítulo "Quarto" (veja páginas 106-108), que incluem:

• Abrindo os grandes lábios com os dedos, ele pode usar a parte plana da língua para lamber para cima e para baixo toda a área da vagina. Passar a ponta da língua num movimento para cima e para baixo ondulante, do lado direito ao esquerdo do clitóris e do esquerdo ao direito, repetidamente.

• Circular seu clitóris com a ponta da língua, pressionando com firmeza, ou também usar as extremidades dos dedos para fazer círculos em volta dele, começando com círculos grandes e diminuindo até que esteja desenhando levemente uma espiral na ponta dele.

• Usar a mão para empurrar seu monte de Vênus (aquela área protuberante, carnuda e com pelos, acima de sua vagina) para cima, para retirá-lo do caminho. Com a pele esticada essa área fica muito mais sensível.

• Enquanto isso, segure a cabeça dele e dê muitos gemidos quando ele fizer algum movimento de que você gostar. Quando começar a sentir a aproximação do clímax, aperte seus músculos do períneo para aumentar o prazer.

Você nele

Quando ele estiver sentado de frente para você com as pernas abertas num delírio de antecipação, comece passando as mãos em suas coxas e acariciando a pele macia entre elas com a ponta das unhas. Olhe-o sensualmente bem dentro dos olhos e passe os dedos nos pelos púbicos dele – isso irá ajudar a retirar os que estiverem soltos e a evitar que você engasgue com uma bola de pelos mais tarde. Como já sugeri, use qualquer uma das dicas do capítulo "Quarto" (veja páginas 104-105), principalmente:

• Com uma das mãos, agarre a base de seu pênis firmemente. Se ele não for circuncidado, isso mantém seu prepúcio retraído, expondo a ponta ultrassensível da glande.

• Encontre o pequeno nervo que passa ao longo da parte inferior do pênis – o lado mais próximo de você agora. Use sua língua nessa área, movimentando-a para cima e para baixo e "morda-o" usando os lábios para cobrir os dentes.

• Use uma das mãos para pressionar seu períneo.

• Mantenha algo se movimentando o tempo todo, seja sua mão, seja a boca. Não pare, apenas diminua o ritmo algumas vezes. É melhor explorá-lo lentamente, mas com firmeza – não comece com velocidade máxima ou você irá machucá-lo –, aumentando o ritmo gradualmente.

• Quando você sentir que ele está próximo do orgasmo – seus testículos irão endurecer e subir ligeiramente, você irá experimentar um pouco de seu fluido pré-ejaculatório e ele começará a gemer como se estivesse sentado em uma faca de pão – continue a fazer exatamente o mesmo. Não mude a técnica agora.

• Lembre-se: o momento perfeito para pedir a ele que deixe você um tempinho a mais na cama de manhã é imediatamente após o clímax.

Posições para a cozinha

Segundo uma pesquisa, 40% das mulheres preferem fazer sexo na cozinha, em vez de no quarto. Isso pode ser comprovado com Glenn Close no filme *Atração fatal* (lembra da cena da pia?) e com Demi Moore em *Proposta indecente* (rolando na lavanderia com Woody Harrelson). Se você realmente deseja ser uma *deusa do sexo*, transar no coração da casa é o único modo real de consegui-lo.

Comece fazendo uma grande faxina na cozinha. Nada destrói tanto o clima como ver um pedaço de bacon esquecido embaixo do forno no meio de uma brincadeirinha ou se levantar depois da transa com o bumbum cheio de migalhas parecendo uma bandeja de torradeira. Vocês podem transformar a limpeza da cozinha em preliminares: fique nua e deixe que ele esbarre em você por acaso. Muitos homens têm fantasias com faxineiras nuas... Ah, a quem estou tentando enganar? Você vai acabar passando o tempo todo procurando encolher a barriga e sentindo-se pressionada a ser uma *deusa do sexo* e uma boa faxineira. Contrate alguém para fazer o trabalho e depois experimente essas posições.

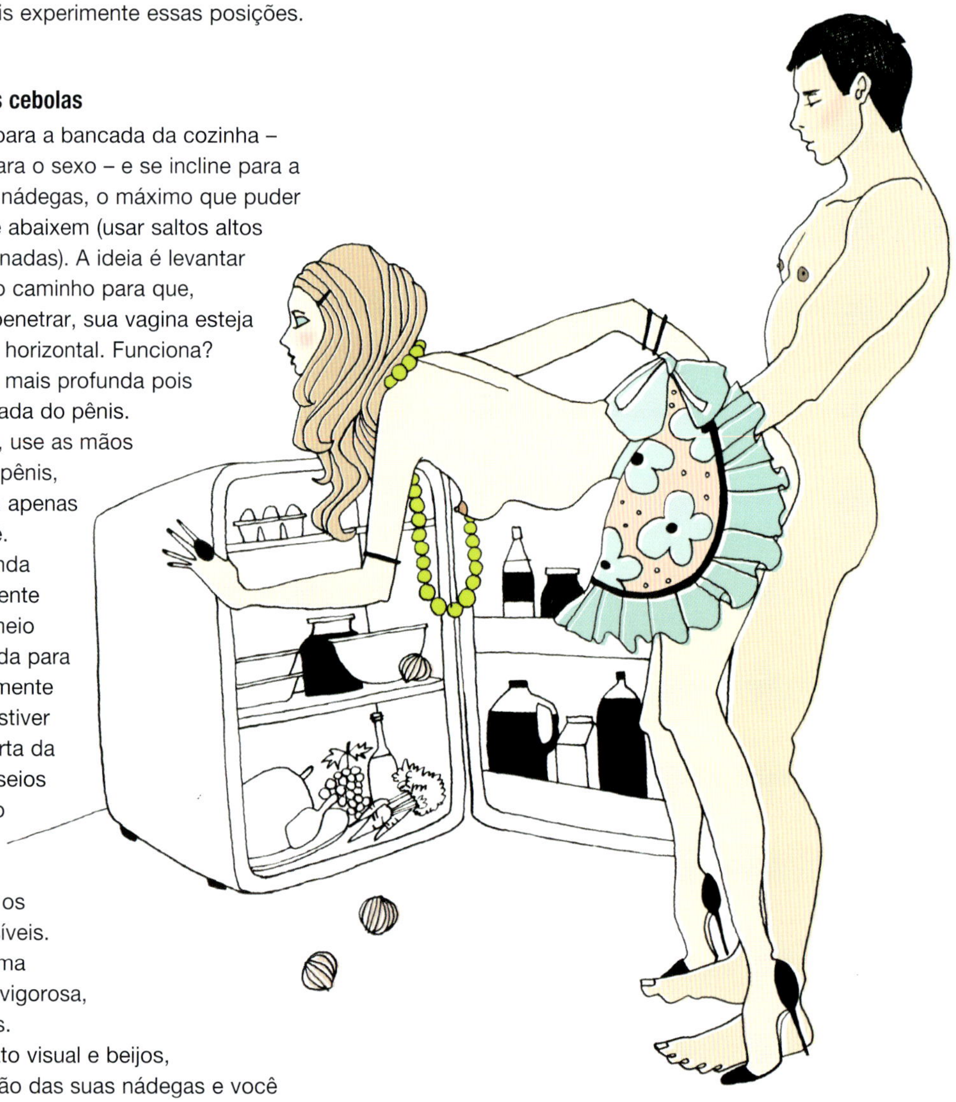

Cuidado com as minhas cebolas

Fique de pé, de frente para a bancada da cozinha – um local que é o céu para o sexo – e se incline para a frente. Levante bem as nádegas, o máximo que puder e não deixe que elas se abaixem (usar saltos altos ajuda a mantê-las empinadas). A ideia é levantar as nádegas e tirá-las do caminho para que, quando seu homem a penetrar, sua vagina esteja em uma posição quase horizontal. Funciona? Sim! A penetração será mais profunda pois a posição facilita a entrada do pênis. Enquanto ele a penetra, use as mãos para agarrar a base do pênis, estimular seu clitóris ou apenas terminar de fazer o café. Para uma alternativa ainda mais excitante, infelizmente não muito boa para o meio ambiente mas esplêndida para sua vida sexual, experimente essa posição quando estiver se inclinando com a porta da geladeira aberta. Seus seios ficarão em uma posição mais acessível e o ar frio que sai da geladeira fará com que os bicos fiquem mais sensíveis.

Ideal porque: Promove uma penetração profunda e vigorosa, estimulante para ambos.

Ruim porque: Falta contato visual e beijos, mas ele irá adorar a visão das suas nádegas e você apreciará a estimulação de seu ponto G.

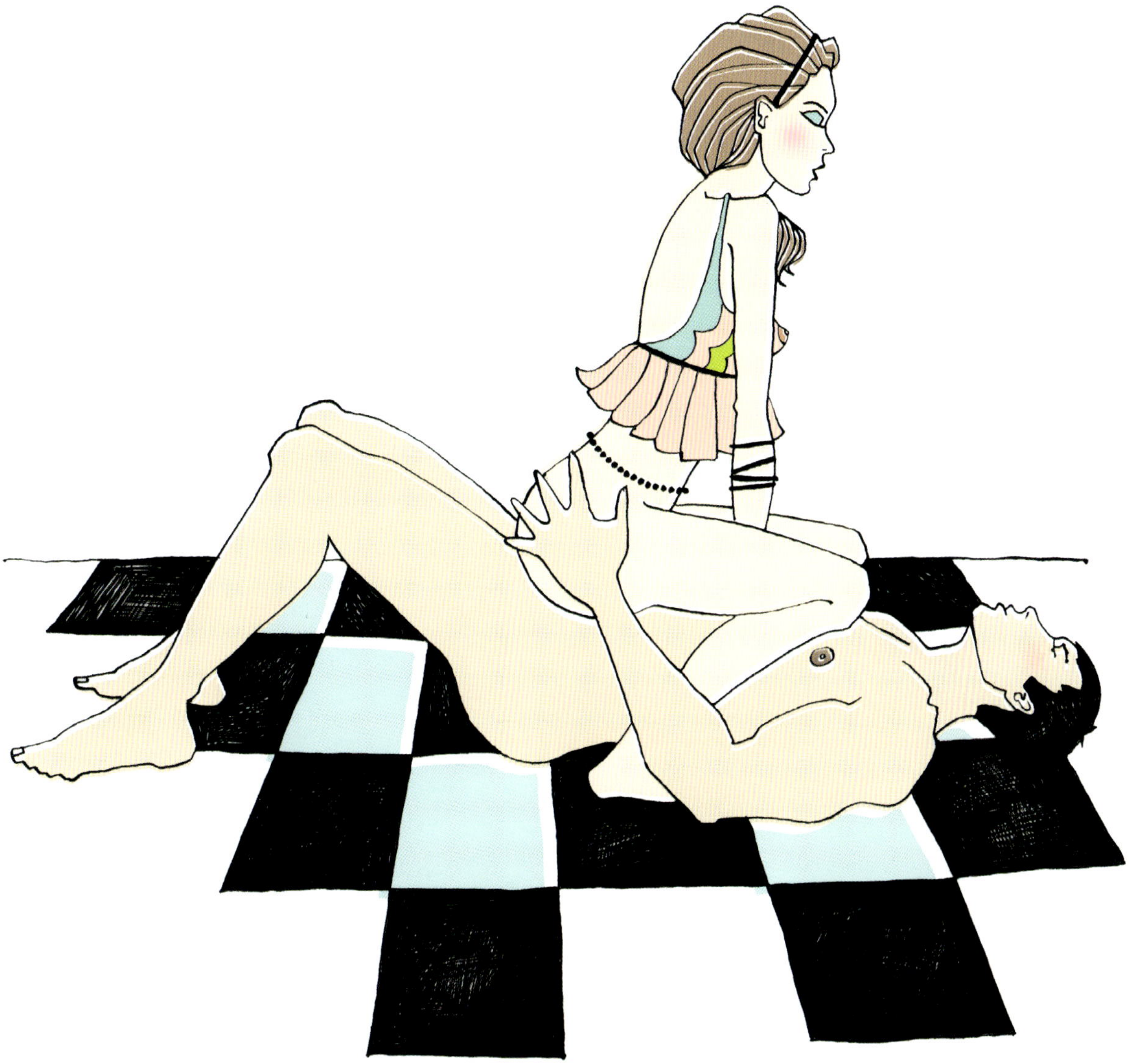

Limpeza rápida do chão

Deite seu homem no chão da cozinha. Se estiver se sentindo especialmente carinhosa e atenciosa com ele, você pode forrar o chão com uma toalha antes que ele se deite, mas se ele anda irritando você, não se incomode com isso. Agache-se sobre o pênis dele, mantendo os pés plantados no chão e movimente-se para baixo e para cima, apoiando as mãos no peito dele para ter mais equilíbrio. Antes de começar a penetração, agarre o pênis e use-o como um vibrador, esfregando-o em seu clitóris bem perto da entrada – mergulhando-o e retirando novamente. O fato de ele estar sendo usado unicamente para seu próprio prazer o deixará muito excitado. Enquanto você se agacha sobre ele, procure fazer amplos movimentos circulares de um lado para outro como se estivesse parafusando-o a você. Isso aquecerá os locais certos de sua vagina e, se ele masturbar você nesse meio-tempo, seu orgasmo será bem forte. Eia, vaqueira!

Ideal porque: Promove uma penetração profunda que é controlada por você.

Ruim porque: Pode ser muito rápido, por ser muito estimulante para ele tanto psíquica como visualmente, portanto não espere que ele aguente muito tempo. Se parecer que ele vai chegar ao final antes de você, mude ligeiramente a posição, ficando de joelhos no chão e se esfregando para a frente e para trás com ele dentro de você. Isso é perfeito para atingir seu ponto G (e dar um descanso para os músculos de suas coxas), mas não é muito estimulante para ele, por isso ele terá tempo de se recuperar. Depois agache sobre ele novamente para que chegue ao clímax.

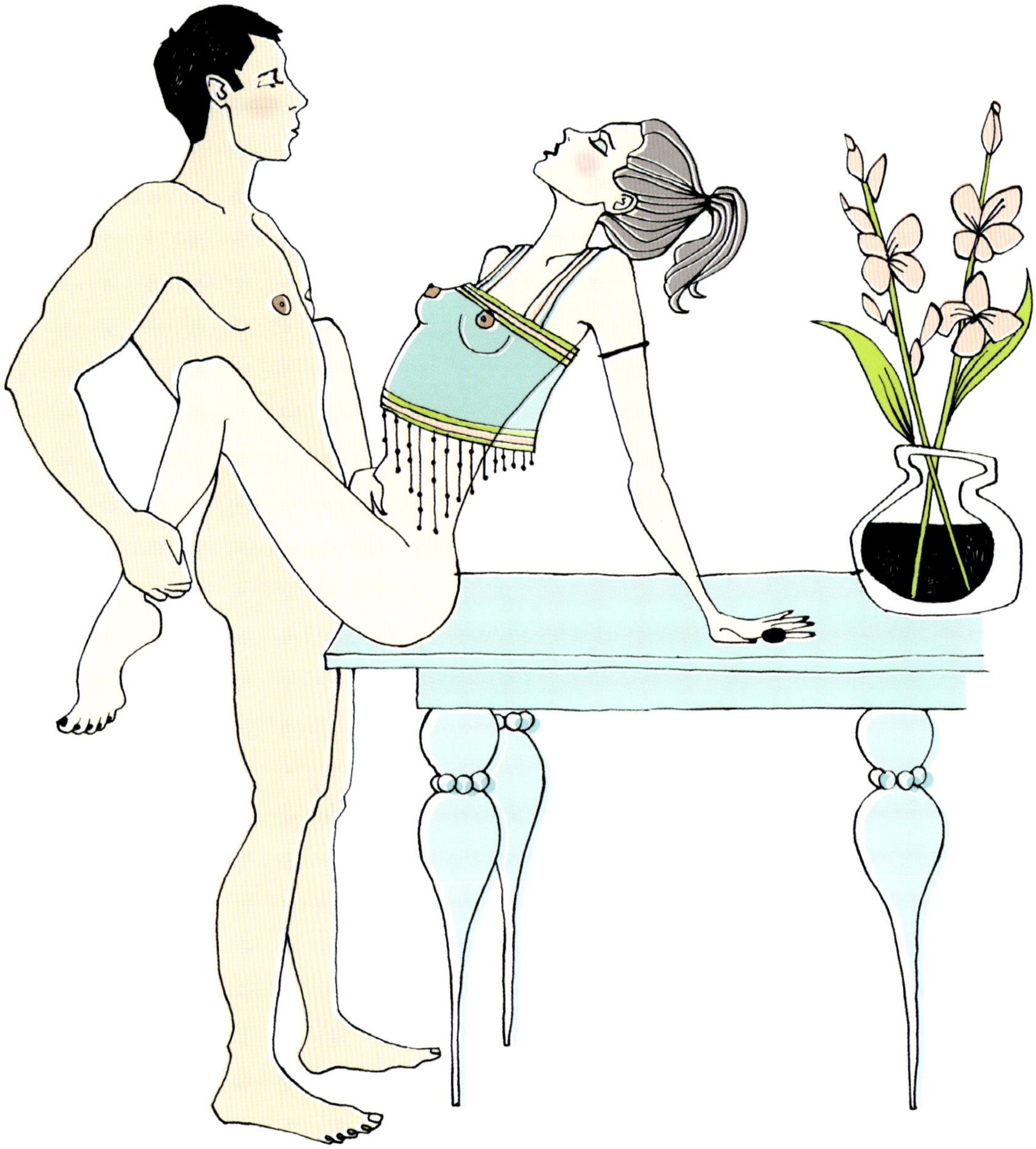

Não apoie os cotovelos na mesa

Sente-se em uma extremidade da mesa da cozinha (embora essa posição funcione bem em qualquer superfície resistente que seja da mesma altura dos quadris dele), com as pernas penduradas. Afaste as coxas de forma bem sensual para que seu parceiro tenha uma visão espetacular de sua vagina. Lembre-se sempre do poder que essa visão tem sobre o homem: para ele, é a coisa mais *sexy* do mundo, mesmo que você ache que ela se parece com um saco de dormir furado. Deixe que ele beije e use a língua na região o maior tempo possível, então coloque o pênis dentro de você. Dobre os joelhos, abra-os bem até atingir a posição de "sapo" e deixe que seu parceiro use seus tornozelos como uma alavanca. Dessa forma, ele moverá você para a frente e para trás em cada golpe, aprofundando a penetração e permitindo que ambos se movimentem num ritmo veloz e furioso.

Ideal porque: Torna o sexo frenético e intenso e você terá uma mão livre para se massagear.

Ruim porque: Pode chamar a atenção das crianças.

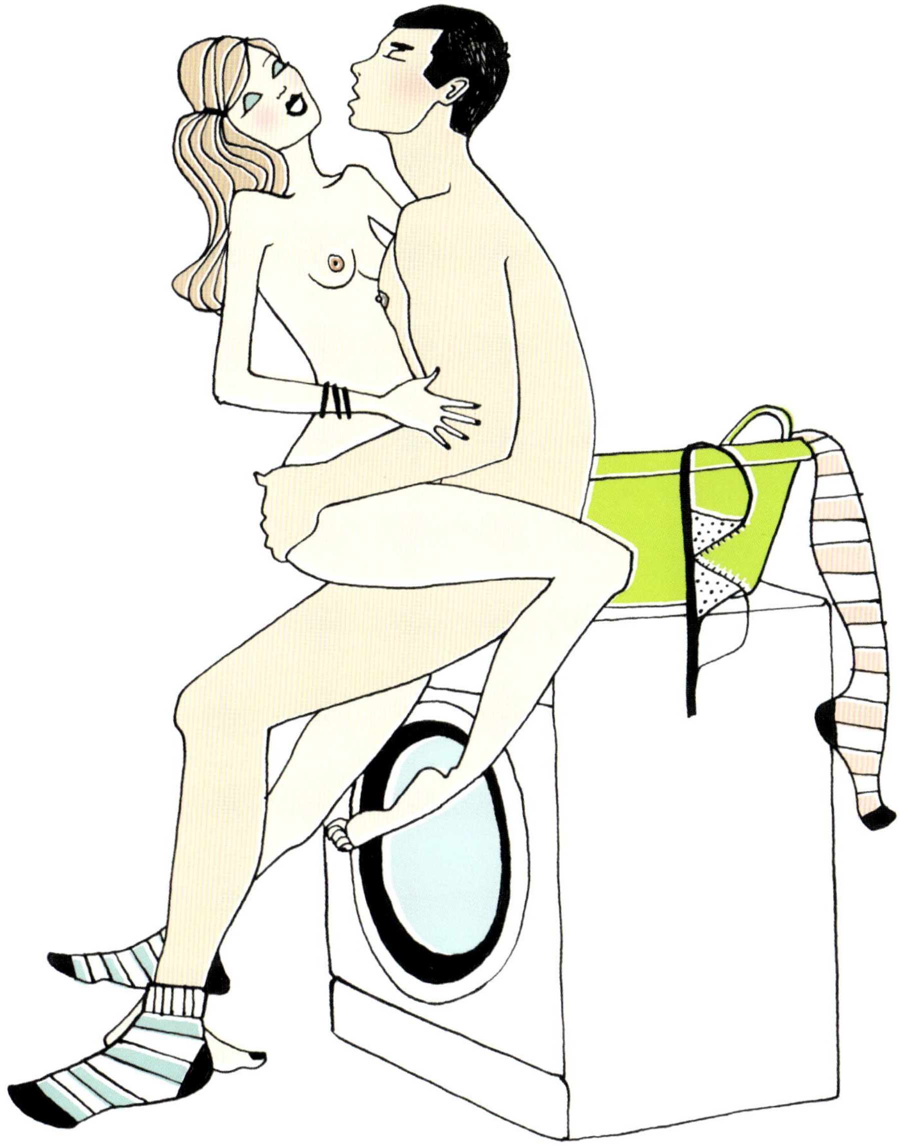

É o modelo com porta frontal?

Essa é uma excelente maneira de recompensá-lo por cuidar da lavagem das roupas. De pé, apoie-se na máquina de lavar – ou, se isso não for possível, fique de pé apoiada em uma cômoda no quarto ou em uma parede qualquer – enquanto ele fica em pé na sua frente. Levante uma perna para possibilitar a penetração. Ele segura essa perna enquanto penetra você, o que dá a ele apoio e diminui a tensão em suas coxas. Como você está em pé, a penetração é bastante rasa, mas ele pode tocar e chupar seus seios enquanto a penetra e você pode levantar ainda mais a perna para aumentar o prazer.

Ideal porque: Promove sexo espontâneo e rápido.

Ruim porque: Não há penetração profunda ou estimulação do clitóris. Para que fique ainda melhor, massageie seu clitóris enquanto fazem amor ou pressione fortemente seus quadris contra os dele.

Sala de estar

A sala de estar é um **excelente local para o sexo,** pois ali normalmente tem um sofá confortável – melhor ainda se for um sofá-cama – pequenos bibelôs que aumentam a sensualidade do ambiente, velas e, quem sabe, até uma lareira. Almofadas fofas e tapetes macios ajudam a diminuir o **atrito** nos cotovelos e joelhos. Há também os aparelhos eletrônicos – a TV, o DVD e o computador –, que podem contribuir com **ideias picantes.**

Coisas que Eu Preciso me Lembrar de Fazer nº 857: **retirar o DVD do aparelho depois.**

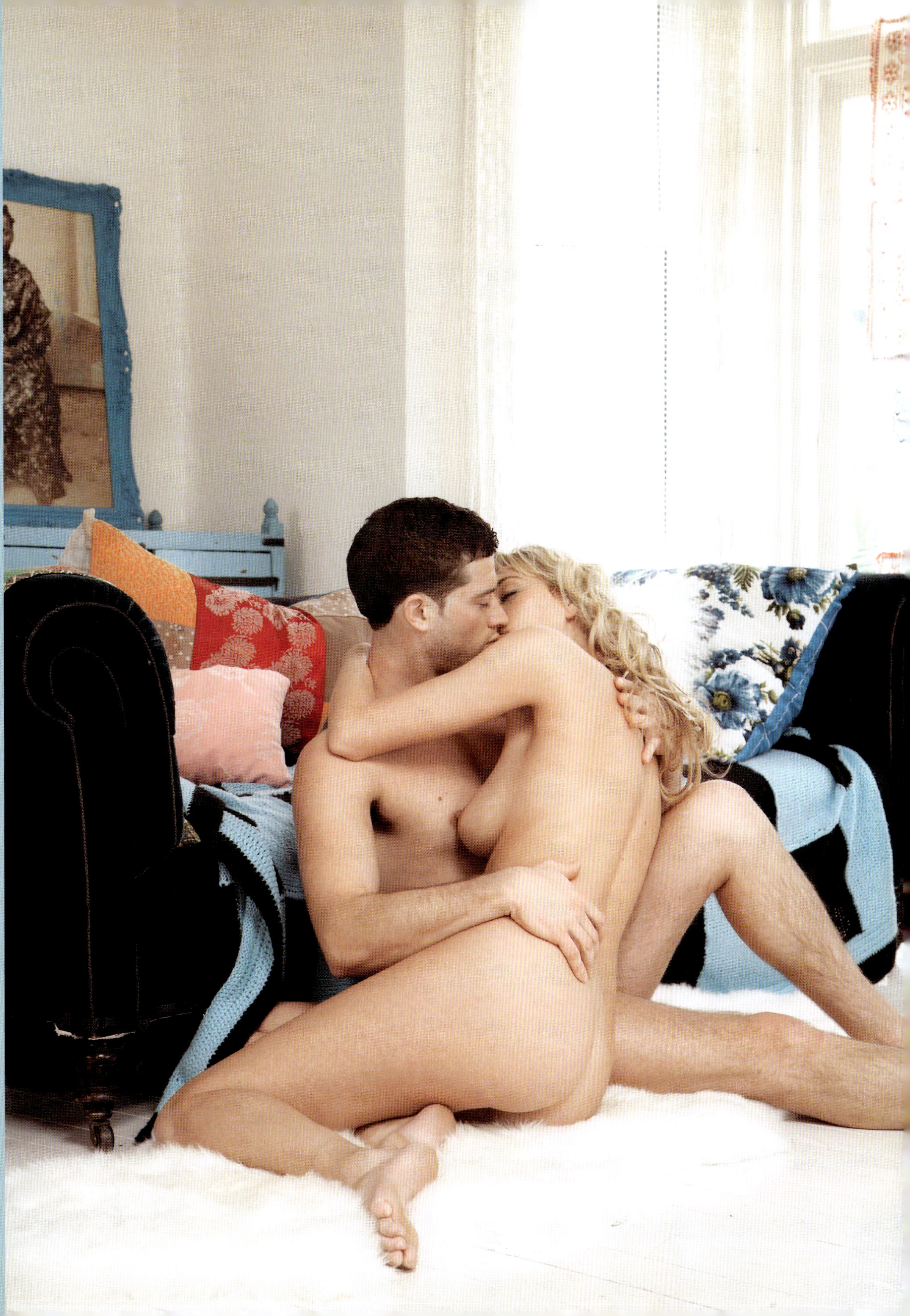

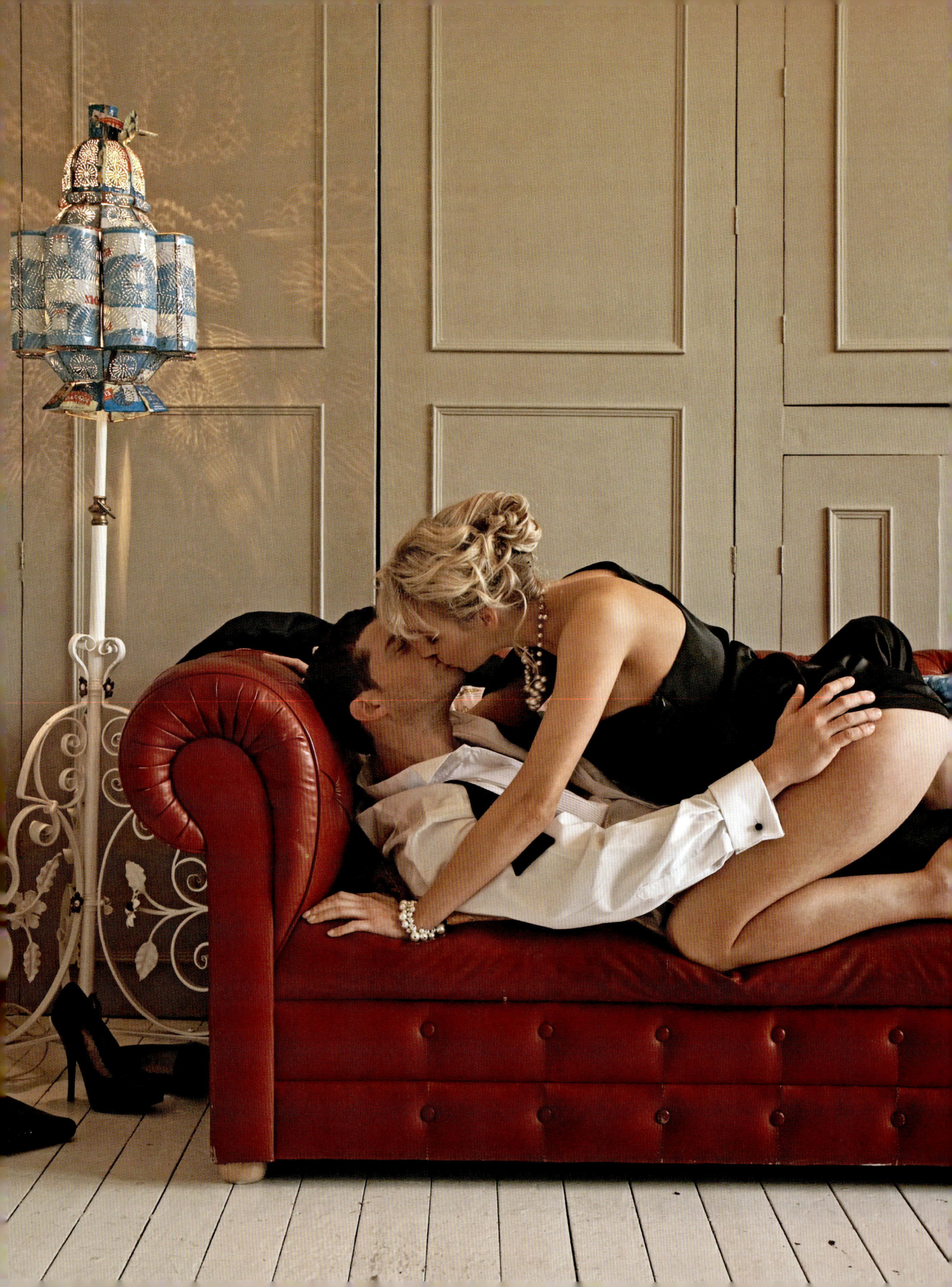

Como promover encontros românticos

Depois de casada, eu resisti por anos ao antigo conselho de planejar encontros românticos regulares com meu marido. "Deus, que estupidez!", eu costumava pensar, com desdém, "esse conselho só serve para pessoas metódicas, que precisam ter tudo planejado e organizado em sua vida. Eu sou espontânea, o tipo de esposa decidida, que agarra os momentos de excitação assim que eles aparecem!".

E, assim, estamos sem sair há quatro anos.

Se você quer ter encontros adoráveis com seu marido ou companheiro – e, pelo bem de sua vida sexual, claro que você quer –, então cabe a você organizá-los, mesmo que seu parceiro seja o mais romântico do casal. A maior parte da população masculina parece que é feliz ficando sempre em casa. Talvez obedeça às suas origens ancestrais da idade da pedra – arrastar uma linda mulher para sua caverna e sentar-se ali com ela, grunhindo. Os homens podem permanecer assim por anos, portanto, cuidado, não deixe que isso aconteça. Sair com ele regularmente lhes proporcionará três coisas:

1 A oportunidade de se vestir com elegância

Isso não parece muito importante se você sai para trabalhar fora todos os dias, mas, se trabalha em casa ou é mãe em tempo integral, é impressionante a rapidez com que você ficará envolvida com o assunto. Não, não adianta se alterar dizendo que está tão atualizada sobre moda quanto sempre foi, pois eu não vou acreditar. Sei que você observa propagandas de agasalhos e afirma para si mesma: "Nunca pensei que fosse dizer isso um dia, mas essas roupas parecem tão confortáveis e práticas!". Eu sei quanto é tentador. É natural. Então, uma saidinha simples com seu parceiro é uma boa ideia por uma razão: ele se lembrará de como você fica linda vestida para sair – e tem mais, usar roupas com zíperes, botões e etiquetas nas quais se lê "lavar somente a seco", em vez de "100% algodão para seu conforto", fará com que você fique de olho em sua silhueta. Lembre-se de que as pessoas "cheinhas" usam calças de moletom não porque não conseguiram encontrar algo do seu tamanho, mas porque começaram a usá-las antes de engordar.

2 A oportunidade de se ver com outros olhos

Quando se passa muito tempo junto, é fácil achar que o amor do parceiro por você está garantido. Ele faz a mesma piada todos os dias e você usa sempre o mesmo sutiã, ambos param de se ver como pessoas especiais, que foram escolhidas entre tantas outras e ele se transforma em um simples fantasma irritante que deixa os pratos sujos sobre a mesa de centro. Mas, quando vocês saem para um encontro, têm a oportunidade de observar como as outras pessoas reagem quando conversam com a sua cara-metade; se o garçom ri das velhas piadas chatas, você acaba se lembrando de como ele é divertido. Se outro homem lhe der uma piscadela, seu parceiro se lembrará de que você é mais bonita do que a maioria das mulheres.

3 Expectativa de um encontro sexual iminente

Se você for daquele tipo de mulher que gosta de ser avisada antes de ser agarrada por um homem, você é normal. Não é possível ficar o tempo todo pronta para transar – circulando pela casa toda hidratada, perfumada e depilada, com a roupa íntima combinando, na expectativa de que essa noite será "a noite". E por alguma razão, é quando estamos mais desarrumadas que nossos parceiros são tomados pela luxúria. Nicolau, o marido de minha amiga Júlia, parece ter um sexto sentido que o avisa quando ela está vestindo seu moletom cinza mais surrado e com as axilas sem depilar há uma semana, pois é exatamente nessa hora que ele faz suas investidas. Júlia tem de disfarçar e sair correndo até o banheiro para escovar os dentes e "dar um trato" de quinze dias em três minutos antes que o marido pegue no sono.

Com que frequência vocês devem sair?

Uma vez a cada quinze dias é o bastante. Toda semana soa melhor, mas logo se torna uma obrigação e, caso um encontro precise ser cancelado, os demais acabam sendo abandonados totalmente. Uma vez por mês é melhor do que nada. Se seu parceiro realmente perdeu o hábito de ter vida social, atraia-o para um encontro uma vez por semana durante três meses e depois mude para uma vez a cada quinze dias. Nas primeiras saídas ele certamente estranhará as luzes das ruas como um potro recém-nascido e falará coisas como "Quem são todas essas pessoas na rua às 7 horas da noite em plena quinta-feira?", mas logo ele estará procurando por eventos no jornal e reservando entradas para o teatro, especialmente se ele perceber que você fica entusiasmada com a ideia de sair.

E as crianças?

Muitos casais usam o fato de não ter uma babá como justificativa para não sair, entretanto, a não ser que vivam em uma ilha particular ou sejam procurados pela polícia, isso é quase sempre uma desculpa para evitar os encontros. Pelo amor de Deus, até o Salman Rushdie sai regularmente, e ele está vivendo há 20 anos sobre a mira da Al-Fatah, por isso acho que vocês podem suportar uma noite de diversão em algum barzinho nas redondezas. Se tiveram apenas o primeiro filho, você pode se sentir insegura em deixá-lo com qualquer pessoa, exceto algum parente, até que ele fique um pouco mais velho (25 anos, talvez), mas normalmente, quando chegam os outros filhos, você fica feliz em deixá-los com qualquer um, até com o pipoqueiro do parque. Se vocês não moram perto dos avós para contar com a ajuda deles, pergunte a alguma vizinha que tenha filhos se ela não gostaria de fazer um revezamento para tomar conta das crianças, e a cada quinze dias uma será a babá dos filhos da outra. Há uma boa chance de ela agarrar essa oportunidade de poder sair mais ou, no mínimo, ter uma noite tranquila na sua casa sem nenhuma tarefa exceto ficar ali com seus filhos vendo TV e comendo biscoitos no seu sofá enquanto vocês saem.

Nenhuma mãe disponível? Que tal procurar a babá de alguma amiga sua que queira fazer hora extra na noite de folga? Você pode pagá-la bem, e será apenas por algumas horas...

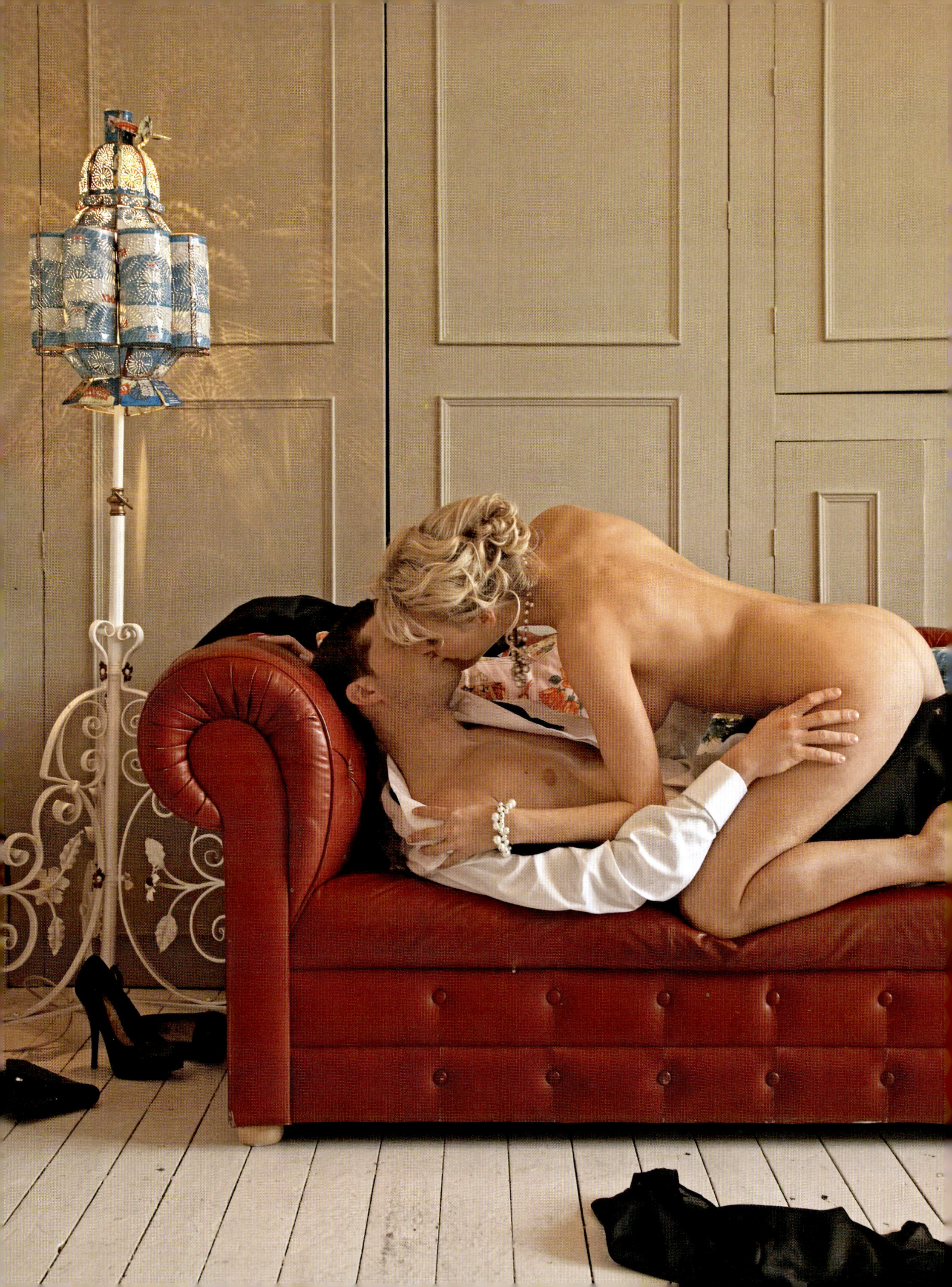

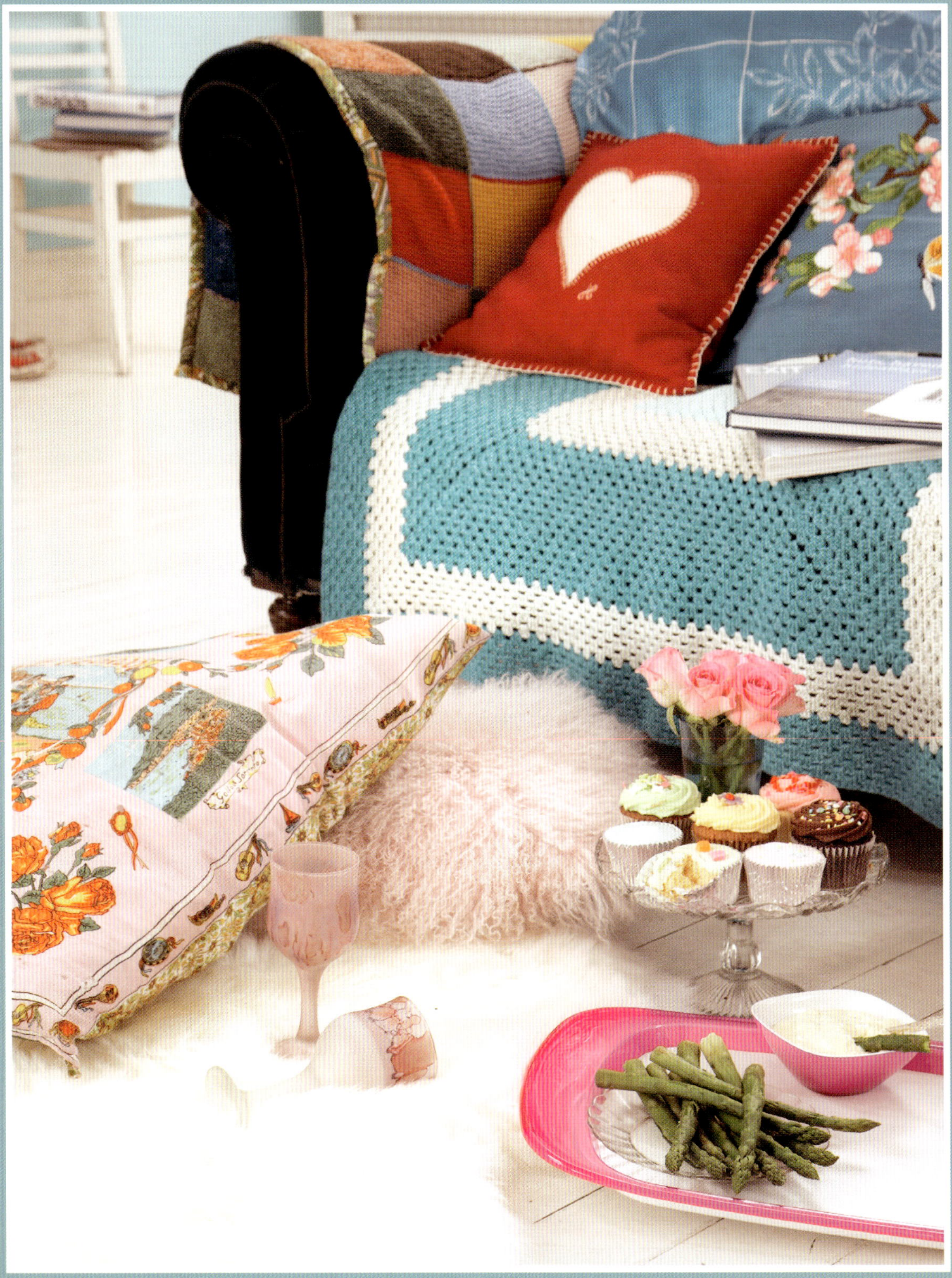

9 e ½ encontros

Assim como acontece no sexo monogâmico, encontros se tornam menos excitantes se vocês fizerem sempre o mesmo programa. Jantar fora é uma escolha segura, mas assim que aparece qualquer dificuldade financeira os gastos em restaurantes são os primeiros a ser cortados da lista de excessos, pois comer é algo que pode ser feito em casa. Por isso, experimente alguma das ideias a seguir, ou mesmo todas, que têm como objetivo proporcionar o máximo de sensualidade com o mínimo de gasto.

1 Visitem uma feira juntos em um sábado e recriem a cena do filme *9 ½ semanas de amor*. Não! Não é aquela em que eles se agarram em um beco debaixo d'água como animais no cio – ainda que, pensando bem, essa cena seja mais excitante do que a minha sugestão –, mas aquela em que eles passeiam na feira experimentando chapéus e trocando olhares sugestivos quando tocam as frutas. Compre alimentos saborosos, de preparo mais elaborado, e cozinhem juntos, depois sirvam sem talheres para que um possa alimentar o outro com as mãos.

2 Assistam a uma comédia. Combinem que o primeiro a rir será o escravo sexual do outro por toda a noite.

3 Façam um piquenique usando apenas os alimentos afrodisíacos do capítulo "Cozinha" (veja páginas 14-16).

4 Piqueniques noturnos são ainda mais sensuais do que os feitos durante o dia – compre um prato picante e comam em um estacionamento. Leve algum tipo de creme comestível e sirva-o em seus seios como sobremesa.

5 Patinar no gelo é uma diversão muito *sexy*, especialmente se você agarrar seu parceiro quando estiver assustada. Programem suas viagens para locais onde há neve no inverno, visitem uma pista de patinação ao ar livre à noite – elas são iluminadas por holofotes e muito românticas. Leve uma garrafinha com um pouco de vinho ou uísque.

6 Combinem de ir ao cinema, sentem-se na última fila e beijem-se como se fossem adolescentes. Esconda uma surpresa provocante dentro da pipoca – como uma camisinha com um anel vibrador – e quando ele a encontrar diga que quer usá-la antes de voltar para casa...

7 Se gostam de apostas, vão ao jóquei clube, levando uns R$ 50,00 cada um. Aquele que perder mais dinheiro pode pedir emprestado ao outro e pagar essa dívida mais tarde, com certos "favores" – quanto maior a dívida, maior deverá ser o favor.

8 Participem de uma noite de degustação de vinhos. Voltem para casa de táxi e beijem-se loucamente durante todo o caminho de volta, como se fossem um casal de namorados em um encontro romântico. Porque, na verdade, é isso que vocês são.

9 Música alta é muito estimulante. Saiam para uma balada e dancem até ficar ensopados de suor ou façam um programa mais calmo – mas tão provocante quanto a sugestão anterior –, como uma noite na ópera. Não vista nada por baixo de seu vestido longo, apenas guie a mão dele e deixe-o descobrir esse "pequeno detalhe" sozinho.

1/2 Sair para jantar é sempre sedutor, mas vocês não precisam ir muito longe. Prepare uma mesa no jardim colocando uma toalha branca, velas, taças e sua melhor porcelana. A mudança de cenário fará até os empanados de peixe parecerem mais sensuais que antes... E, se sua toalha de mesa for grande o suficiente, você pode engatinhar para baixo dela e puxar seu amor para uma sobremesa!

Encontros em casa

Se não tiver uma babá – ou mesmo se tiver, mas ainda assim você quiser ter encontros românticos sem sair –, é possível ter noites memoráveis em casa mesmo. Experimente as ideias a seguir. O ideal é ter uma noite assim uma vez por semana, mas faça como for mais adequado para vocês.

No jogo

Torne qualquer jogo mais excitante fazendo uma versão com *striptease*, provocando-o ao tirar a roupa: *strip* pôquer, *strip* karaokê, *strip* Banco Imobiliário... e, o mais sedutor de todos os jogos, o *strip* Twister. Quando ambos estiverem nus, lambuzem-se de óleo pelo corpo todo e repitam todos os movimentos do jogo. Vibrante. Compre os "dados do sexo", que são dois. Um deles possui as tarefas – beijar, lamber, chupar, acariciar etc. – e o outro os nomes de algumas partes do corpo – coxas, nádegas, peito, pescoço etc. Revezem para jogá-los e depois atirem-se um sobre o outro para executar as tarefas. Você pode fazer seu próprio brinquedinho de forma bastante simples usando dados normais e decidindo antecipadamente que tarefas e partes do corpo correspondem a cada número. Isso proporcionará uma lembrança excitante na próxima vez que usarem os dados em um jogo inocente com o restante da família.

Apimente sua TV

Mesmo que vocês passem a maior parte da noite em frente à TV, ainda podem melhorar sua vida sexual. Inventem jogos eróticos e se satisfaçam à vontade enquanto assistem à programação. Por exemplo:

Bingo *sexy*

Cada um de vocês escreve frases com ordens relacionadas a situações sexuais, usando cinco palavras, como: "ME LEVE PRA CAMA AGORA!" ou "BEIJE MEU SEIO BEM DEVAGAR". Certifiquem-se de usar palavras diferentes um do outro. Depois, assistam à TV juntos e, cada vez que uma das palavras for mencionada, risque-a. O primeiro a riscar todas as palavras é o vencedor do jogo e terá as ordens escritas cumpridas pelo parceiro.

Dublagens atrevidas

Baixe completamente o volume da TV, mas continuem assistindo. Vocês devem inventar um diálogo, obedecendo a uma regra: os personagens devem ter uma conversa obscena. Ele fala quando o personagem for um homem e você quando for uma mulher. Não é um jogo que desperta a excitação imediatamente, mas é muito engraçado e boas risadas são um excelente afrodisíaco.

Loteria do desejo

Usando um lápis de boca, escreva os números de 1 a 24 por todo o corpo dele; depois escreva os números de 25 a 49 no seu corpo. Assistam ao sorteio da loteria juntos e, se o seu número for sorteado, seu parceiro deve fazer o que você quiser com aquela parte do corpo na qual o número foi escrito. O melhor é concentrar-se em zonas erógenas, é claro. Fazer carinhos no cotovelo dele não é nada excitante para nenhum dos dois. Isso parece cômico, mas é uma boa maneira de descobrir o que cada um gosta, pois um deve dizer ao outro exatamente o que fazer em cada uma das partes sorteadas.

Transando ao vivo

Vocês já assistiram a programas de culinária ao vivo em que o telespectador cozinha em casa o mesmo prato que o cozinheiro está preparando na TV, certo? Agora tentem uma versão diferente. Assistam a um filme erótico – não é necessário que seja um filme pornográfico, mas deve possuir cenas de sexo. Os filmes como *9 canções, 9 ½ semanas de amor* e *Betty Blue* são excelentes para esse jogo, mas você pode escolher o seu favorito. Então, assim como o nome do jogo sugere, vocês fazem exatamente o que os personagens estão fazendo. Essa é uma boa forma de inspirá-los a experimentar posições novas, pois a ideia é imitar as ações deles – nada de ficar no papai-e-mamãe se eles estão em uma excitante posição cachorrinho, certo?

Esquentando os intervalos

Assistam à TV normalmente, mas durante os comerciais pulem um sobre o outro e troquem beijos de língua, toques e carícias ardentes. Façam com que cada intervalo seja mais excitante do que o anterior, mas quando o programa recomeçar vocês devem parar imediatamente e se afastar ainda ofegantes até o próximo intervalo.

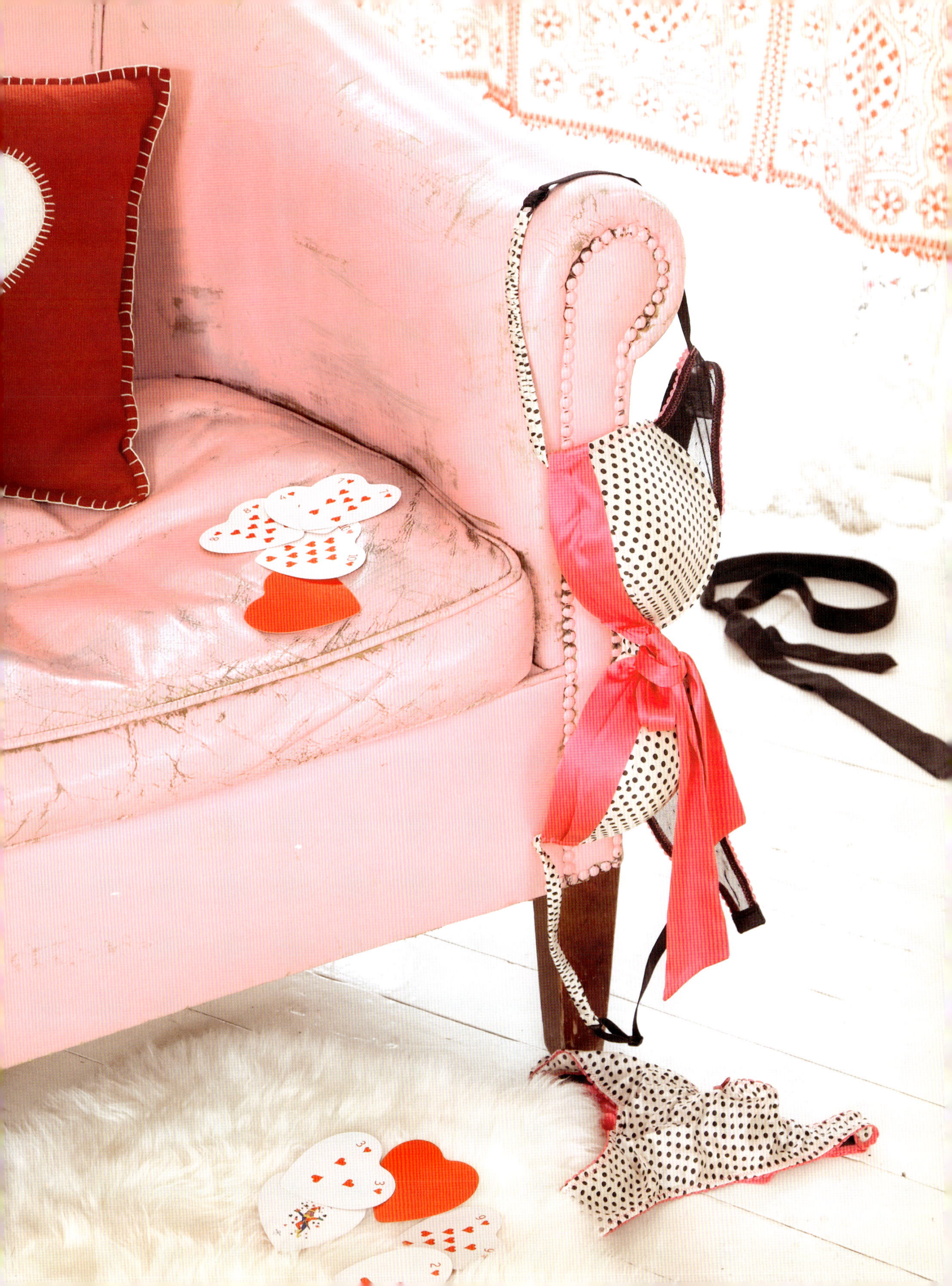

Jantares sedutores

Até um simples jantar em casa pode ser muito excitante se forem servidos alimentos afrodisíacos, e de maneira sensual. A principal regra é não comer em excesso, ou vocês ficarão exauridos e se sentirão estufados. Fora isso, vale tudo! Veja se alguma dessas ideias abre seu apetite.

Festa do sexo na cama

Prepare uma bandeja de guloseimas excitantes, como frutas, chantili em spray, calda de chocolate e vinho do tipo frisante. Leve tudo para o quarto iluminado por velas e convide seu parceiro para uma festa na cama. E, enquanto estiverem assistindo a um filme sensual na TV, um coloca comida na boca do outro.

O que deseja, senhor?

Vista-se como se fosse uma gueixa, com um robe de seda bem colado ao seu corpo nu, chinelos pequenos, e prenda o cabelo. Pinte os olhos com lápis preto esfumaçando os cantos, espalhe pó no rosto para deixá-lo branco e desenhe uma pequena boca vermelha. Você vai se sentir incrivelmente idiota, mas, quanto mais se envolver com o papel, mais sensual se tornará o jogo. Diga a seu parceiro que será sua gueixa particular durante toda a noite. Sirva-lhe chá sobre uma toalha engomada estendida no chão e depois ofereça-lhe uma massagem nos pés. Comporte-se de forma bastante respeitosa e faça muitas reverências. Pergunte se ele deseja que você faça algo mais, e ele lhe dirá: “O que você tem em mente?”. Você responderá: “O que o meu senhor quiser”.

Bufê na escuridão

Coloque uma venda nos olhos de seu parceiro e depois deite-se na cama. Faça uma trilha de caça ao tesouro sobre seu corpo – uma gota de calda de chocolate sobre o bico dos seios, um pouco de chantili entre os seios, um pouquinho de molho de pimenta doce no lóbulo da orelha, uma estrada de gotas de chocolate levando às suas coxas e um morango em cima do seu clitóris. Viole todas as leis imagináveis de higiene e boa saúde e diga a ele que o jantar está servido. Ele deverá encontrar todas as guloseimas antes de arrebatar você e, para isso, só poderá usar a língua.

Espere mais um pouco

Sirva-o usando apenas um avental e sapatos de salto alto. Incline-se bastante para alcançar o sal e a pimenta na mesa, pegue um guardanapo caído no chão ou limpe uma sujeirinha imaginária. Pergunte se ele gostaria de experimentar o vinho, então despeje um pouco sobre os seios e deixe que ele limpe com a língua. Se ele tentar – ah, quem eu quero enganar? –, *quando* ele tentar acariciar suas nádegas, saia e deixe-o caçar você por toda a casa.

Preliminares para viagem

Peça um prato em algum restaurante que disponha do serviço de entrega rápida e desafie seu parceiro a fazê-la atingir o orgasmo por duas vezes antes de o pedido chegar. Se ele conseguir, você paga a refeição. Em outra vez, faça diferente, você pratica sexo oral nele enquanto ele estiver fazendo o pedido por telefone – se conseguir fazê-lo gemer durante a chamada ou, no mínimo, esquecer o que estava dizendo, ele paga a refeição.

Brincando com a sobremesa

Prepare uma sobremesa farta e romântica e coloque sobre a mesa. O jogo é que vocês deverão servir um ao outro usando apenas as mãos. E se você “acidentalmente” deixar cair um pouco sobre seu corpo ele terá que limpar com a língua. É engraçado como as boas maneiras desaparecem quando os casais fazem esse jogo.

O segredo está no molho

Desafie seu parceiro a adivinhar os ingredientes da refeição antes de prová-la ou saber o que é. Toda vez que ele errar ou não conseguir adivinhar um ingrediente terá que retirar uma peça de roupa e toda vez que acertar será a sua vez de fazer o mesmo.

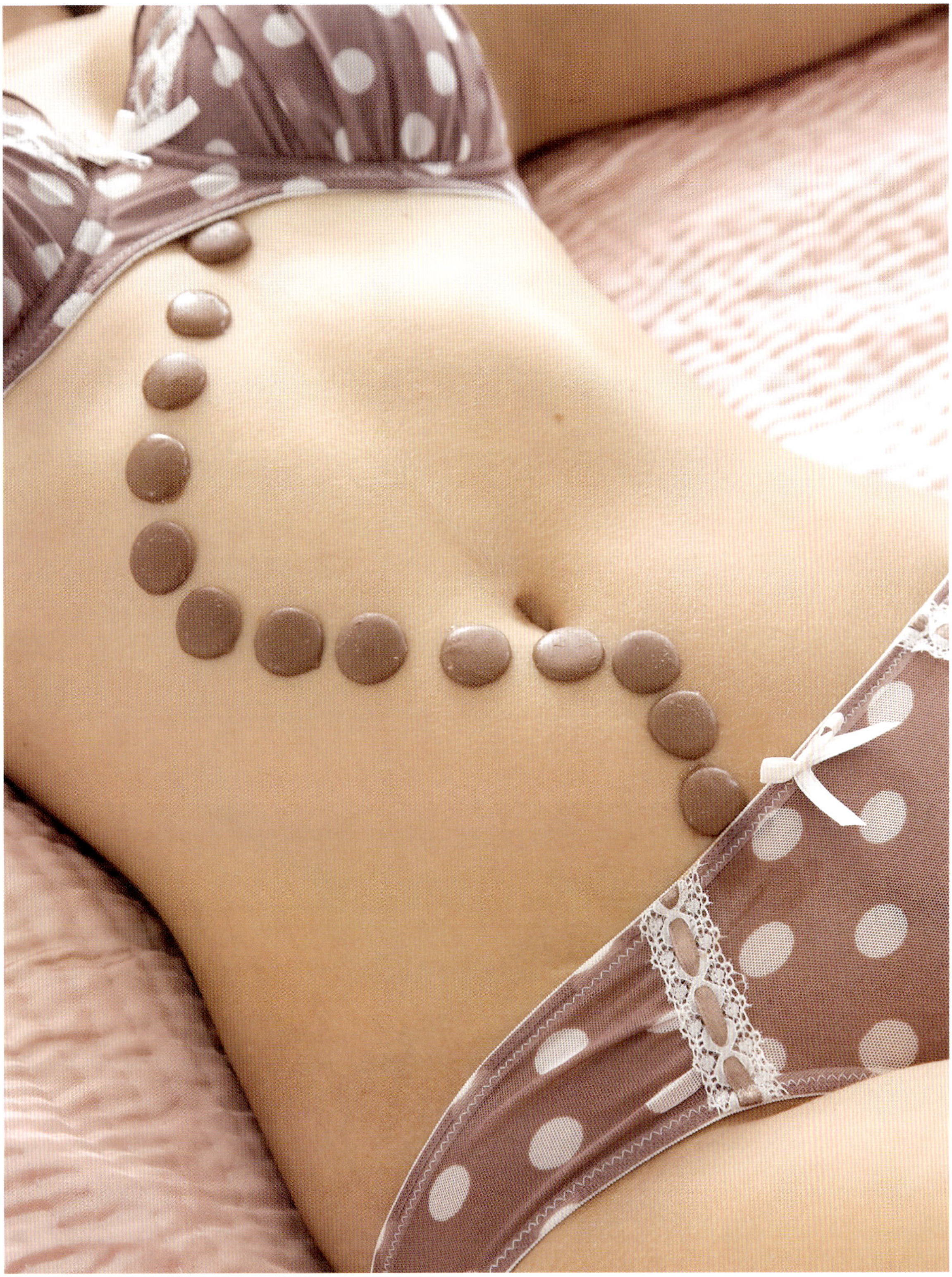

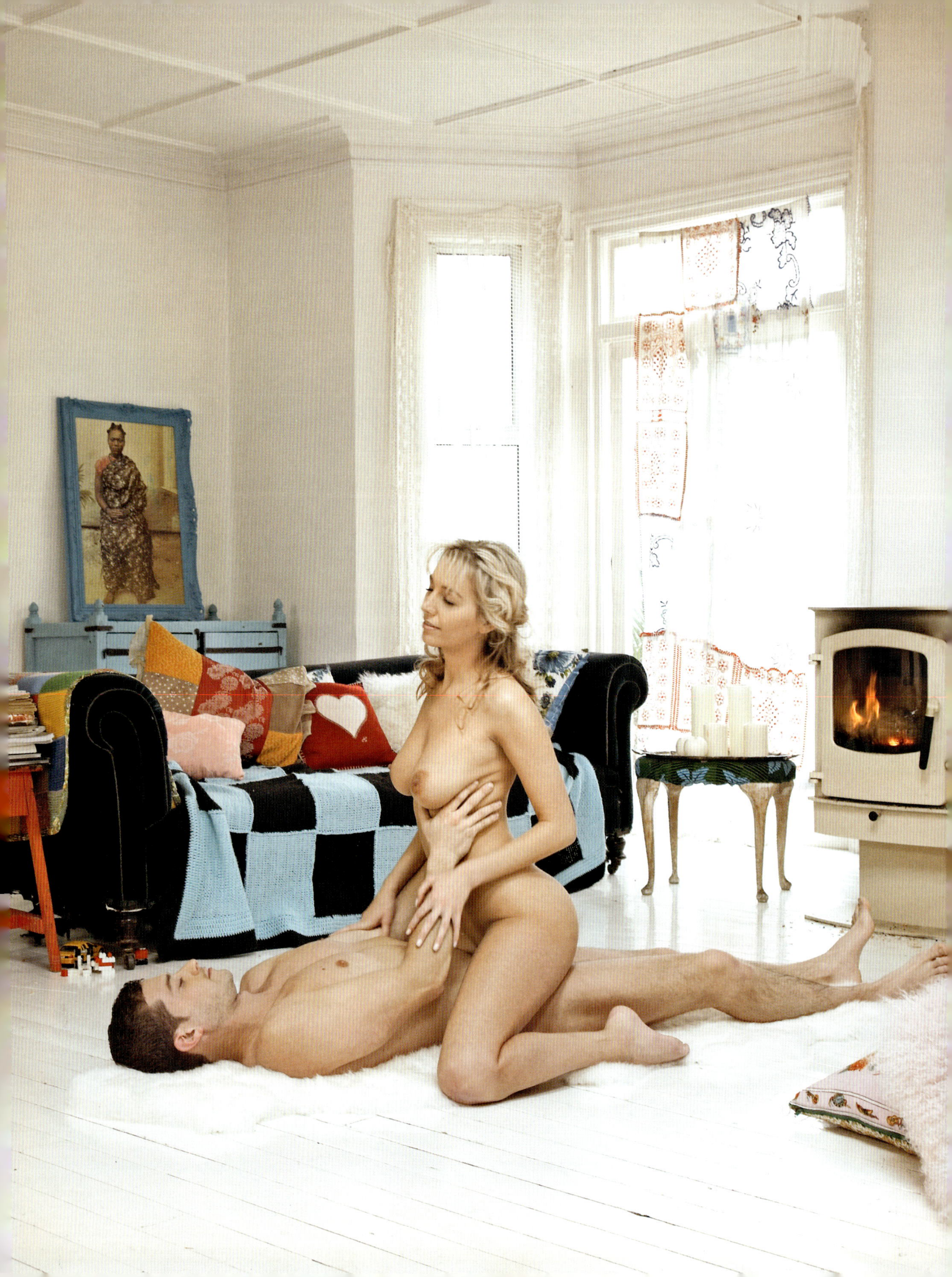

A antiga magia cigana

Receita cigana da paixão: essa é uma receita antiga usada pelas ciganas quando queriam aumentar o desejo de seus homens. Compre centeio e pimentão – novos, não use o que você já tem na cozinha – e, enquanto prepara o jantar, misture-os na comida repetindo as seguintes palavras mágicas: "Centeio da terra e pimentão do fogo tragam o desejo e o deem àquele cujo amor terei e o coração escravizarei". Então, sirva o jantar, mas não fale nada sobre o feitiço (de acordo com a crença, isso reverterá o encanto e ele deixará de amá-la, provavelmente porque pensará que você é louca).

Aperte-me, faça-me gemer

Utilize um tubo de calda de chocolate para escrever mensagens obscenas nas bordas do prato em que for servir a sobremesa dele.

Abóbora mágica

Faça um doce de abóbora e sirva após o jantar. Enquanto ele estiver comendo, conte-lhe este fato interessante: de acordo com pesquisas recentes, o aroma do doce de abóbora é um grande afrodisíaco masculino. A maioria dos homens acha isso incrivelmente erótico e excitante. Pergunte se ele concorda.

Sedução cibernética

Se você e seu parceiro frequentemente se distraem em frente ao computador depois do jantar, pelo menos demonstrem um pouco de disposição desabilitando o "controle dos pais" de seu servidor e procurando algo sobre sexo. Existem milhares de sites que podem ser visitados – procure ideias no "Guia para internet" no final do livro – mas, para começar, deem uma olhada nestas sugestões:

• Procurem uma literatura erótica e leiam juntos. Muitos sites exibem histórias picantes muito boas, geralmente escritas por mulheres, e que oscilam entre o romântico e suave ao explícito. A literatura erótica normalmente diverte mais do que desperta desejo – é quando as pessoas criam suas próprias versões para roteiros de famosas séries de TV, como *Jornada nas estrelas* ou *CSI: Investigação criminal*, usando os personagens originais – e de repente tudo se transforma em grandes orgias.
• Encontrem um áudio erótico que seja livre para *download*. Sim! Se você tem preguiça de ler as histórias, pode ouvir a versão gravada, acompanhada de efeitos sonoros. A maioria é lida por mulheres e não por homens. Por quê? Dizem que eles "perdem o apetite" ouvindo a voz de outro homem.
• *Blogs* de sexo são reveladores, íntimos, sensuais e às vezes até picantes. Os escritos por gigolôs são especialmente esclarecedores, outros oferecem conselhos, ideias e novas posições.
• Se você gosta de *blogs* de sexo, pode criar o seu. Por que não? Porque acha que seu parceiro odiaria a ideia. Mas você tem certeza disso? Você pode perguntar a ele – ou, melhor ainda, vocês podem criar um *blog* de sexo juntos e, nele, revelar seus pensamentos e sentimentos sobre o assunto, descrevendo coisas que já fizeram e contando a todo mundo o que farão na próxima transa.
• Pensando em mudar a decoração? Procure a mobília sexual. Muitas lojas *on-line* oferecem móveis ou acessórios nos quais você se acomodará deliciosamente. Alguns são totalmente fora de propósito – pense em uma almofada preta, de vinil, com um grande pênis de plástico acoplado –, mas atualmente várias lojas oferecem peças discretas e de bom gosto. Estou economizando para comprar um divã que tem função dupla: é também uma caixa vibradora.
• Filmes pornográficos caseiros também podem ser encontrados. Para quem tem coragem, existem um ou dois sites (talvez mais, mas eu tenho medo de olhar) nos quais os internautas podem colocar os próprios vídeos caseiros. Alguns desses sites não são confiáveis e pedem detalhes de seu cartão de crédito, mas muitos são gratuitos.
• Dicas e posições sexuais. Interessada em experimentar o sexo tântrico? Procure na página 119 do capítulo "Quarto" uma posição bem fácil para começar, mas você pode encontrar o assunto também *on-line*. Milhares de pessoas no ciberespaço querem mostrar a você como inserir o *Lingam* dele em sua *Yoni* para impulsionar sua evolução espiritual, então conecte-se e deixe que elas façam isso. Precisa de instruções passo a passo para realizar aquela complicada posição "para-trás-dupla-com-nó" da qual você ouviu falar na mesa de bar? Procure na internet. Existem revistas femininas que disponibilizam excelentes arquivos de posições sexuais, mas existem muitos outros sites a respeito.
• Conselhos sexuais. Desde pesquisar sobre aquela verruga assustadora que você encontrou em sua virilha esta manhã (relaxe, provavelmente é apenas um floco de arroz grudado, daqueles que seu bebê espalhou ontem) até procurar por detalhes sobre diferentes tipos de contraceptivos, a internet é uma mina de ouro para conselhos sobre saúde sexual.
• Brinquedos sexuais. Este tema será discutido com mais detalhes no capítulo "Quarto", mas sem dúvida o melhor lugar para adquiri-los é *on-line*. Sempre prefira as lojas mais conhecidas (novamente, verifique o "Guia para internet", página 139) e você saberá que sua compra é segura e logo será entregue. Muitos *sites* publicam comentários de usuários e sugestões sobre qual brinquedo combina melhor com você. Naveguem juntos e descubram quais são os que mais aguçam suas fantasias. É também uma ótima maneira de trazer à tona qualquer assunto que você tem medo de mencionar. Em vez de sair gritando "se você não me bater logo, eu pedirei o divórcio", movida por um impulso incontrolável, apenas procure casualmente por algemas e palmatórias e observe a reação dele.

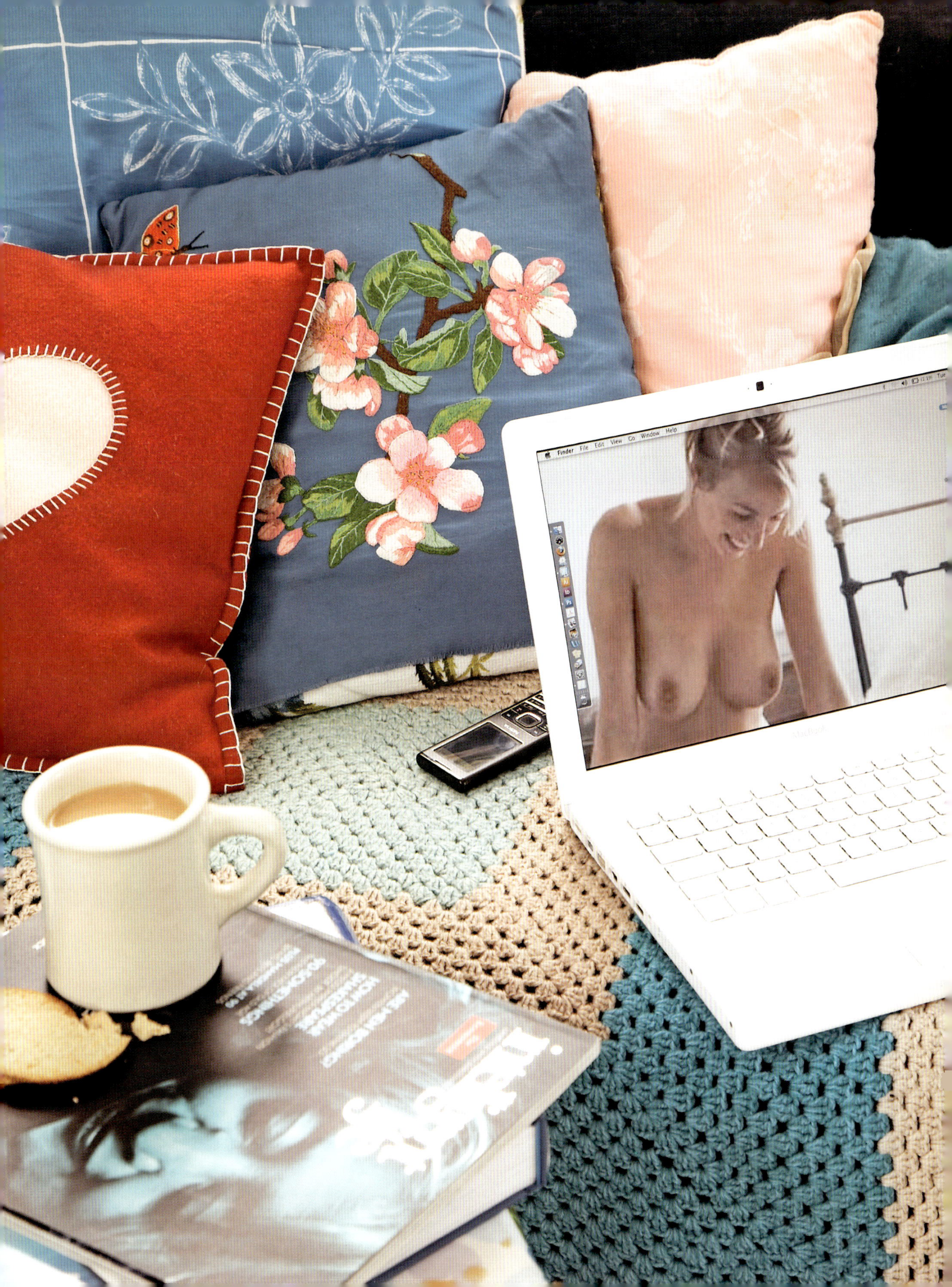
Finder File Edit View Go Window Help

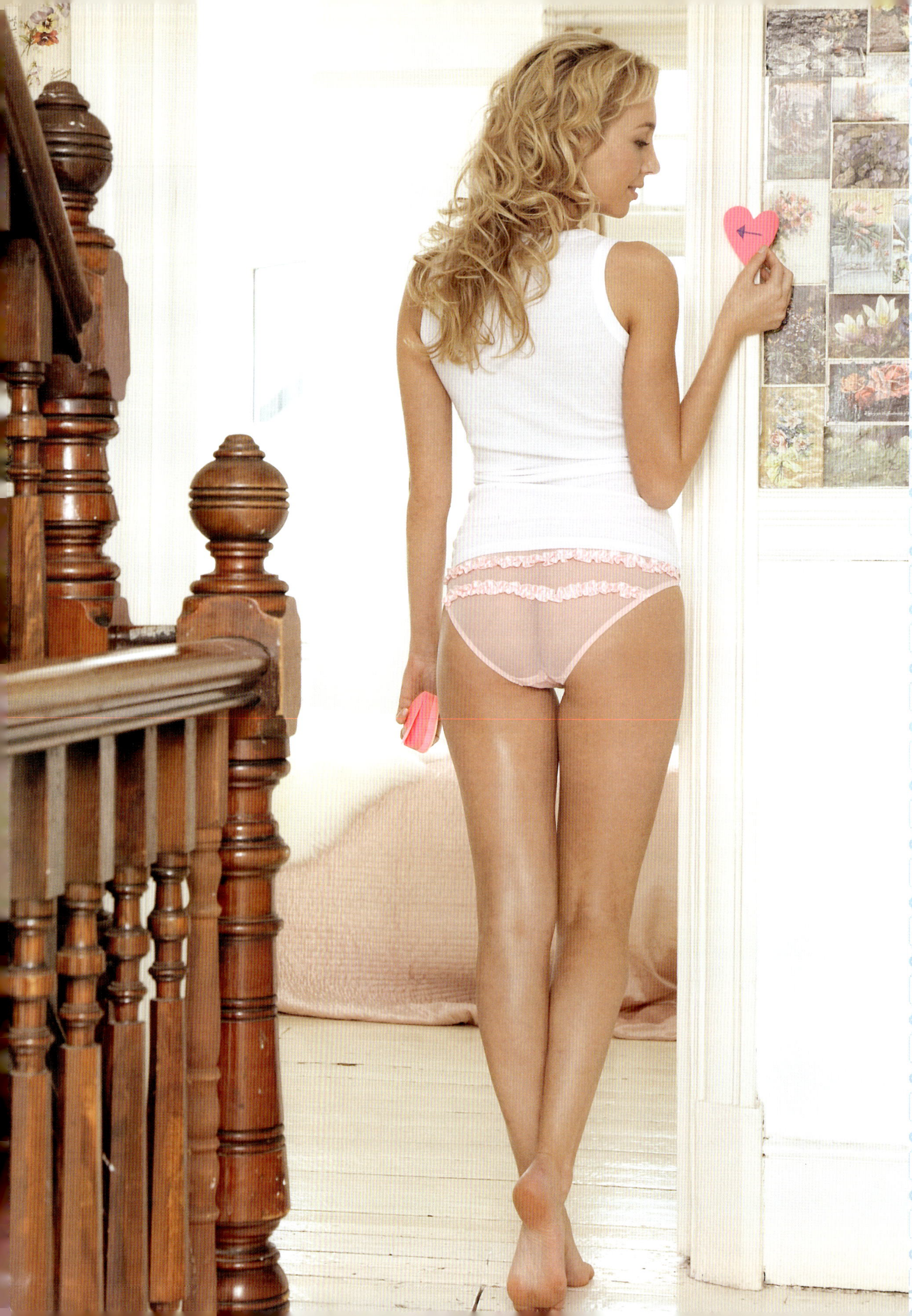

Preliminares

Toda novidade é *sexy*, mas é a primeira coisa a desaparecer em relacionamentos antigos. Mas não entregue os pontos – existem inúmeras formas de acrescentar algumas surpresas sedutoras à sua vida amorosa. Experimente as ideias a seguir como ponto de partida – maneiras simples e sensuais de mostrar a seu parceiro que você está no clima...

- Enquanto ele está distraído em frente à TV, fique ao seu lado e escorregue a mão para dentro de suas calças. Não tente chamar sua atenção, deixe-o vendo o programa enquanto o acaricia e então, quando a cueca dele estiver quase explodindo, escorregue entre suas pernas, chupe seu pênis e depois sente-se nele.
- Enfie-se na cama vestindo sua roupa íntima mais *sexy*. Use o celular para filmar a si mesma enquanto se masturba e envie para ele. Ele chegará em casa em poucos segundos!
- Ou, então, grave suas imagens fazendo um *striptease* bem sensual e copie em DVD. Em uma noite qualquer, mencione que pegou um bom filme e coloque-o para que vocês assistam juntos.
- Monte uma caça ao tesouro por toda a casa. Pregue dicas – escritas em *post-its* cor-de-rosa – em vários locais, direcionando seu parceiro para o quarto, onde você estará esperando por ele, totalmente nua e amarrada na cama. Faça isso apenas quando tiver certeza de que ele está a caminho de casa.
- Antes de ele chegar em casa, tire as roupas e faça uma trilha que leva ao banheiro.
- Pendure uma calcinha ousada na maçaneta da porta e espere por ele em um banho de espuma.
- Enquanto ele assiste à TV, incline-se e passe a língua pela orelha dele. Mordisque gentilmente o lóbulo (esse é um ponto muito excitante para a maioria dos homens), coloque a língua dentro dela e faça pequenos círculos. Posicione sua boca sobre a orelha e aspire suavemente, depois beije seu pescoço, ombros e peito... Vá tirando a roupa dele enquanto o beija. Alerta: não tente fazer esses "movimentos" enquanto ele estiver assistindo à final do campeonato, principalmente se o time dele estiver jogando.
- Compre tinta fluorescente para o corpo. Em uma noite qualquer, fique nua e pinte a frase "me possua" em seu peito. Ilumine as palavras com uma lanterna para que elas comecem a brilhar, coloque um roupão de seda e uma calcinha *sexy* e sente-se no sofá, perto de seu parceiro, como quem não quer nada. Em silêncio, apague todas as luzes da sala e deixe que o roupão caia na frente dele.
- Coloque uma foto sua bem sensual como papel de parede do computador dele.
- Antes que as crianças usem o computador, mude novamente para o papel de parede anterior (Coisas que Eu Preciso me Lembrar de Fazer nº 858).
- Grave um áudio bem sensual e ilustrativo, falando exatamente o que gostaria que ele fizesse com você. Mande para o celular dele enquanto vocês estiverem recebendo visitas na sala. Ele ficará louco para se livrar delas e poder satisfazer todas as suas vontades.
- Mande uma mensagem de texto bem ousada para ele no meio de um jantar importante.

Prazeres orais

Gritar: "Amor, estou louca para transar!" é uma forma bem óbvia de usar a língua para dizer a seu parceiro que você está no clima, mas existem outras mais sutis. Ainda bem. As técnicas a seguir concentram-se no uso do sexo oral como uma maneira de começar uma seção de sexo ou apenas para seduzir seu companheiro naquele momento.

Florzinha machucada
Quando estiver na cozinha, deixe cair uma panela fazendo bastante barulho. Ande um pouco cambaleante até a sala e sente-se com uma expressão de dor, diga que se machucou e que precisa de um beijo para melhorar. Quando ele perguntar onde, levante a saia e mostre que está sem calcinha.

Qualidade digital
Deslize um dos dedos para dentro de sua vagina e coloque-o na boca do seu parceiro.

Perfume de mulher
Uma noite, passe um pouco de seu fluido íntimo atrás das orelhas, no pescoço e nos pulsos, essa é uma forma de liberar seus feromônios. Os franceses chamam esse odor de "Cassoulet". Assim que ele sentir o cheiro, não será capaz de manter as mãos longe de você, mas não saberá por quê.

Por favor, desligue o telefone
Quando ele estiver falando ao telefone, baixe suas calças e comece a fazer sexo oral nele, sensual e vagarosamente. Essa não é somente uma dica sexual, mas também de economia doméstica, já que ele vai terminar a conversa em tempo recorde.

Experimente os sabores
Em sua cozinha, você provavelmente possui essências como baunilha ou menta. Coloque um pouco sobre seu clitóris e lábios (mas não dentro da vagina, pois o açúcar pode provocar uma infecção por fungos), então aproxime-se de seu parceiro e o desafie a brincar de "adivinhe o sabor". Depois que ele provar você, invertam os lados – deixe que ele passe algo em seu pênis –, então é sua vez de adivinhar.

Surpresas em dobro
Folheie uma revista e finja estar lendo uma matéria sobre sexo oral. Diga a ele que 90% das mulheres afirmam que, caso seus parceiros repentinamente as surpreendessem com sexo oral no meio de uma noite tediosa, elas ficariam tão loucamente excitadas que iriam querer pular sobre eles e proporcionar-lhes o melhor sexo que eles já tiveram na vida, fazendo... (então você diz a posição favorita dele).

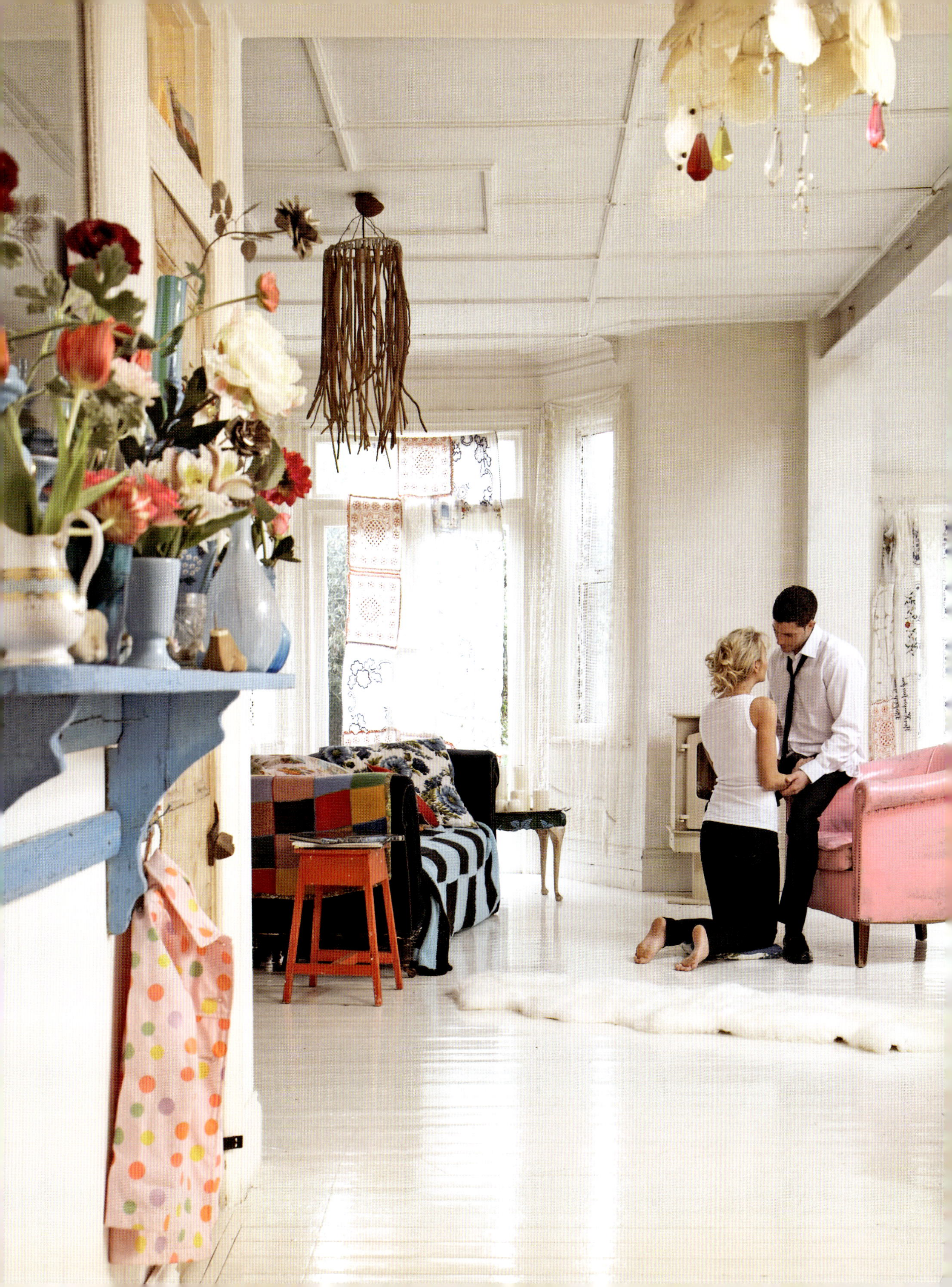

Posições para a sala de estar

Se você fica preocupada que os vizinhos possam "ficar de olho" no que acontece em sua sala, invista em cortinas pesadas ou *blackouts* para forrar as que você já tem. Não se esqueça das portas com vidro, externas ou internas. No verão, fiquem atentos ao barulho, pois as janelas costumam ficar escancaradas e, sem querer, vocês podem dar um espetáculo ao vivo para toda a vizinhança. Um detalhe importante: se você tem filhos, deve cuidar para que eles não presenciem algo que, para ser esquecido, serão necessários anos de terapia. Por isso, coloque na porta uma fechadura que possa ser trancada e esconda a chave, ou instale um trinco – alto o suficiente para impedir que as crianças se tranquem para uma maratona de TV. Não conte a elas sobre a nova trava – as chances são grandes de que nem sequer percebam.

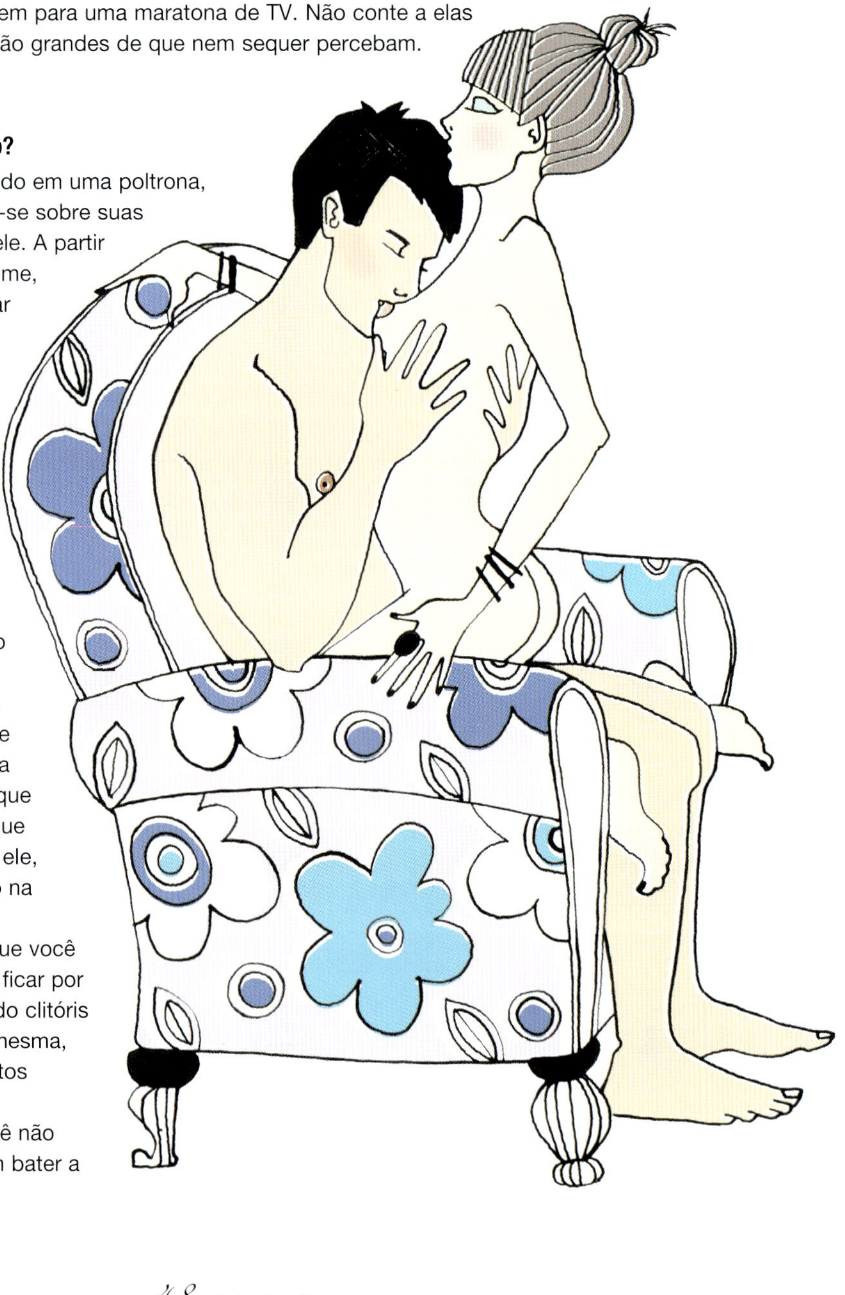

Temos mesmo que assistir ao jogo?

Quando seu parceiro estiver sentado em uma poltrona, com os pés firmes no chão, sente-se sobre suas pernas com o rosto voltado para ele. A partir daí você pode agir como de costume, com a vantagem de conseguir usar a parte de trás da poltrona como apoio. Levante ligeiramente o corpo – nada de preguiça – para que ele possa lamber e beijar seus seios enquanto você cavalga nele. Se a poltrona for muito estreita e você não puder apoiar os joelhos no assento, use os pés e agache-se sobre ele. Seu parceiro vai gostar muito – vale a pena manter essa posição mesmo que suas coxas estejam ardendo depois de três segundos. Você pode até apoiar os pés sobre as coxas dele, mas não faça isso a menos que tenha perdido tudo o que ganhou com a gravidez. Talvez fique mais fácil se ficar de costas para ele, com os pés firmes no chão, como na posição seguinte.

Ideal porque: Atinge o ponto G, o que você já sabe se é do tipo que gosta de ficar por cima; proporciona a estimulação do clitóris e dos seios, por ele ou por você mesma, e desvia a atenção dele dos extratos bancários.

Ruim porque: Pouca variação – você não vai poder se inclinar para trás sem bater a cabeça na mesa de centro.

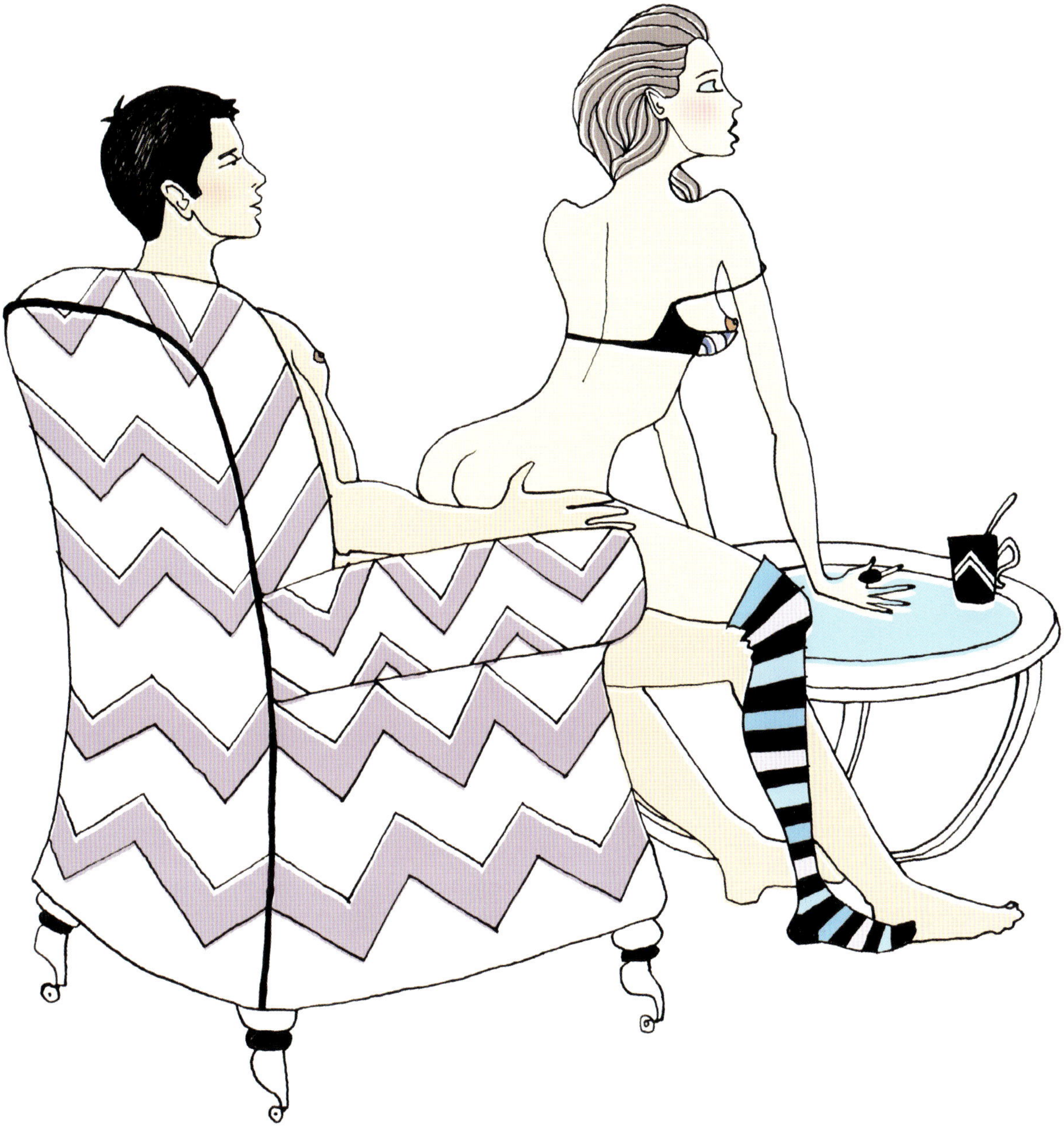

Seu parceiro nem vai perceber que o futebol já começou
Com seu parceiro sentado na poltrona como na posição anterior, sente-se sobre ele virada de costas para que você assista à TV e ele não. Mantenha os pés bem firmes no chão e sente-se no colo dele, inclinando-se para a frente e com isso aumentando a profundidade da penetração. Ele pode agarrar seus seios ou o controle remoto da TV.

Ideal porque: Penetração profunda. Incline-se para a frente e apoie-se em algo mais baixo, como a mesa de centro ou um banquinho para pés, para dar mais profundidade ainda. Você também será capaz de estimular seu clitóris ou acariciar os testículos dele.
Ruim porque: Não é possível beijá-lo nem olhar nos olhos dele quando chegar ao orgasmo, mas você pode colocar um espelho à sua frente para aproveitar mais a visão, e ele ainda poderá se deliciar vendo você montada nele.

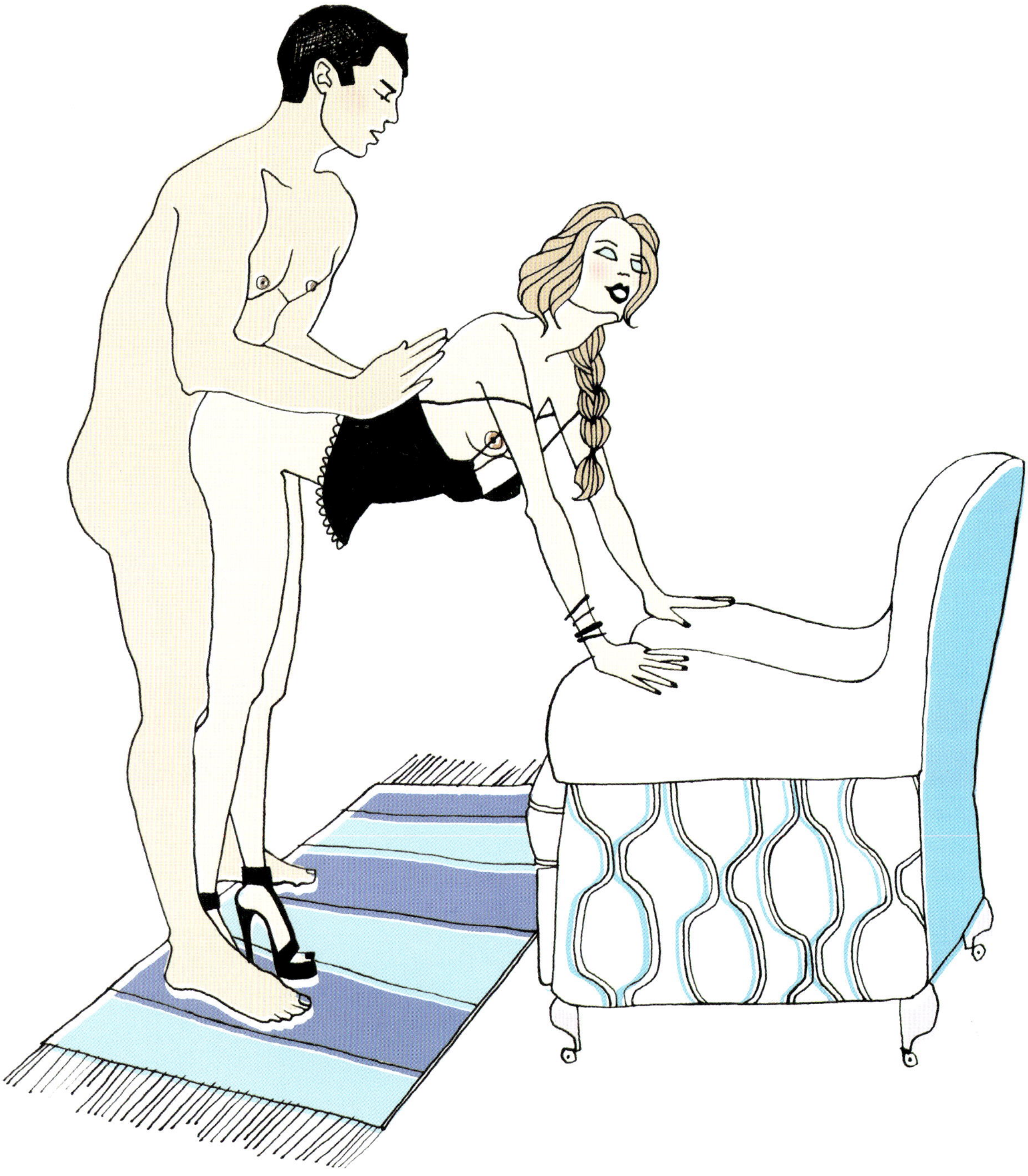

Certo, mas só uma rapidinha

Em pé, incline-se para a frente apoiando-se nos braços de uma poltrona enquanto ele a penetra por trás, no estilo cachorrinho. Você provavelmente achará essa posição mais confortável se estiver usando salto alto, pois com certeza acabará ficando na ponta dos pés se estiver descalça. É um movimento excelente para ambos – ele tem ampla visão e profundidade com essa penetração e você recebe estimulação no ponto G e tem liberdade para usar as mãos. Ele pode também ser um pouco mais agressivo, pois você usará a poltrona para se apoiar. No final você provavelmente acabará com a cabeça enfiada no encosto, mas estará feliz. Tente essa posição também com as coxas bem unidas e as pernas dele abertas, para fora das suas. É ainda mais estimulante!

Ideal porque: Por tudo! É a posição mais excitante para fazer amor na sala.

Ruim porque: Não permite uma transa lenta, sensual, em que exista contato visual romântico, se é que você ainda faz questão dessas tolices.

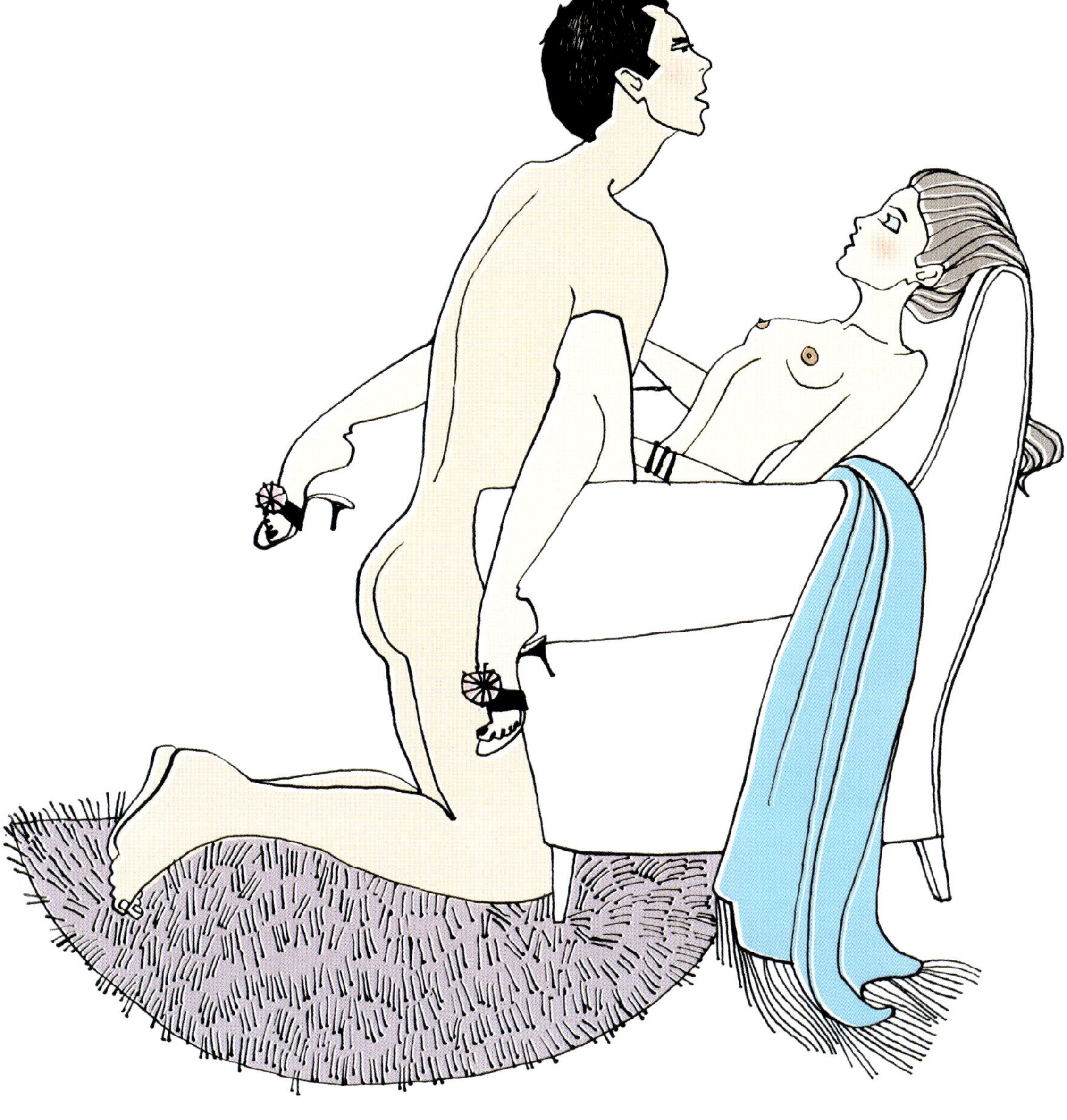

Oh, acho que encontrei uma moeda

Sente-se em uma poltrona apoiando as pernas nos braços dela (ou nos ombros de seu parceiro) e deixando-as bem abertas. Ele fica de joelhos na sua frente e a penetra. Nessa posição é bastante fácil para você massagear seu clitóris ou manter os grandes lábios abertos e possibilitar que ele aprecie a visão. Você pode também colocar sua mão na virilha e, usando um dedo de cada lado, pressionar a entrada da vagina, ele sentirá uma pressão extra em seu pênis enquanto entra e sai.

Ou, ainda, massagear seus próprios seios enquanto ele assiste (uma boa ideia quando a novela for começar e você quiser que ele termine logo). Ele pode parar algumas vezes para fazer sexo oral em você. É muito bom!

Ideal porque: É confortável para você (na verdade, é o céu!) e o fato de estar bem aberta permite o "trabalho" com as mãos.

Ruim porque: Para os joelhos dele – faça com que ele use almofadas para se apoiar.

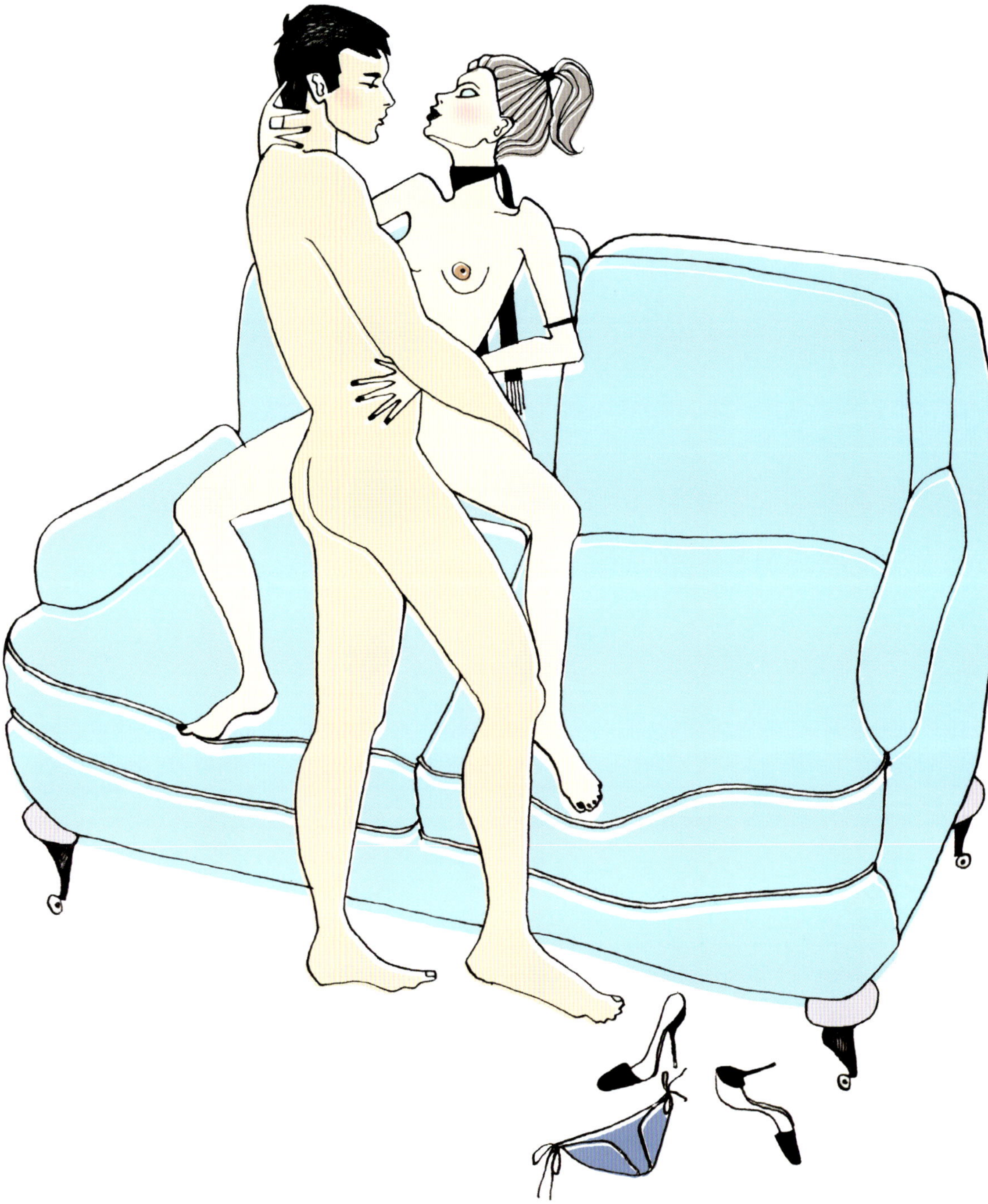

Se eu contar ninguém acredita

Fique em pé no sofá. Isso, suba no sofá e fique em pé ali – exatamente o que você proibiu que as crianças fizessem. Com o parceiro à sua frente, dobre ou estique as pernas para facilitar a penetração. Não é confortável, não é seguro e é péssimo para o forro do seu sofá, mas, acredite, proporciona uma sensação incrível de novidade e risco. Agarre as nádegas dele se sentir que está perdendo o equilíbrio e mantenha as pernas bem abertas.

Ideal porque: Forte e rápido, sexo para quem busca emoção, como vocês não fazem desde quando compraram a barraca de *camping*. Para ser honesta, essa não é a posição mais estimulante, mas corrige a diferença de altura que faz com que alguns casais evitem transar em pé.

Ruim porque: Pode destruir o sofá.

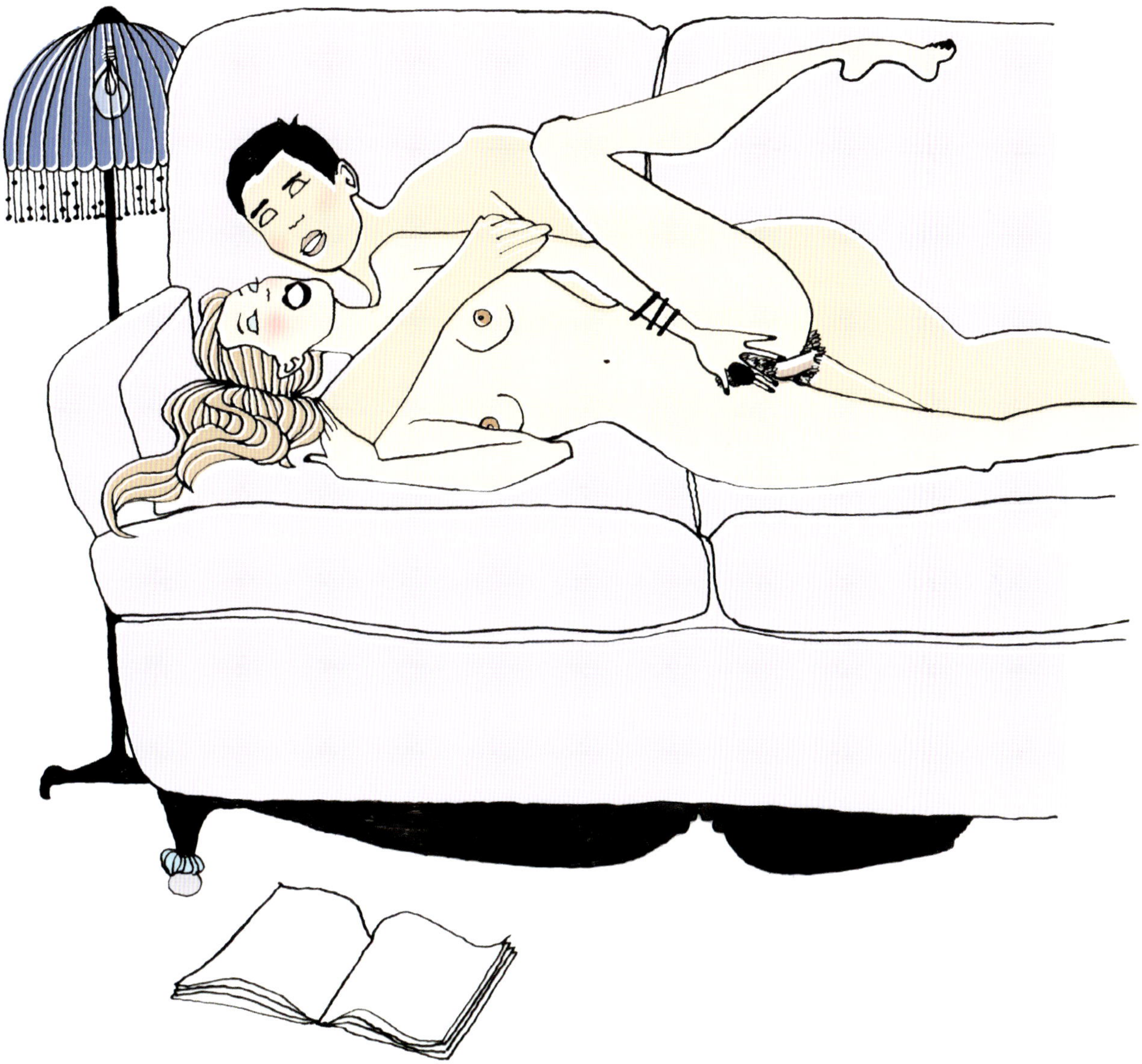

Se você for passar a noite no sofá, fico com você

Se o seu sofá for largo o suficiente para vocês se deitarem lado a lado, é perfeito para a posição de conchinha. Você já conhece a prática: ambos se deitam de lado e ele a penetra por trás enquanto você levanta uma perna para facilitar a entrada do pênis. Até certo ponto, essa posição é melhor no sofá do que na cama, porque o homem pode firmar os pés no braço do sofá, o que o ajuda a se movimentar para cima e para baixo (o oposto do convencional para dentro e para fora), enquanto você pode casualmente folhear as páginas de uma revista ou assistir a um programa na TV. Massageie seu clitóris, acaricie os seios, movimente a mão e alcance a base do pênis dele – é tudo de bom.

Ideal porque: Sexo lento e sem pressa, muita estimulação do ponto G – além de ser a posição ideal para grávidas.

Ruim porque: Não há penetração profunda, mas depois de atingir o orgasmo você pode se virar por cima dele e ajudá-lo a chegar lá.

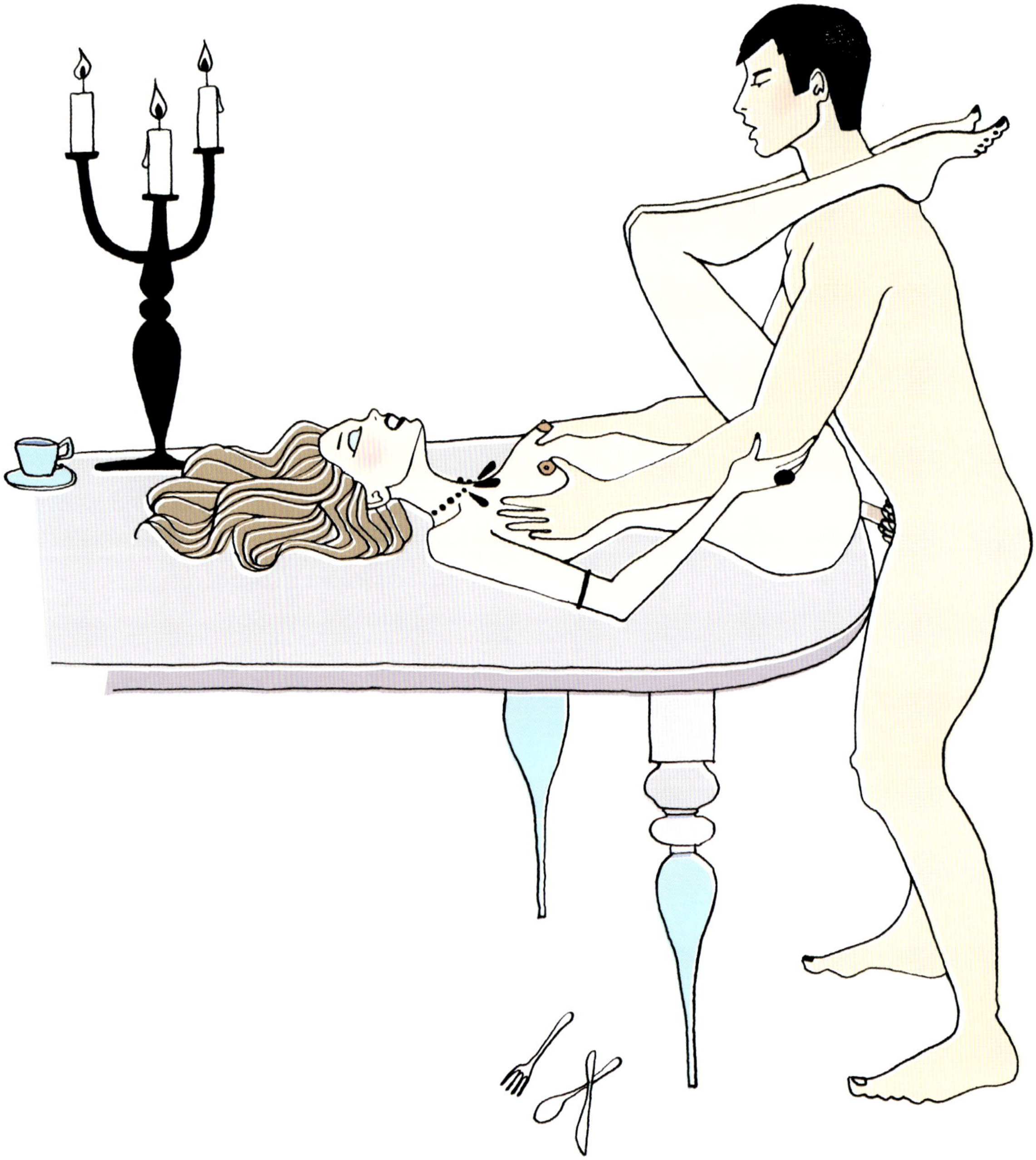

Cuidado com os guardanapos

A sua mesa de jantar é da mesma altura das partes "apetitosas" de seu parceiro? Se a resposta é sim, então ela é perfeita para essa posição, que é muito excitante para ambos. Vocês só precisam encontrar uma forma sutil de dispensar os convidados. Deite-se de costas sobre a mesa, abra as pernas, deixando que ele a penetre, e coloque uma ou as duas pernas sobre os ombros dele. Nessa posição ele pode massagear seu clitóris, acariciar seus seios ou afastar os pratos, o que você preferir.

Ideal porque: Estimula seu corpo todo e ele pode ter uma visão encantadora de você tomada pelo prazer enquanto se contorce.

Ruim porque: Se a mesa cair, sua autoestima vai despencar, exatamente como aconteceu com uma de minhas amigas (na verdade, descobriu-se mais tarde que a madeira da mesa estava podre, mas ela ficou traumatizada para sempre).

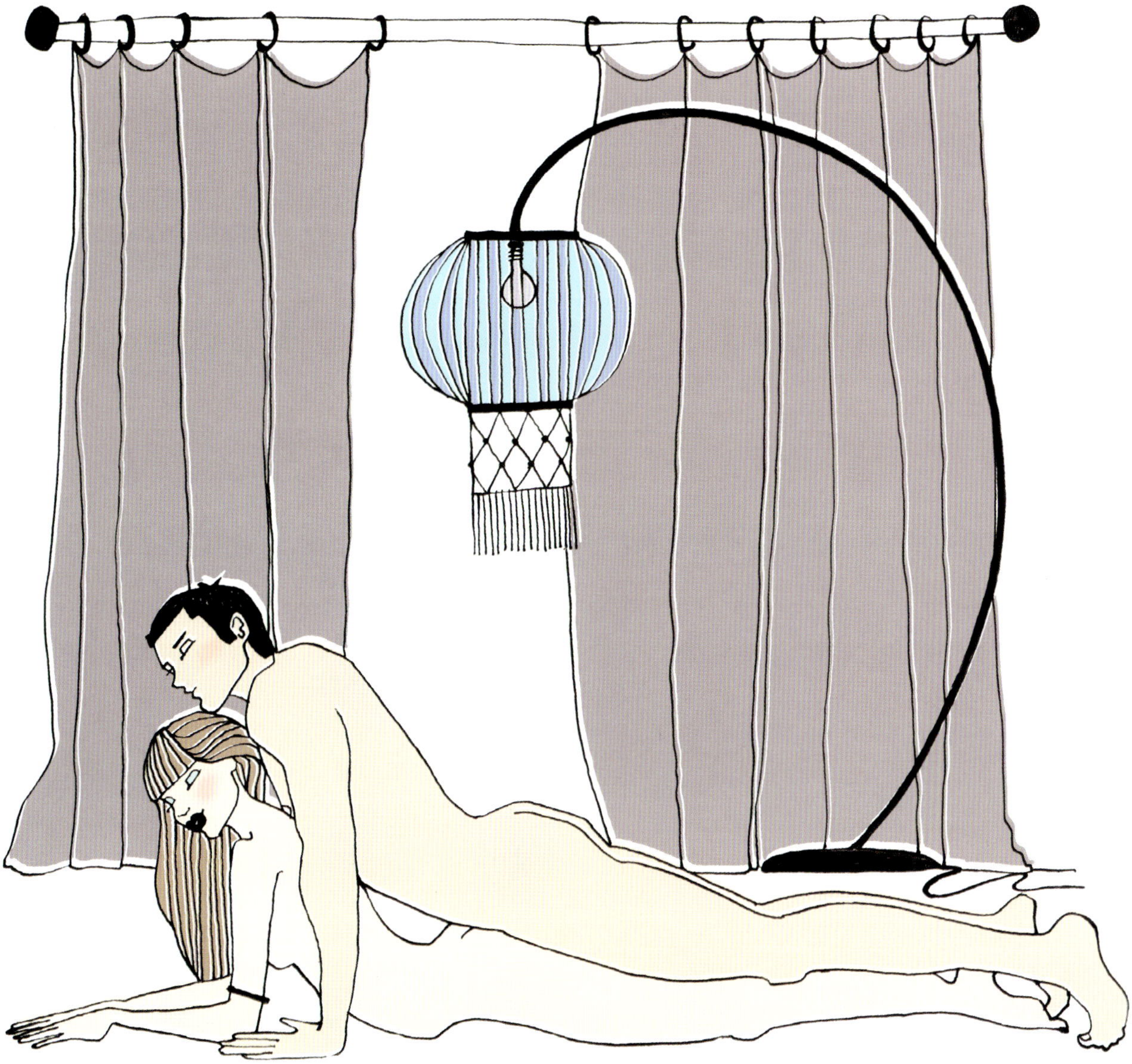

Ainda bem que eu aspirei o chão

Deite-se no chão de bruços, de preferência sobre um tapete – não apenas pelo conforto, mas para estimulação também, logo trataremos desse assunto. Levante ligeiramente as nádegas e deixe que seu parceiro penetre você, apoiando o peso nas mãos como se estivesse fazendo flexões. Enquanto ele se movimenta, pressione seu clitóris no chão – ou em qualquer brinquedinho que as crianças tenham esquecido ali – e faça movimentos circulares para estimulá-lo o máximo possível.

Ideal porque: Ele pode penetrá-la por trás – o que ele adora – e é bastante prazeroso para você.

Ruim porque: Faltam beijos e contato visual. E pode sujar o tapete.

Banheiro

Mostre-me o estado de seu banheiro e eu poderei dizer imediatamente o estado de sua vida sexual. Eu sei que essa é uma afirmação corajosa e que significa que eu nunca serei bem-vinda para usar o banheiro de sua casa, mas é verdadeira. O banheiro revela como a mulher da casa se sente sobre sua sexualidade. Ele me diz se você se é exuberante e feminina ou cansada e desmazelada; ele mostra quanto tempo e esforço você dedica a si mesma e se permite ou não que sua loba interior fique enterrada na tensão de gerenciar a casa. Ele também mostra se a pontaria do homem da casa é boa, mas para ser honesta eu não estou preocupada com isso...

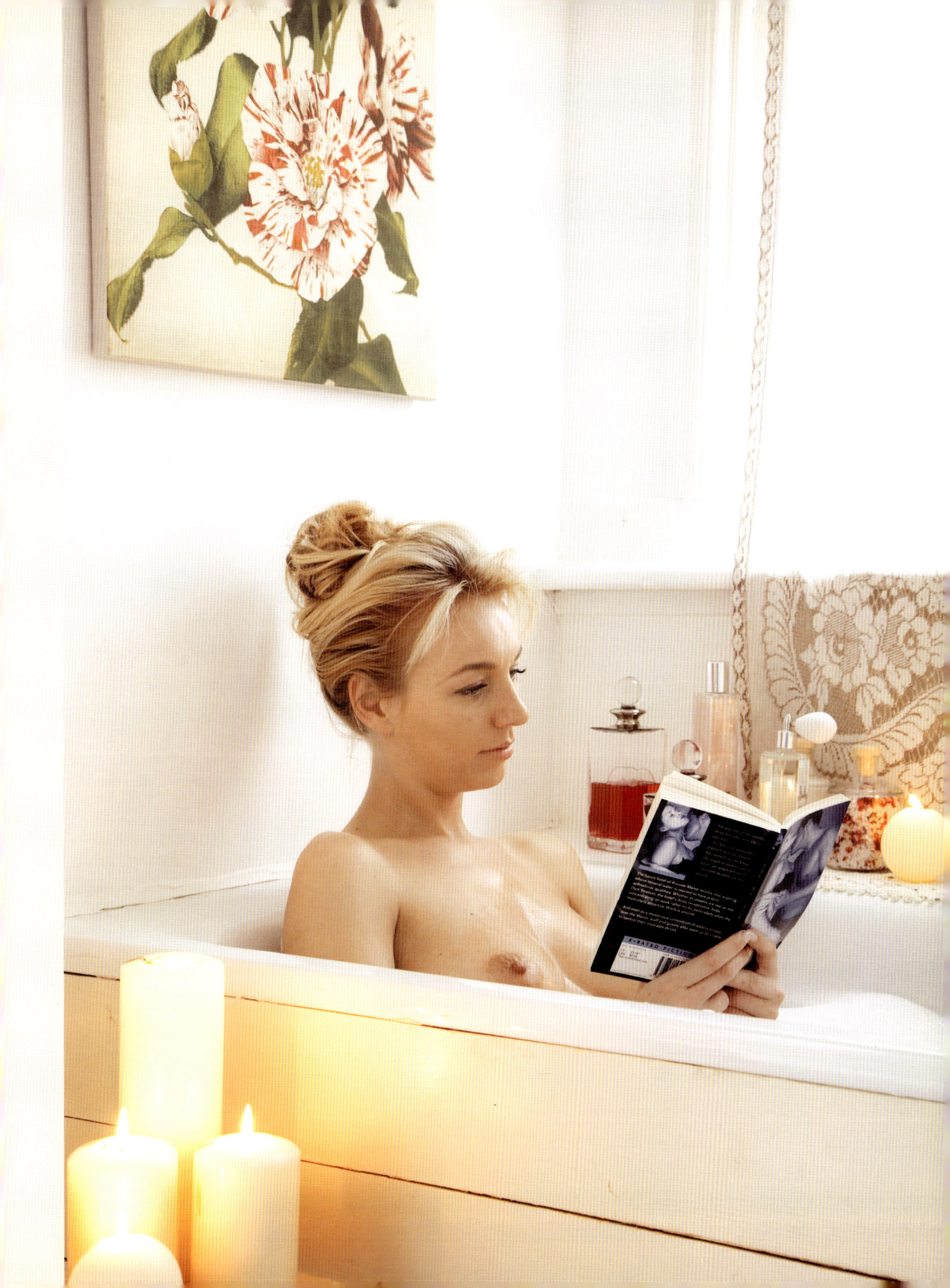
X-RATED FICTION

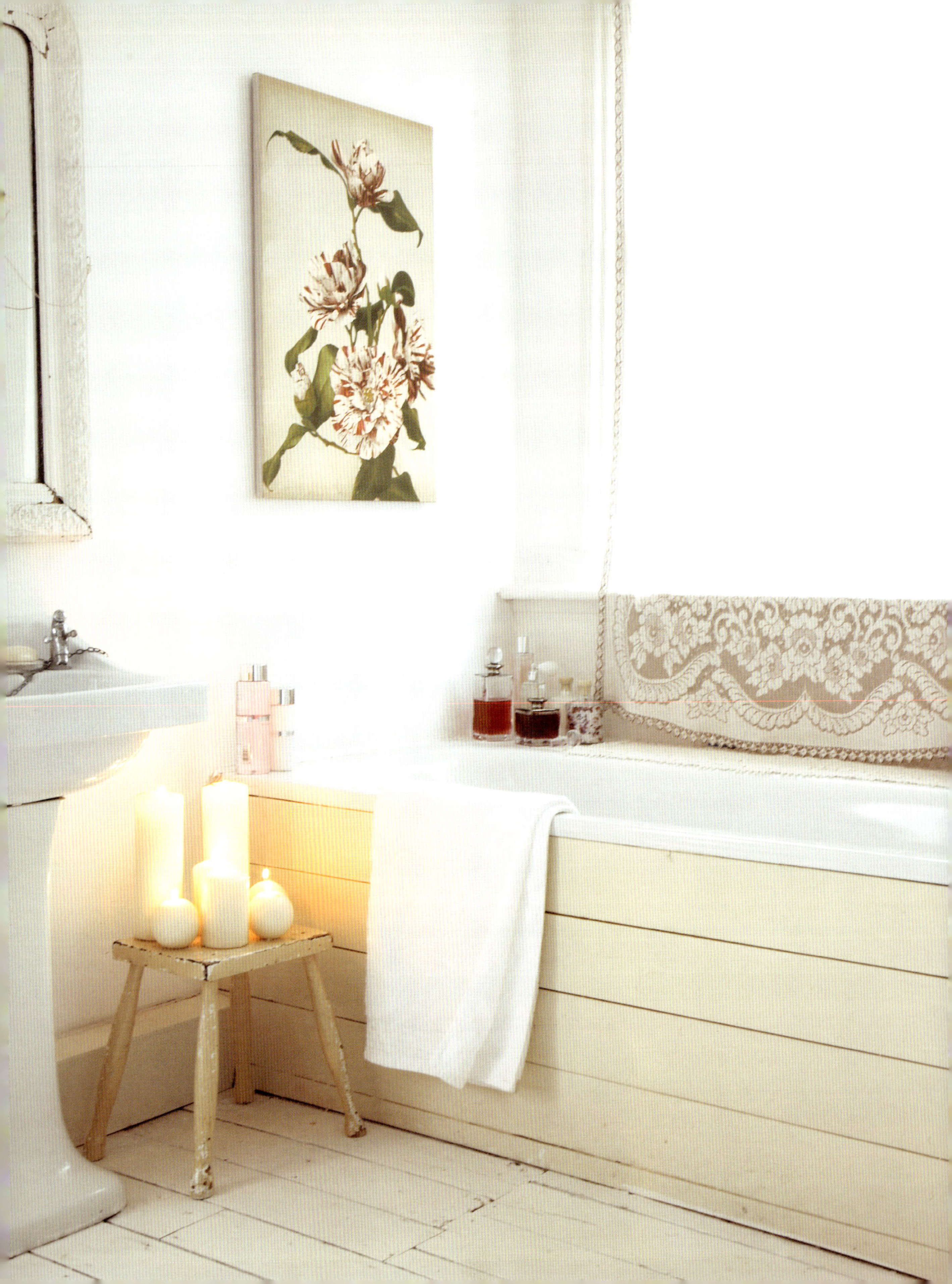

Esfregue bem antes de se abaixar

Então, vamos explorar seu banheiro. Se em sua casa houver mais de um, vá para aquele que você normalmente usa e vamos começar a procurar por sinais que mostrem se sua mulher interior é uma *deusa do sexo* saudável.

Velas

Elas são uma indicação da frequência com que você dedica tempo a um longo e voluptuoso banho de banheira. Muitas velas acesas só podem significar que você se trata com muitos mimos e cuidados – ou que sua casa está tendo mais cortes de energia elétrica do que o normal. Se você não tem nenhuma, coloque em sua lista de compras, pois vai precisará delas mais tarde. Não gosta muito de velas? Então adquira luzes para banheira – lâmpadas pequenas e coloridas que podem ser coladas nas paredes da banheira e que brilham debaixo d'água.

Óleos para banho

Nada de banhos de espuma, especialmente aqueles que vêm em embalagens com formato de piratas ou bichinhos, mas um banho sensual com óleo especial. Ele desliza na água e transforma o banho em uma celebração amorosa, profunda e *sexy*. Se você for comprar alguns, prefira os perfumes mais sedutores, como o ylang ylang (que dizem ter poderes afrodisíacos), a canela, o eucalipto ou a lavanda (o favorito dos homens).

Tratamentos de beleza

Muitos. Eles mostram que você se sente importante o bastante para ser mimada e enfeitada. Tratamentos faciais, hidratação para cabelos, máscaras e loções corporais são métodos maravilhosos de cuidar da mulher irresistível que existe em você. É verdade, e também mostram que você não sofre de depressão (a não ser que os potes e tubos estejam embaixo de muitas camadas de teias de aranha); pesquisas concluíram que quando a mulher tem depressão ela deixa de cuidar de sua saúde e higiene, por isso, quanto mais você cuidar de sua beleza, melhor se sentirá. Esconda-os todos em uma cesta de beleza. Tudo o que tiver rótulos como "xampu para cabelos finos, oleosos, sem vida e verdadeiramente horríveis" e "removedor de pelos faciais para garotas que poderiam trabalhar no circo" não deve ficar exposto para seu parceiro ver quando for escovar os dentes. Isso destruiria seu lado misterioso imediatamente. Mantenha seus tratamentos de beleza e produtos para cuidados íntimos sempre bem guardados.

Arte erótica

Muitos artistas plásticos pintam o banho de mulheres e essas pinturas ficam fabulosas quando expostas no banheiro. Uma grande amiga, que é muito sensual, pediu a um desses artistas que pintasse um retrato seu, posando enrolada em uma toalha, pronta para entrar na banheira. Ficou ótimo, mas ela reclama que os homens que visitam a casa vão ao banheiro lavar as mãos e ficam lá por horas.

Música

Aqueles que estão em boa condição financeira certamente têm alto-falantes em seus banheiros, ligados ao sistema de som central da casa, mas o restante de nós tem mesmo é um pequeno som portátil. Ambos são bons para reproduzir músicas sensuais e agradáveis enquanto você está na banheira, sozinha ou com ele.

Brinquedos

Organize os brinquedos das crianças em caixas – algo que poucas mães se preocupam em fazer, mas é importante. Se seu banheiro está constantemente uma bagunça com brinquedos de plástico brilhantes, letras de espuma grudadas por todo o lado e pequenas peças de Lego esperando para se cravar em suas nádegas quando você afundar na banheira, ele nunca será um local sensual. Encontre uma caixa bonita e transforme a tarefa de guardar os brinquedos em parte da rotina do banho. Sugiro que você deixe as letras de espuma grudadas nos azulejos: use-as para escrever mensagens ousadas para ele, mas lembre-se de tirá-las depois, ou enfrentará perguntas constrangedoras das crianças ou sorrisos maliciosos do encanador, que entendeu direitinho o que está escrito.

Ficando limpinha

Arranje uma caixinha bem atraente (além da sua, claro!) para guardar uma coleção de brinquedos para a hora do banho. Eles são acessórios tão importantes e divertidos para sua vida sexual que me atrevo a ir mais longe e sugerir que você adquira um armário com tranca somente para os brinquedinhos que são usados na água. A maioria dos brinquedos sexuais está disponível na versão à prova d'água e em modelos tão variados que podem fazer o seu banho ferver (aviso chatinho: lembre-se de usar apenas as versões à prova d'água na banheira ou no chuveiro). Você também pode guardar alguma literatura erótica em seu armário para ler durante o banho. Sirva-se de vinho, coloque uma música sensual, entre em um banho morno e relaxe. Você pode também levar seu MP3 para o banheiro e ouvir áudio erótico.

Meu patinho favorito

Se quiser comprar um brinquedo específico, sugiro um patinho de borracha que possui um vibrador potente. Dizem que ele é discreto o bastante para ficar perto da banheira sem "proclamar": "Oh! a dona da casa gosta de se masturbar quando está no chuveiro!", entretanto, mesmo assim, eu o manteria guardado. Se seus filhos o encontrarem, os mais novos brincarão com ele por horas até acabar com a bateria e os adolescentes não usarão mais esse banheiro. A parte vibratória localiza-se no bico do patinho – desenhada para massagear o clitóris –, então você pode segurá-lo contra ele ou, diminuindo a velocidade, contra a cabeça do pênis dele. Não tão discreto é o recém-lançado pato vibrador sadomasoquista.

Vibrador à prova d'água

Um vibrador normal, mas bastante seguro para ser usado no chuveiro ou na banheira. Se você nunca experimentou isso, deveria fazê-lo – entre sorrateiramente no banho matinal de seu parceiro (a testosterona masculina está em seu nível mais alto no período da manhã) e segure-o contra o períneo dele enquanto o masturba, ou satisfaça-se com ele no decorrer do dia.

Vibrador à prova d'água com ventosa

É um brinquedinho bem avançado, mas também delicioso. É um vibrador que você pode fixar no fundo ou na lateral da banheira – ou nos azulejos do banheiro – e montar vigorosamente. Muito prazeroso e intenso, mas certifique-se de usar um tapete antiderrapante sob os pés. Você não precisa manter essa brincadeira somente no banheiro – ele pode ser fixado em qualquer superfície lisa. É bastante barulhento, por isso use enquanto o chuveiro estiver ligado se tiver parentes mais velhos visitando a casa ou se seu parceiro é ciumento.

Almofada para massagem do clitóris

Uma versão mais delicada para a felicidade na hora do banho é esse massageador do clitóris: uma pequena almofada coberta com bolhas de plástico que pode ser usada para masturbação embaixo d'água. Excelente para entrar no clima durante o banho antes da transa ou uma maneira suave de relaxar.

Pênis de vidro

Atualmente, a maioria das *sex shops* comercializam pênis de vidro e acessórios sexuais que são companhias perfeitas para o banho. O vidro adapta sua temperatura à da água, aquecendo você suavemente por dentro. Outra vantagem é que eles são silenciosos, por isso ninguém saberá o que você está fazendo.

Ducha potente

O melhor investimento que você pode fazer para sua vida sexual no banheiro é adquirir uma ducha forte. Muitas mulheres descobriram que podem ter orgasmos facilmente segurando uma ducha manual em seu clitóris por apenas alguns minutos. Não direcione o jato d'água para dentro de sua vagina – em vez disso, deixe que ele massageie seu "botão do amor". Mantenha a travessura em segredo ou convide seu parceiro para assistir a sua diversão gostosa e limpinha.

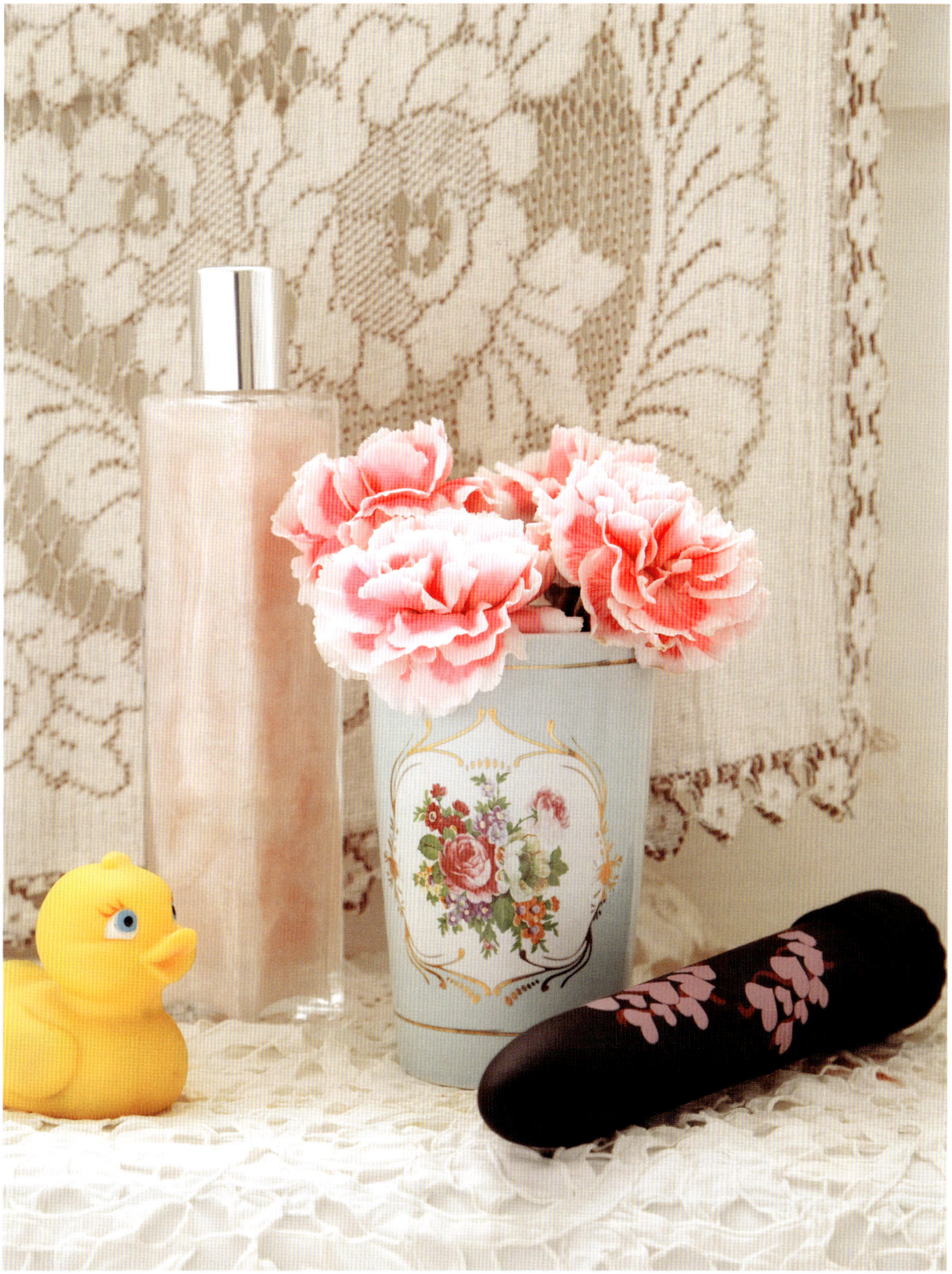

Tenha um visual sensual

Além de brincar com seus novos "amiguinhos" à prova d'água e ler contos eróticos, você também pode usar o banheiro para ficar mais ajeitada. Quem diria? Você pode usá-lo para se tornar ainda mais sedutora todos os dias. Isso é o que vamos discutir agora, como ficar mais *sexy* – não bonita, *sexy*, é diferente – e como manter seu corpo gostoso e pronto para o sexo o tempo todo, mesmo quando você não dispõe de tempo livre. Existe uma grande diferença entre estar bonita e estar sensual. A sensualidade mantém-se por mais tempo do que a beleza e aqui vamos nos concentrar nela. Você provavelmente já sabe como realçar sua aparência, mas será que também sabe ficar ardente como uma chama tentadora, irradiando *sex-appeal* enquanto faz compras no supermercado?

Cabelos longos

Esse é um jeito fácil de mudar seu visual de "inteligente" para "fatal". Cabelos longos têm sido tradicionalmente usados pelas mulheres para seduzir os homens, então solte sua juba com orgulho. Se você não tem cabelos longos, tome uma atitude e deixe crescer o seu. Agora!

Não caia na armadilha de cortar bem curto assim que tiver filhos. Haverá um momento em que você vai desejar fazer isso, mas resista. Cabelos compridos não são mais difíceis de cuidar do que os curtos – em muitos casos são até mais fáceis porque não requerem cortes muito frequentes nem muito tempo para serem modelados. Podem ser usados presos durante o dia para evitar que façam voos rasantes nos potes de iogurte, e soltos à noite para deixar você sensual para seu parceiro. Uma coisa é parecer inteligente e prática no portão da escola, mas você quer mesmo parecer assim na cama?

Também não pense que deve cortar o cabelo na virada do seu aniversário de 40 anos. Uma bonita cabeleira favorece qualquer pessoa por mais tempo do que você imagina; veja o exemplo de Madonna, Twiggy e Goldie Hawn. Depois da menopausa, os níveis de hormônio caem e o cabelo pode ficar mais ressecado, mas hidratações regulares e cuidados específicos podem mantê-lo lindo, por isso peça conselhos a seu cabeleireiro.

Cabelos longos são muito sensuais na cama – deixe-os fazer uma trilha sobre o corpo dele enquanto você desce para dar-lhe prazer com sexo oral. Passe-os em volta de seu pênis, deixando que seu parceiro enterre suas mãos neles enquanto você o beija. Use-os presos e, quando retirar os grampos, seu parceiro se deliciará com a visão deles caindo sobre seus ombros.

Maquiagem sensual

Não reclame que você não tem tempo de se maquiar todos os dias. Os *looks* a seguir levam cinco minutos para ser feitos e são especiais para tornar seu rosto o mais sensual possível.

Hidratante com brilho dourado: Um brilho orvalhado é o visual mais *sexy* para a pele, então comece por aí – se você tem um hidratante com protetor solar, não vai precisar usar o bloqueador. Aplique-o em todo o rosto e não use pó, a menos que seja imprescindível e somente na zona T. A pele brilhante é mais sensual.

Blush: Bochechas rosadas são muito sensuais; quando ficamos excitados o sangue sobe para as faces. Recrie esse efeito com um blush líquido aplicado diretamente sobre a base. Espalhe um pouco sobre os lóbulos das orelhas e pescoço também, pois essas partes ficam naturalmente mais coloridas quando estamos cheias de desejo.

Brilho labial: Lábios brilhantes são muito sensuais, pois ficam mais destacados e dão a impressão de que se está salivando de excitação. Eles também parecerão mais grossos, o que fará com que os homens tenham fantasias beijando-os e, hum... outras coisas. Não use brilhos claros, a não ser que seus lábios sejam naturalmente rosados – brilhos coloridos dão a eles um aspecto muito sedutor, então escolha um tom vermelho quente.

Sombras, lápis e rímel: Não gaste muito tempo nessa parte, use apenas o suficiente para realçar os olhos e ficar confiante o bastante para encarar outras pessoas em vez de olhar para o chão. Penteie as sobrancelhas com um pente especial (pode ser uma escova de dentes para bebês) para modelá-las e finalize com um pouco de colírio nos olhos – uma maneira de adquirir

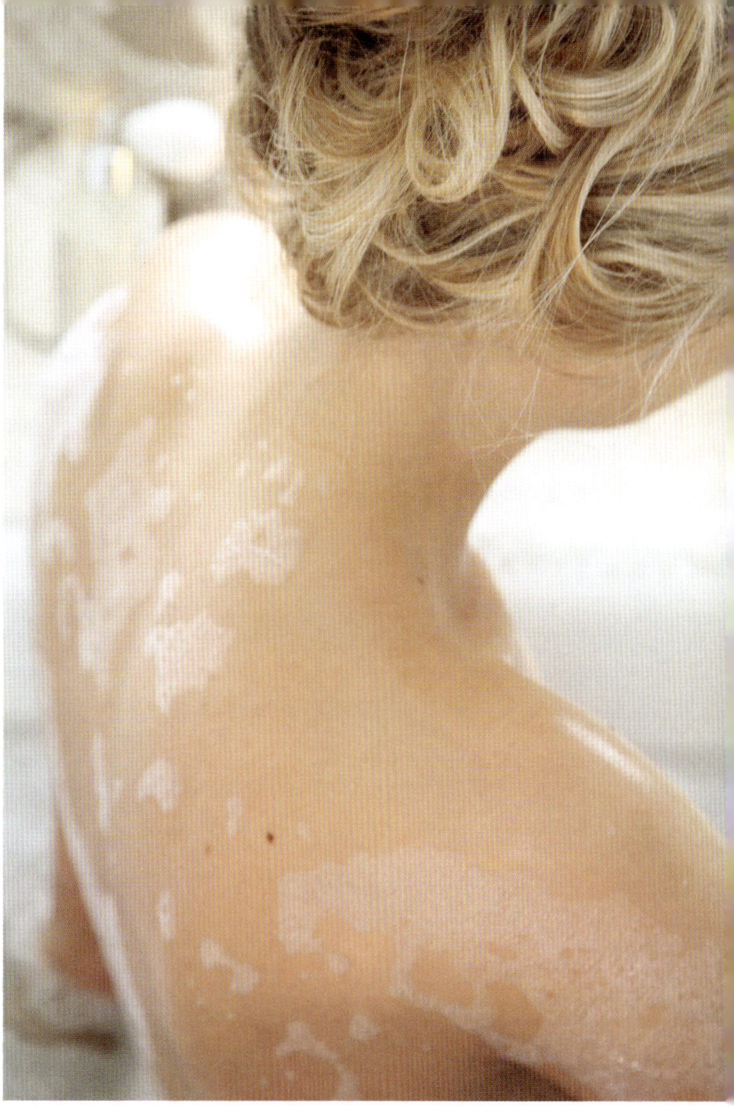

um brilho nos olhos de mulher que acabou de ser devorada de maneira vigorosa. E você está pronta! Não foi tão difícil, não é?

Pele sensual

Os homens adoram sentir a pele macia da mulher. Quando ele toca suas mãos e sente que são ternamente suaves, ele imagina aqueles dedos delicados abrindo suavemente o zíper de sua calça e executando atos obscenos com o "trem de aterrissagem" dele. Portanto, use creme nas mãos todos os dias. Mas – perdoe-me por fazer uma pergunta tão pessoal – as suas nádegas estão macias? Vá em frente, passe as mãos nelas e me responda. A pele de seu bumbum está macia e sedosa ou áspera como se estivesse coberta com casca de abacaxi?

De acordo com Sydney Biddle Barrows, que dirigiu uma bem-sucedida agência para acompanhantes de luxo nos Estados Unidos e escreveu sobre o assunto em seu livro de dicas para sexo, *Secrets of a mayflower madam*, a maioria das mulheres que vive relacionamentos antigos negligencia a pele de suas nádegas. Ela afirma que a maciez dessa parte do corpo é a marca registrada de uma prostituta de luxo, e ela costumava impor um regime severo aos bumbuns de suas garotas, como esfoliação com jato de areia e mergulho no ácido, além de outras técnicas. De qualquer forma, certifique-se de que seu bumbum esteja macio como seda. Use um esfoliante corporal todos os dias ou faça você mesma um, misturando sal grosso com azeite de oliva, esfregando energicamente e depois retirando a mistura no banho.

Bronzeado sensual

Uma cor saudável fará você se sentir imediatamente mais sedutora. Pode também ser a diferença entre apagar ou deixar as luzes acesas durante o sexo. Contudo, ir dormir toda besuntada de autobronzeador esfria qualquer clima sensual; ele se espalha pelos lençóis, e se acidentalmente seu parceiro tocar você durante a noite ele pode acordar parecendo um pônei malhado. Use loção para o corpo com leve poder de autobronzeamento e "pegará uma cor" gradualmente depois de alguns dias. Espalhe-o pelo corpo todo diariamente depois do banho.

Pés sensuais

Se forem bem cuidados, seus pés podem ser uma das partes mais sensuais de seu corpo. Mesmo que seu parceiro não diga: "Deus do céu, você está deixando essas garras crescerem para o Dia das Bruxas?" nem fantasie em chupar seus dedos dos pés, é importante mantê-los bem tratados. Vá a um pedicure e pinte as unhas de um vermelho "me agarre" que possa ser retirado depois. Certifique-se também de mantê-los livres de pelos: um de meus amigos costuma pensar em uma mulher com os dedos dos pés cabeludos para não chegar ao orgasmo muito depressa! Adorável.

Já que seus pés estão mais bonitos, faça uma surpresa para ele. Da próxima vez que vocês se sentarem frente a frente em um jantar, tire os sapatos e use os pés para massagear o pênis dele por cima da calça. Quando ele estiver nu, você pode besuntar a sola dos pés com óleo para a massagem, colocá-los um de cada lado da "masculinidade" dele e acariciar sensualmente para cima e para baixo.

Sinta-se sensual

É claro que nem todo cuidado do mundo com unhas e esfoliação para as nádegas fará você parecer uma mulher realmente sensual se você não está se importando em fazer sexo. O *sex-appeal* vem de dentro – dizem que Marilyn Monroe irradiava sensualidade porque pensava em sexo o tempo todo – imaginava como seria fazer sexo com qualquer homem que encontrava e o via em sua cama. Você faz isso? Seus pensamentos diários normais seguem a linha "imagino como seria tê-lo dentro de mim" ou são mais como "será que eu coloquei comida para o gato?". Se não está interessada em transar, você pode achar que não é tão bom andar pela casa toda arrumada e glamorosa para, mais tarde, na cama, dar apenas seu ombro perfeitamente bronzeado a seu parceiro. Então vamos discutir as razões que existem por trás de uma libido baixa. Isso pode estar afetando você e seu parceiro.

Uso de certos medicamentos

Como estamos no banheiro, vamos começar procurando no armário (o que contém os medicamentos, não aquele dos brinquedinhos) algum que você ou seu parceiro esteja usando que possa interferir na libido. Os que estão listados a seguir são conhecidos por reduzi-la:

- Pílulas anticoncepcionais
- Terapia de reposição hormonal
- Anticonvulsivos (usados para tratamento de epilepsia)
- Antidepressivos

Solução de longo prazo: Se você está tomando qualquer uma das medicações citadas, marque uma consulta com seu médico para discutirem se existem outras opções disponíveis, de preferência um medicamento que não afete o desejo sexual. Já é difícil manter a sexualidade em alta quando o casal vive junto, portanto não há necessidade de remédios para inibi-la ainda mais. Se você está fazendo uso de antidepressivos, pergunte a seu médico se é possível mudar para um medicamento que não afete a libido. De fato, estudos mostraram que algumas substâncias usadas em determinados tratamentos estimulam o desejo sexual.

Estresse

É uma das causas mais comuns do desinteresse sexual, mas, felizmente, está entre as mais fáceis de serem resolvidas. Basicamente, quando nossas mentes estão trabalhando a todo vapor com listas e lembretes do que temos que fazer, é como se a parte do cérebro que fantasia e pensa sobre sexo ficasse desligada. Para o homem, receber uma mensagem de texto ousada no meio do dia de trabalho será uma distração não muito bem-vinda; para você, sexo será mais um item na lista no final do dia.

Solução rápida: A metade menos estressada do casal deve tentar tornar a vida mais fácil para o outro. Isso significa não fazer exigências para ter sexo; pelo contrário, oferecer-se para fazer uma massagem relaxante seria mais adequado, assim como um bom banho quente de espuma. Não se incomode se a massagem ou o banho acabar ajudando-o a adormecer – isso o relaxará, portanto, ele possivelmente estará mais disposto para uma travessura na noite seguinte.

Solução de longo prazo: Se o estresse se estender por mais de seis meses, vocês devem procurar reorganizar a vida para resolver o problema. Uma coisa é estar sob pressão intensa nos períodos em que se está tentando alcançar um objetivo, como mudar de área de trabalho ou se empenhar para obter uma promoção. Mas, se a vida é um estresse contínuo na luta por um "futuro melhor" remoto, você tem mais a perder do que a ganhar. Considere a possibilidade de conversar com seu parceiro para buscar soluções que aliviem o peso ou alterem seu estilo de vida completamente.

Tornar-se pai/mãe

Não só as mães são afetadas com a chegada do bebê – os pais também. A identidade e a autoimagem de ambos muda para sempre e eles podem acabar sentindo que seu tempo juntos está sempre comprometido no jogo do "qual de nós está mais cansado". Também é complicado porque ambos estão sob diferentes tipos de pressão – a mãe tem de se recuperar do parto, adaptar-se ao novo formato do seu corpo (veja em "Estou horrorosa!", a seguir), lidar com a amamentação, e pode até estar sofrendo de depressão pós-parto. O homem que virou pai sente a responsabilidade extra de cuidar de sua família, além de dividir o peso dos cuidados com o bebê, suportar as mudanças de humor muitas vezes confusas de sua parceira até que seus hormônios se estabilizem e acostumar-se a ser a terceira pessoa na família durante algum tempo. Nossa! Não é de admirar que sejam necessários cerca de seis meses para que o casal volte à vida sexual normal.

Solução rápida: Conversem, conversem e conversem. Nada os manterá juntos nesse momento de sua vida a não ser a cumplicidade de poderem se abrir um com o outro sobre seus sentimentos. Admita que além da situação ser exaustiva é também muito nova, confesse o sentimento de incapacidade como mãe e que muitas vezes não tem ideia do que o bebê quer quando chora – tudo bem. É um alívio ouvir sua outra metade dizer que se sente atordoada – por isso, se abram, falem tudo! Elogiem os esforços um do outro, dividam a carga o máximo possível e lamentem juntos a perda de sua liberdade enquanto celebram a nova chegada. Normalmente, conversar é um ato libertador e pode levar ao sexo; se não acontecer, observe que a maioria dos casais reconquista o nível de atividade sexual que tinha antes da gravidez no período de um ano, portanto, seja paciente.

Solução de longo prazo: Um revezamento de pais para cuidar das crianças – organizem um entre amigos que também tenham filhos ou procurem detalhes de alguns casais ou mães que já o façam. Sair de casa como um casal normal ajudará vocês a se verem como seres sexuais novamente, não apenas como mamãe e papai. Igualmente importante é criar uma rotina diária para o bebê assim que possível e, uma vez que vocês recuperem suas noites sem filhos, terão mais tempo para se aninhar no sofá novamente.

Enfermidades

A recuperação de uma doença séria pode ter um efeito devastador na libido do casal – tanto daquele que está em recuperação como do que cuida dele. Algumas drogas afetam o desejo sexual, e adaptar-se ao pós-operatório pode ser um processo difícil.

Solução rápida: Elimine o sexo do cardápio por algum tempo e use a técnica da *Sensate Focus Massage*, para se aproximarem um do outro sem sexo. Esse é um tipo de massagem em que você e seu parceiro trocam carícias sem transar – inicialmente em áreas não sexuais, aumentando gradualmente até chegar ao toque sexual. Vocês não precisam estar nus para fazê-la e muitos casais afirmam que ela é excelente na reconstrução da intimidade no relacionamento sem ter que fazer sexo. A reação mais comum a esse tipo de massagem é desatar a chorar – o que pode dissuadi-los completamente da ideia ou fazer com que vocês queiram ainda mais experimentá-la (veja mais detalhes no "Guia para internet", página 139).

Solução de longo prazo: Muitas universidades, órgãos públicos e privados dispõem de grupos de apoio para pessoas que estejam se recuperando ou passando por algum tipo de enfermidade e para seus cuidadores. Peça mais informações ao grupo local ou procure aconselhamento terapêutico.

Problemas emocionais

Um bom sexo é uma atividade que envolve emoções, então é perfeitamente compreensível que problemas emocionais possam interferir em seu desejo de fazer amor ou no prazer que dele obtém. A recuperação de alguma perda, de um caso de infidelidade ou abuso sexual pode causar ondas de choque na vida sexual do casal, assim como a simples tensão de passar por um momento difícil.

Solução rápida: Os homens que me desculpem, mas a solução novamente é a conversa! A comunicação os ajudará a atravessar e a encontrar soluções para a maioria dos problemas emocionais, e não é preciso necessariamente conversar um com o outro, a não ser, é claro, que isso possa ajudar seu parceiro a saber por que tipo de problemas você está passando. Ampliar o número de pessoas com quem conversa pode ser uma boa maneira de evitar que você se sinta como uma grande e lamuriosa carga para o outro.

Solução de longo prazo: Em um período em que vocês estejam passando por algum tipo de trauma, o aconselhamento terapêutico é a única saída realmente efetiva para resolver problemas emocionais enraizados e pode ser complementado com antidepressivos ou ansiolíticos. Entretanto, saiba que esses tratamentos podem fazer desabar o interesse sexual de ambos, por isso peça a seu médico um dos novos medicamentos que não interferem na função sexual.

Estou horrorosa!

Sentir-se pouco atraente pode esfriar severamente sua libido e tanto mulheres como homens podem ser afetados por essa sensação. A mudança no corpo pelo ganho de peso com o nascimento de um filho ou até uma cirurgia mais séria (veja "Enfermidades", na página anterior) pode afetar a autoestima, mas há pessoas que crescem sentindo que não são atraentes. Tradicionalmente, as mulheres sempre foram atormentadas pelas questões de autoestima no que se refere à aparência, mas os terapeutas têm observado cada vez mais homens sofrendo com o mesmo problema, bem como o aumento dos casos de distúrbios alimentares entre indivíduos do sexo masculino. Sentir que não é bom o suficiente para o parceiro, além de reduzir a libido, pode destruir o relacionamento, causando crises de ciúmes, paranoia e comportamento servil. A boa notícia é que isso diminuirá o desejo sexual do parceiro também – pelo menos nisso vocês estarão sincronizados... A má notícia é que também arruinará qualquer chance de um futuro saudável juntos.

Solução rápida: Odeio ter que ser cruel, mas você já pensou que talvez sua aparência não esteja em sua melhor fase? Se você ganhou peso e parou de se exercitar, não deve estar no auge de sua forma física e sua insegurança é perfeitamente justificável. Não, seu parceiro não a deixará se você ganhar alguns quilos ou se frequenta a academia apenas para almoçar, mas certamente perceberá como você está sempre se "colocando para baixo". É exaustivo tentar estimular alguém que é infeliz por alguma razão, portanto, pare de querer que seu parceiro lhe dê segurança e comece a se mexer! Ao contrário, se sua aparência não mudou, e sim sua percepção dela, comece a observar seu relacionamento. Seu parceiro a critica e deixa de elogiá-la como uma maneira de mantê-la insegura? Você se sente controlada por ele, é ele quem escolhe o que você vai comer quando vão a restaurantes ("Traga uma salada sem molho para ela") e ele fez com que você parasse de encontrar seus amigos? Se sua resposta é sim, fuja! Abandone esse relacionamento antes que sua autoconfiança fique destruída para sempre. Se essa insegurança é resultado da forma como você está vendo seu corpo – talvez depois de ter tido um bebê –, experimente o exercício "Ame seu corpo" da página 69.

Solução de longo prazo: Uma vez que já tenha cuidado de todos os assuntos relacionados à sua forma física, atingido o peso ideal e perdido aqueles 81 kg de feiura (seu ex) que a estavam colocando para baixo, tudo o que restar de insegurança em você deve-se a questões emocionais. A terapia é uma ferramenta muito eficaz nesse caso – procure informações com algum bom terapeuta cognitivo-comportamental, que lhe ensinará como evitar qualquer modelo de pensamento negativo que você tenha assimilado. E comece a buscar outros interesses: o trabalho voluntário é muito útil para a comunidade e ainda a ajudará a recuperar sua autoconfiança. Voluntários normalmente têm menos problemas relacionados a depressão e ansiedade do que o restante da população.

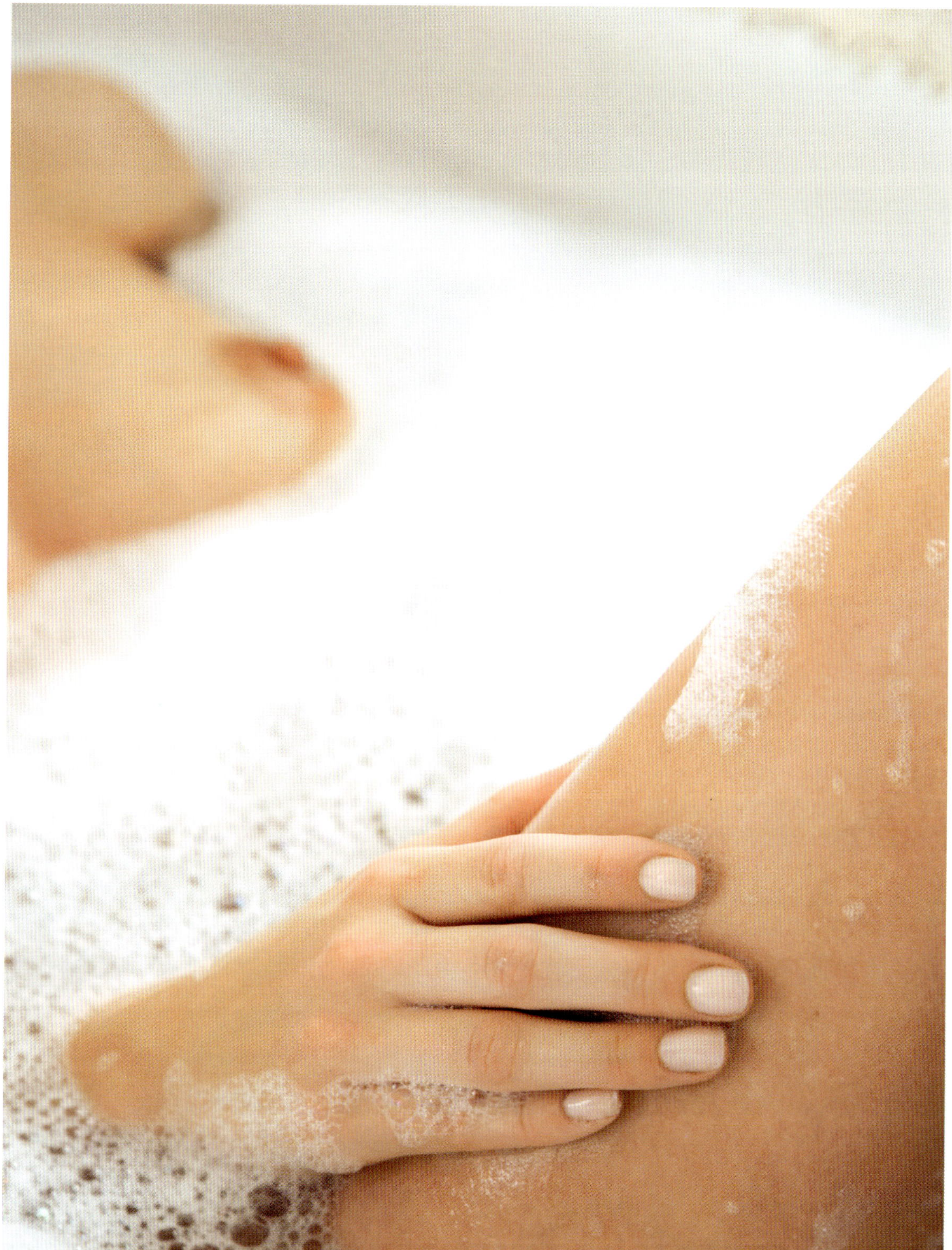

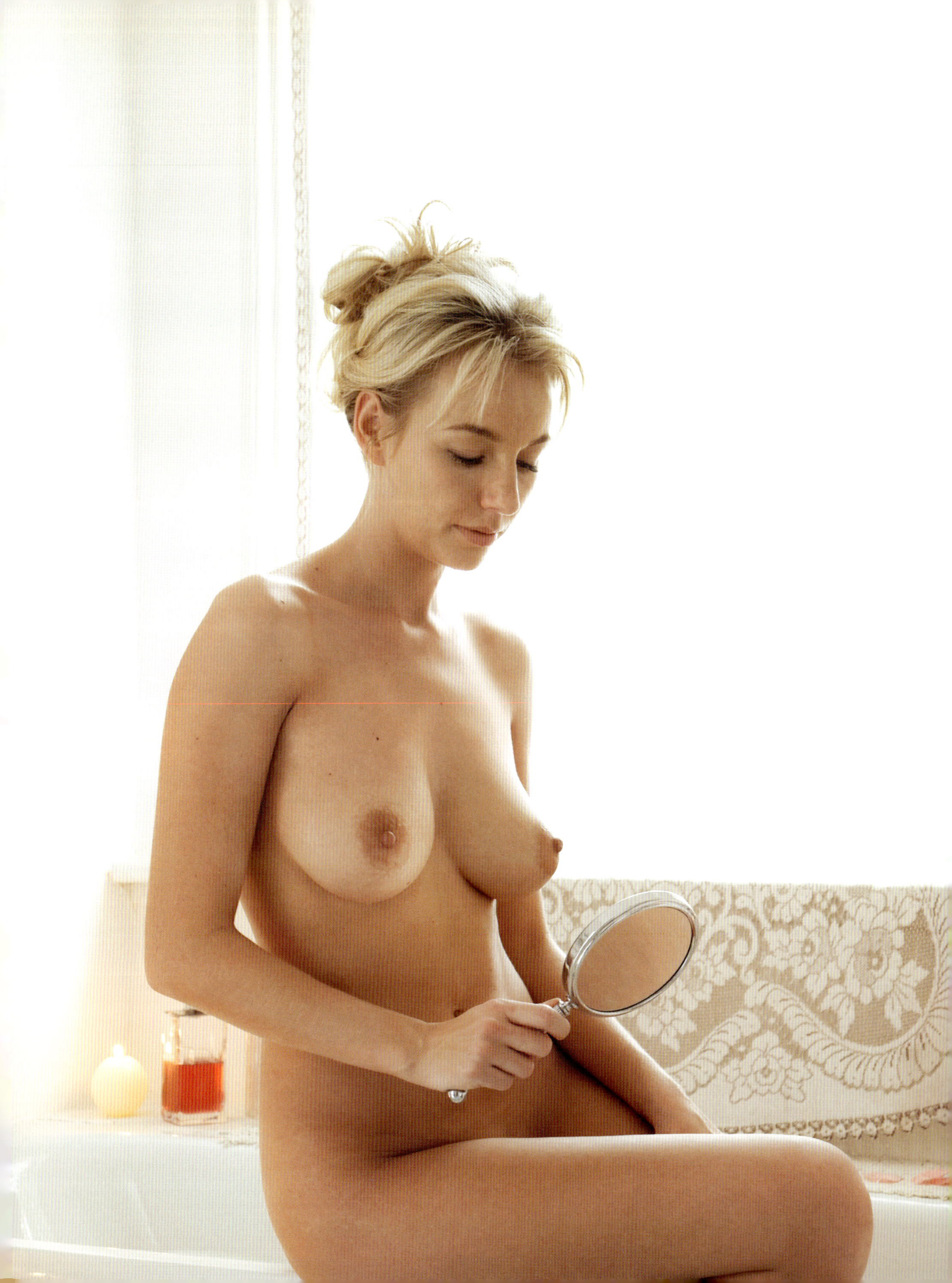

Ame seu corpo

Você acha que tem um corpo *sexy*? Gosta de mantê-lo bonito e bem cuidado, cobrindo-o com cremes e loções que despertam a sensualidade sempre que possível? Ou você prefere não pensar nele? Este é um exercício para fazer agora – assim que possa dispor de 10 minutos de completa privacidade – que a ajudará a ver seu corpo o mais desejável e bonito possível.

Exercício para amar seu corpo

Reserve 10 minutos do seu dia em que possa ficar completamente sozinha em seu quarto, pegue um espelho, tire toda a roupa e deite-se na cama. Relaxe. Agora, segurando o espelho, use-o para observar certas partes de seu corpo. Não comece por pontos assustadores para você (zonas perigosas para as quais você não gosta de olhar), mas com partes neutras, como o rosto, pescoço, ombros e braços. Quando se deitar, observe como o pescoço se une ao seu colo – olhe para as depressões. Se você fosse um homem não gostaria de beijar essa pele e passar a língua por esse pescoço? Olhe seus braços e a pele macia de suas mãos – como deve ser delicioso para ele quando você as desliza sobre o corpo dele e o envolve com seus braços!

Olhe suas pernas. A pele macia e como ela fica ainda mais macia entre suas coxas. Pense em como é correr as mãos por essas pernas – elas devem ser muito lisas e sedosas em comparação com as pernas dele. Imagine como ele deve se sentir quando você o envolve com as pernas durante o sexo.

Agora observe seus seios. Não pense no tamanho ou formato – olhe apenas os mamilos. Passe a mão sobre eles e sinta como respondem instantaneamente. Fantasie que seu parceiro está chupando gentilmente os mamilos, sentindo que endurecem em sua boca. Excitante! Deslize sua mão sobre as curvas suaves de seus seios. Imagine que a boca dele está tocando cada pedaço deles.

Olhe sua barriga. Sinta como ela é macia. Talvez você esteja se sentido diferente a respeito dela depois da gravidez, especialmente se fez uma cesariana, mas, mesmo que ela ainda não esteja tão enxuta como você gostaria, continua suave e feminina. Olhe para baixo e veja como a pele se modifica quando se aproxima da região do osso pubiano – veja como os pelos começam a aparecer ali. Observe a maneira como suas pernas se abrem e como os lábios de sua vagina são expostos. Deslize um dedo para dentro dela e sinta seu próprio calor. Coloque-se no lugar de seu amante – quanto você deve ser quente e receptiva quando ele corre a mão sobre a sua vagina e sente que ela é profunda e lisa. Imagine o pênis rígido dele e como ele se sente quando entra em você...

Olhe todas as partes de seu corpo. De sua boca doce e úmida até as curvas dos arcos de seus pés. Você leva tudo isso para a cama quando faz sexo com ele. Você é macia e quente, lisa e tentadora, molhada e cheirosa. Ele tem muita sorte de ter você. É assim que ele se sente quando se aproxima de você na cama ao lado dele. Ele não está pensando: "Ela tem celulite no bumbum e acho que vi varizes também!". Na verdade, o que ele pensa é: "Humm... curvas, humm... certas partes ficam durinhas quando passo a língua, hum... tão macia". Você é bem diferente dele e é por isso que os homens têm fixação por fazer sexo conosco. Quando estiver andando por aí, nos seus afazeres diários, expulse os pensamentos negativos sobre você e seu corpo. Lembre-se de como enxerga sua aparência agora. É assim que deve pensar nela todos os dias: aquele corpo quente e macio com muitos mistérios e tentações. Se conseguir manter esses pensamentos, você esbanjará *sex-appeal*, pois seus movimentos serão mais lentos e flexíveis. Você não caminhará de forma estúpida e encurvada, com a cabeça baixa, como uma mulher que se sente sem atrativos – você passeará um pouco mais, balançará os quadris e levantará naturalmente os ombros para mostrar seus seios.

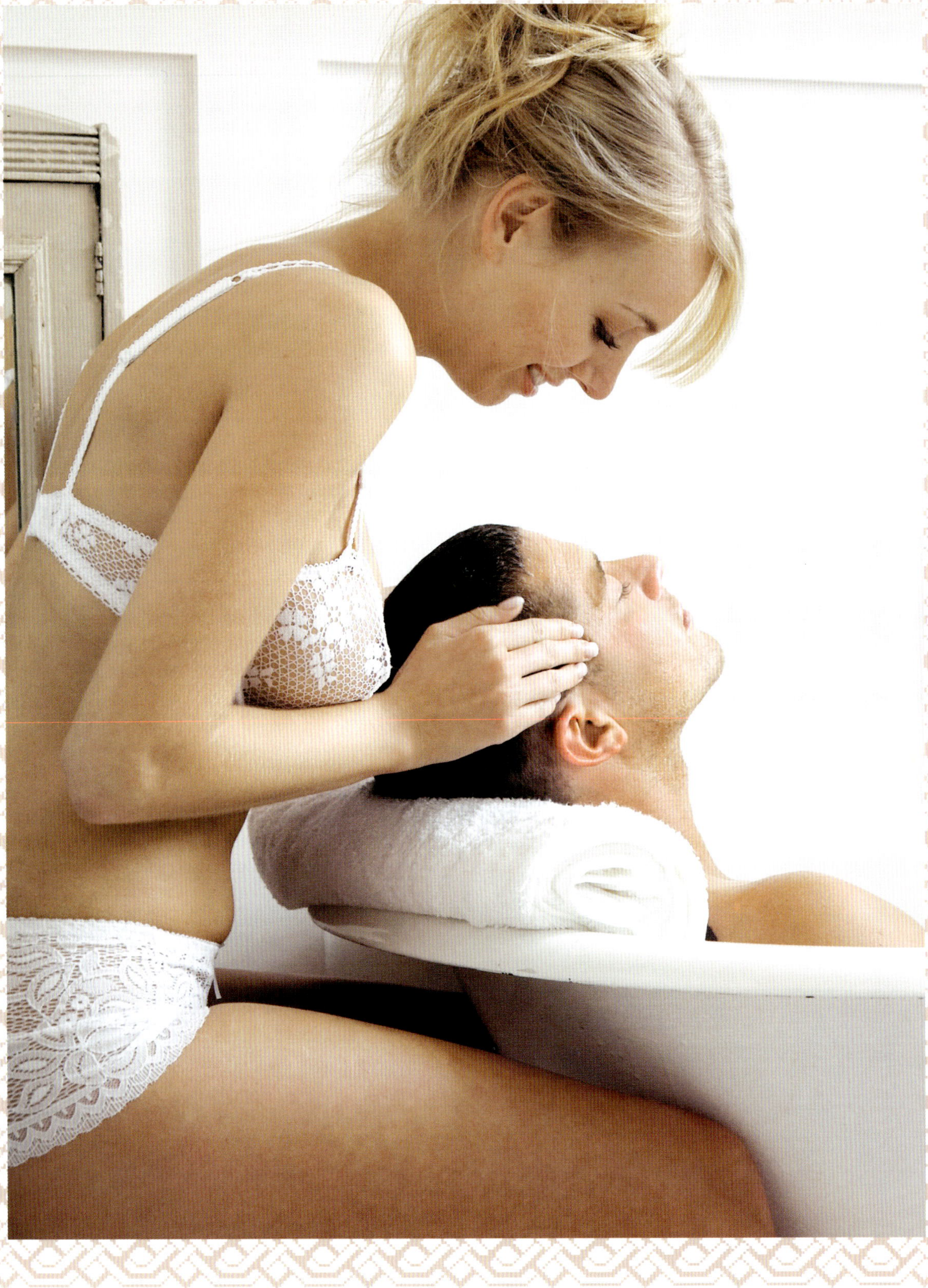

Desejo corrente, quente e frio

Quando seu parceiro estiver no chuveiro ou na banheira – seja esse um evento diário, seja anual –, existem diversas formas sensuais e ardentes de surpreendê-lo. Aqui estão algumas de minhas favoritas. Nota: se vocês têm crianças, comecem a ver o banheiro como um local para sexo, tirando o máximo proveito da porta que pode ser trancada e das discretas janelas com vidros foscos. Para torná-lo um cantinho sensual, pinte-o de uma cor tranquilizante – rosa e azul-claro são ideais para aumentar a libido – e acrescente alguns quadros de mulheres no banho. Você também pode adquirir um armário com tranca e enchê-lo de acessórios, como brinquedos sexuais à prova d'água, camisinhas com sabor e óleos para massagem, para manter viva a paixão e deixar tudo passar despercebido, mesmo para o olhar atento de um adolescente.

Molhada e selvagem

Quando seu parceiro for para o banho, siga-o até o banheiro e tire as roupas dele. A maioria dos homens fantasia receber prazer de uma mulher que fique em silêncio, portanto, não diga nada, apenas vá tirando peça por peça. Deslize suas mãos sensualmente sobre ele enquanto as roupas vão caindo no chão. Certifique-se de lavar cada pedacinho do corpo e do cabelo dele com xampu. Faça-lhe uma massagem na cabeça usando os polegares para pressionar a nuca e aperte os lóbulos das orelhas suavemente com os dedos, pois eles possuem pontos de acupuntura e são muito sensíveis. Depois, tire-o da ducha e seque-o, lambendo toda a água. Faça com que ele se deite no chão sobre várias toalhas e sente-se sobre ele com as pernas abertas ou enrole-o em uma toalha quente e leve-o para o quarto.

Imersão em água morna

Quando os testículos dele estão mergulhados em água morna, o homem sente a ejaculação com muita intensidade, por isso a banheira é um bom lugar para masturbá-lo. Comece deslizando as mãos pelo abdômen dele, deixando que elas desçam até envolver seu pênis. Use uma das mãos para massagear a base do pênis de forma que o prepúcio (se ele tiver) fique puxado para trás. Mantenha a mão ali durante todo o tempo e use a outra para subir e descer. Quanto a pressão que deve ser feita, a melhor descrição que já ouvi foi: "Com a mesma força que usaria para segurar uma lata de refrigerante". Acaricie para cima e para baixo e, ocasionalmente, gire sua mão em torno dele mais apressadamente. Mantenha a pressão constante e vá aumentando a velocidade aos poucos. Quando ele parecer estar próximo do orgasmo, não diminua ou pare, mas também não movimente com mais rapidez e fúria – senão logo estará com o braço muito cansado e se pegará murmurando: "Pelo amor de Deus, quando é que eu vou poder mudar de posição?", além de ser doloroso para ele. Quando começar o orgasmo, continue a masturbação bem calmamente com uma mão e use as pontas dos dedos da outra para apertar o períneo (área entre os testículos e as nádegas). Isso dará a impressão de que você está extraindo até a última gota dele, e os homens adoram isso. Pare de tocá-lo assim que ele terminar, pois cada toque depois do orgasmo pode ser desagradável para ele. Beije-o sensualmente e não mencione o fato de que é a vez dele limpar o banheiro.

Brincando no banho

Aumente a temperatura do sexo entre vocês de morna para escaldante usando acessórios sexuais no banheiro. É possível adquirir vários tipos à prova d'água para alegrar a hora do banho (veja na página 60) ou você pode adaptar um que vocês já tenham, envolvendo-o com uma camisinha e amarrando-a com um nó apertado. Se quiser comprar um brinquedinho específico, sugiro os patinhos de borracha travessos. Eles se parecem com os inocentes patinhos para banho comuns, por isso você pode até deixá-los à vista de todos sem provocar um ataque cardíaco nas visitas.

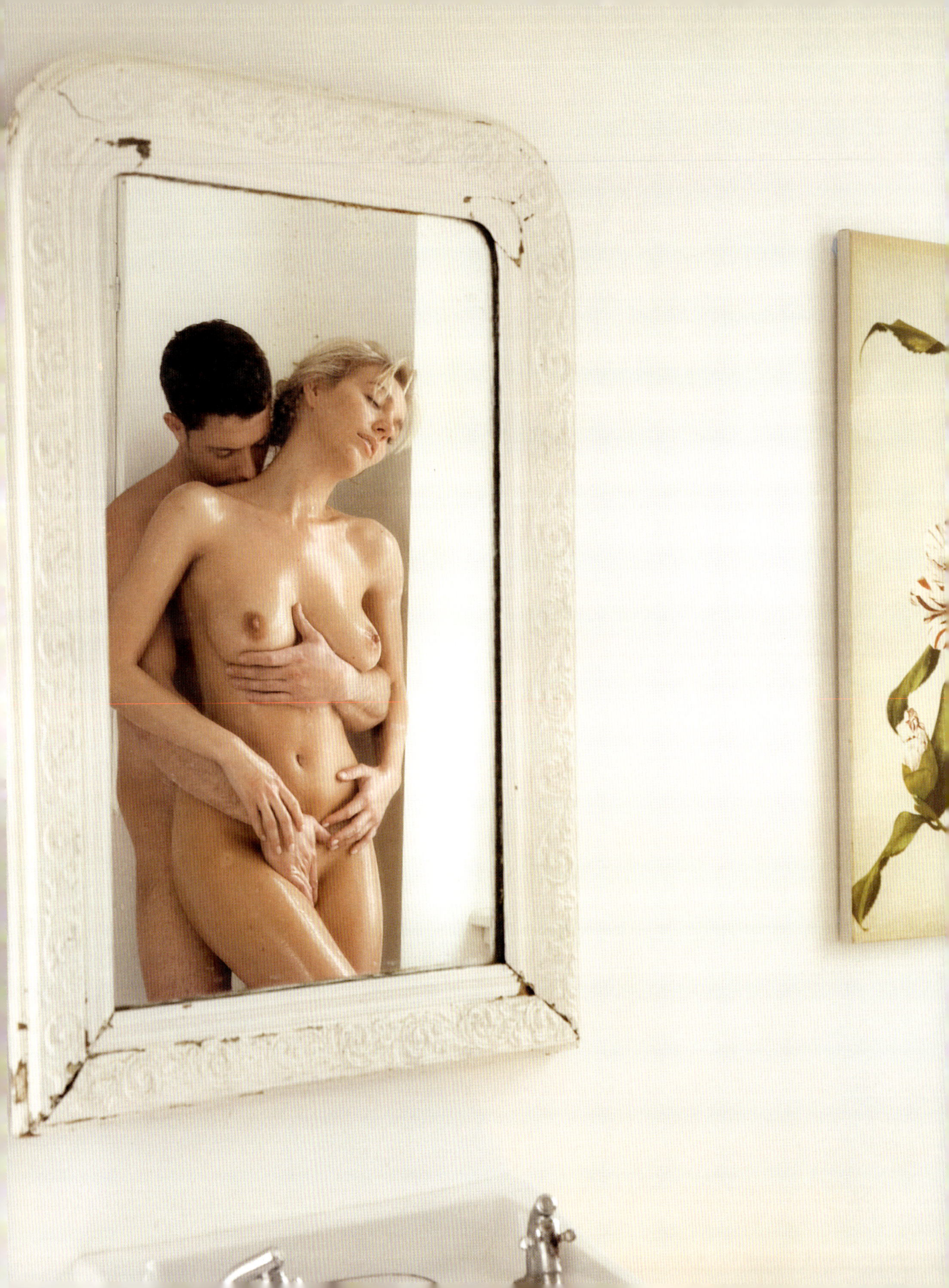

O poder da ducha

Para travessuras rápidas e vigorosas, vocês podem usar o chuveiro. A excitante combinação da água correndo, vapor e a posição ereta transforma o local em um ambiente perfeito para o sexo delirante. Por isso, da próxima vez que estiver se sentindo "sujinha", agarre seu parceiro, arraste-o para lá e execute uma das deliciosas dicas a seguir.

- Enquanto ele estiver tomando uma chuveirada, escreva uma mensagem no espelho embaçado pelo vapor descrevendo exatamente tudo o que quer que ele faça com você à noite. Seja bem explícita.
- Pressione seus seios contra o boxe de vidro enquanto você está no banho para que seu parceiro possa vê-los do outro lado. Os homens adoram a visão dos seios comprimidos contra o vidro e ele certamente entrará para ajudá-la a se lavar.
- Ligue a ducha manual e direcione-a para o seu clitóris quando a água estiver saindo na força máxima. Muitas mulheres atingem o orgasmo dessa maneira. Se seu parceiro estiver por perto, peça a ele que massageie seus seios enquanto você dá prazer a si mesma. Depois, devolva o favor e deixe-o segurar o chuveirinho contra seus testículos e seu períneo enquanto você o massageia com a mão.
- Entre no chuveiro com seu parceiro e lave o cabelo dele embaixo d'água, então dê lambidas e acaricie a parte de trás de seu pescoço. Esse é um ponto muito excitante para os homens – tudo o que você fizer nessa região ele sentirá no pênis!
- Quando estiverem os dois sozinhos em casa, entre no chuveiro e comece a se masturbar fazendo bastante barulho. Gema de prazer e deixe que ele vá investigar e "descobrir" o que você está fazendo.
- Se você está descontente com seu corpo, entre no chuveiro com seu parceiro vestindo uma camiseta ou blusa qualquer – a água fará com que ela fique transparente e sedutora, mas esconderá as partes do seu corpo que você não gosta.
- Apague as luzes do banheiro e espalhe pequenas velas por todo o ambiente – ou compre luzes para banheira, sobre as quais já falei anteriormente. Ligue o chuveiro para deixar o ambiente cheio de vapor e, se possível, perfume o ar com essência de eucalipto. Isso dará a sensação de que vocês estão em uma floresta no meio de uma tempestade tropical. Conduza seu parceiro até lá e façam sexo no chuveiro ou de pé, encostados na porta.
- Entrem no chuveiro juntos e passem um gel para banho com perfume de frutas um no outro. Depois se lavem – mas obedecendo a uma regra: não podem usar as mãos. Vejam quanto ficam limpos (ou sujos) apenas deslizando e escorregando um corpo no outro.
- Fixe um espelho em uma das paredes do boxe ou troque o revestimento normal por um do tipo espelhado. Desse modo você transformará todas as suas posições, pois ainda poderão ter contato visual durante o sexo, mesmo se estiverem na posição cachorrinho. Se isso parecer ousado demais, abra a porta do armário para que possam se ver no espelho dela.

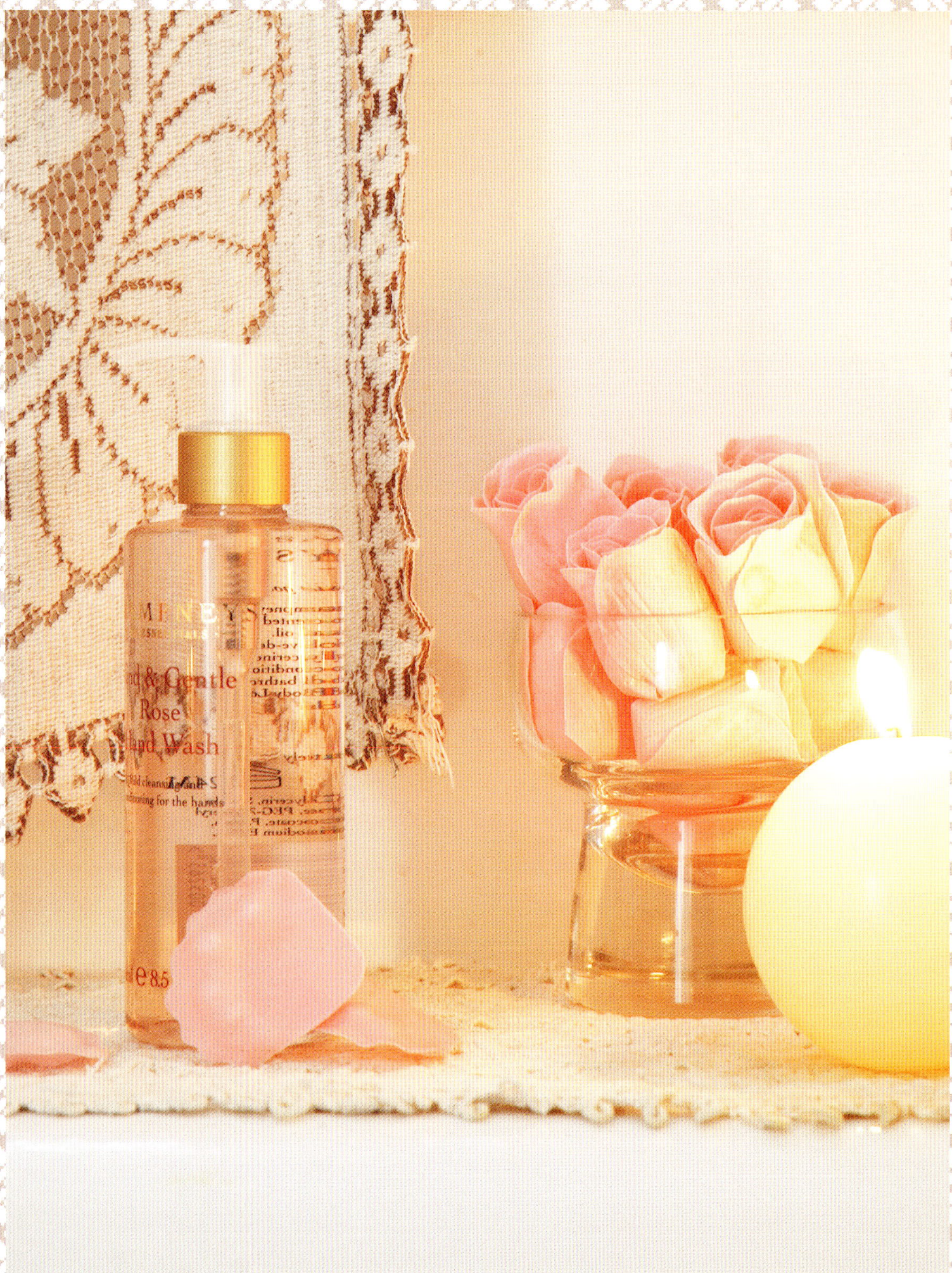
Rose

A feliz hora do banho

Não use o banheiro apenas como área de isolamento privativa. Enquanto você está ali, trancada, se deliciando de molho na banheira, ou se masturbando loucamente com um patinho que vibra, não é muito divertido para ele ficar fora dessa festinha. Homens adoram ser mimados, então, da próxima vez que quiser agradá-lo, transforme o banheiro em um *spa* particular, só para ele.

Vista um modelo longo e esvoaçante, amarre o cabelo para trás com uma echarpe comprida e comece a representar o papel de criada recatada e servil. Se for preciso ir até o jardim e soltar uma torrente de desaforos bem ao estilo síndrome de Tourette antes de entrar totalmente na personagem vá em frente.

O próximo passo é preparar o banheiro: ilumine-o com velas e certifique-se de que esteja quentinho e aconchegante; use um aromatizador com perfume de lavanda ou ylang ylang. Separe uma pilha de toalhas felpudas e coloque um vaso de flores – prefira as mais sensuais como o antúrio ou uma sedutora orquídea.

Vá procurar seu parceiro, faça uma reverência quando o encontrar e diga-lhe que é hora do "Ritual da Água". Então, respeitosamente, siga-o até o banheiro e prepare qualquer uma das sugestões a seguir:

Tratamento de beleza especial

Tire as roupas dele e coloque uma toalha aquecida ao redor dos seus quadris. Deixe que ele se ajoelhe em frente à banheira, faça-o inclinar a cabeça para a frente e lave seus cabelos com o máximo de reverência possível. Pressione seus seios "acidentalmente" contra as costas dele quando se inclinar para pegar o condicionador, massageie sua cabeça enquanto ele afunda e depois enxágue.

Envolva a cabeça dele com uma toalha e use a língua para enxugar qualquer gota d'água que escorrer pelo pescoço ou pelas orelhas – partes bastante sensíveis para ele. Guie-o para o quarto, onde ele encontrará uma taça de vinho, ou de sua bebida favorita, e um livro erótico sobre o travesseiro. Diga-lhe que ele pode chamar se precisar de mais alguma coisa, saia de forma submissa e espere por mais ordens...

Aromaterapia

Encha a banheira com água bem quente e espalhe algumas pétalas de rosa ou ervas; tire as roupas de seu parceiro e certifique-se de que ele está aquecido; espalhe azeite de oliva generosamente por todo o corpo dele – concentre-se nas nádegas, massageando-as e batendo nelas com tapinhas firmes e sedutores –, depois esfolie suas coxas e nádegas com grandes punhados de sal grosso (ou açúcar cristal). Faça carícias demoradas e firmes.

Depois, faça com que ele fique em pé na banheira enquanto você o ensaboa gentilmente (faça o que tiver vontade, mas não deixe o sabão entrar no pênis – é muito doloroso).

Deixe-o relaxar na água, deitado com a cabeça apoiada em uma toalha dobrada e ofereça-lhe uma bebida. Banhe-o lentamente, despejando água sobre seu peito e pescoço. Pergunte se ele se sente limpo ou se precisa ser esfregado mais um pouco – posso apostar que ele dirá que sente que suas partes íntimas ainda estão sujas –, então, enquanto as estiver lavando, deslize sua mão para cima e para baixo até que ele tenha uma ereção (se é que ele já não está nesse estado).

Por último, ajude-o a sair da banheira, vista-o com um roupão aquecido e leve-o para o quarto: faça sexo oral nele até que ele atinja o orgasmo. Coloque-o na cama e beije sua testa.

Posições para o banheiro

Molhados e fogosos! Você e seu parceiro escorregando e deslizando rumo ao orgasmo dentro da banheira. Uma vez que vocês experimentem fazer amor debaixo d'água, nunca mais irão querer regressar à terra firme. Portanto, pegue um lubrificante à base de óleo, um tapete antiderrapante para banheira, seu fiel marujo e zarpem para praias inexploradas...

Submarino

A posição mais fácil para a transa na hora do banho é a investida por trás, mas existem muitas variações. Você pode se inclinar quando estiver no chuveiro, se debruçar sobre a banheira ou experimentar uma posição sentada. Com seu parceiro deitado na banheira, abaixe-se sobre ele, de costas. Suas pernas devem ficar entre as dele – é mais apertado, mas fará você ficar mais "justinha". Agache sobre o "periscópio" dele, e, mesmo que você só consiga se mover para cima e para baixo, ele pode segurar seus quadris e movimentar-se entrando e saindo de você.

Ideal porque: Proporciona a ele uma visão deliciosa de suas nádegas subindo e descendo entre as bolhas de sabão.

Ruim porque: Dificulta os movimentos; se você quiser mudar de posição, terá que ficar em pé antes de fazê-lo.

Variações: Você pode manter as costas retas para que ele agarre seus seios ou massageie a base do pênis durante a penetração.

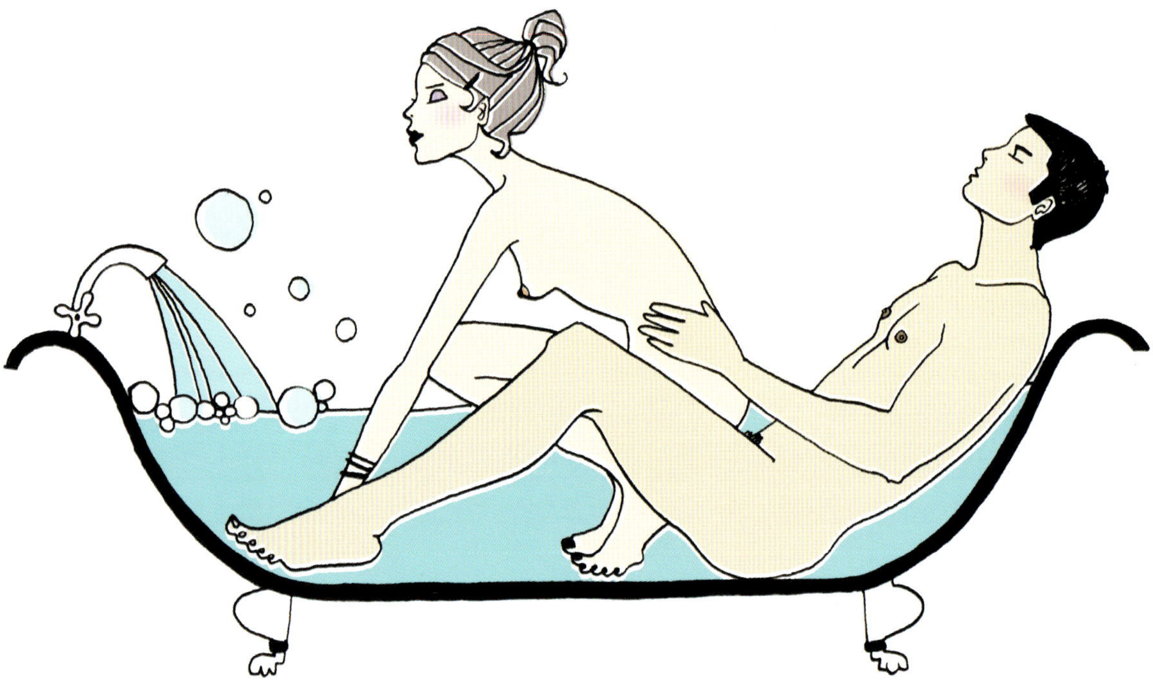

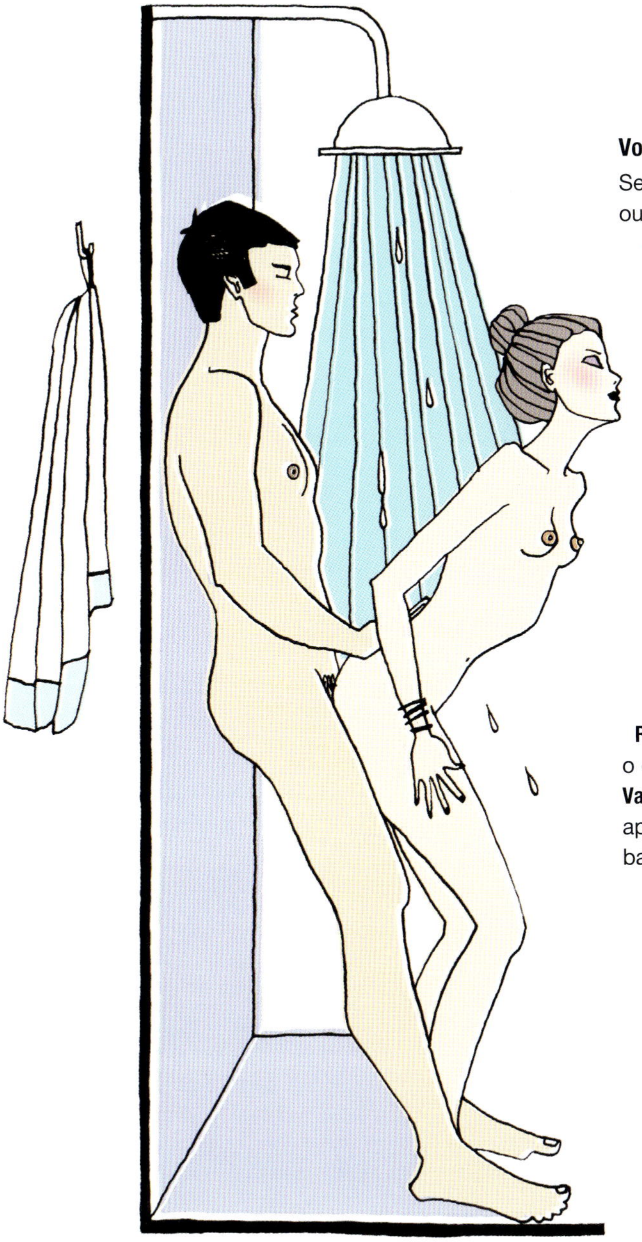

Você pode pegar a esponja?

Sexo no banheiro para os ligeiramente preguiçosos ou cansados. Essa é uma excelente posição para encerrar um dia árduo de trabalho. Primeiro, abra o chuveiro e espere até que a água esteja quente, chame seu parceiro (ou conduza-o para a banheira, caso o chuveiro fique sobre ela) e encoste-o contra a parede. Então, vire-se de costas e incline-se à sua frente, você decide quanto vai se abaixar – se conseguir até que suas mãos toquem o chão, terá o máximo de profundidade na penetração, mas será uma transa curta (já que ele obterá bastante prazer rapidamente); se você se inclinar pouco, a penetração será mais rasa, mas forçará menos os músculos de suas coxas. Deixe que ele entre em você, enquanto jatos de água quente caem sobre seus corpos.

Ideal porque: Vocês ficarão realmente limpos.

Ruim porque: Impossibilita os carinhos mais afetuosos, o contato visual e maior intimidade.

Variações: Você pode virar-se de frente para ele, apoiando um pé na porta do boxe ou na beira da banheira.

Escorregadia quando molhada

Se seu parceiro é magro ou vocês têm uma daquelas banheiras enormes e imponentes, essa é a posição ideal para vocês. Ela proporciona uma sensação de ausência de peso, permitindo que você deslize, se aproxime ou se afaste dele enquanto ele se agarra a seus quadris (essa também é uma ótima "manobra" para experimentar na piscina, de preferência uma que tenha salva-vidas distraídos). Enquanto ele fica ajoelhado na banheira, vire de costas para ele, encaixando as pernas uma de cada lado dos quadris dele. Então, apoie as mãos no fundo da banheira e flutue para perto dele.

Ideal porque: Dá a sensação de ausência de peso – muito sensual.

Ruim porque: Sem estimulação do clitóris, pois ambos estarão com as mãos ocupadas.

Variações: Curve-se para a frente, apoiando-se nos antebraços e levante as pernas para colocá-las sobre os ombros dele.

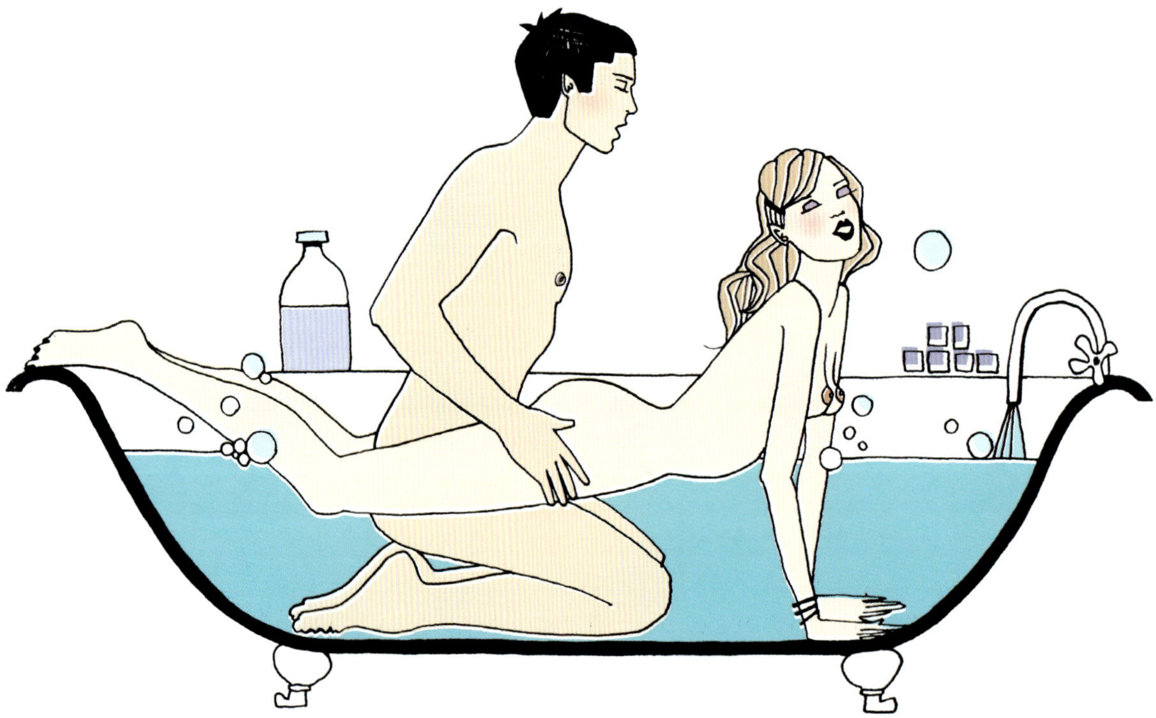

Enquanto a banheira enche...

A maioria das banheiras tem uma excelente profundidade para transas quentes. Apoie os pés nas bordas e você estará bem aberta para a língua e os dedos dele, um de seus brinquedinhos ou seu membro latejante. Funciona da mesma maneira para ele, exceto que você pode lamber e chupar seu pênis enquanto ele se mantém orgulhosamente em pé. E, é claro, vocês podem fazer amor nessa posição. Apoiando um pé na banheira, frente a frente, levante uma das pernas e envolva os quadris dele. Você poderá ficar na ponta do pé se ele for mais alto ou dobrar sua perna se ele for mais baixo.

Ideal porque: Deixa suas mãos livres para perambular por todo o corpo (o seu ou o dele).
Ruim porque: Não há penetração profunda sem certo esforço.
Variações: Você pode baixar a perna e descansá-la na borda da banheira (assim como ele), para ter mais equilíbrio.

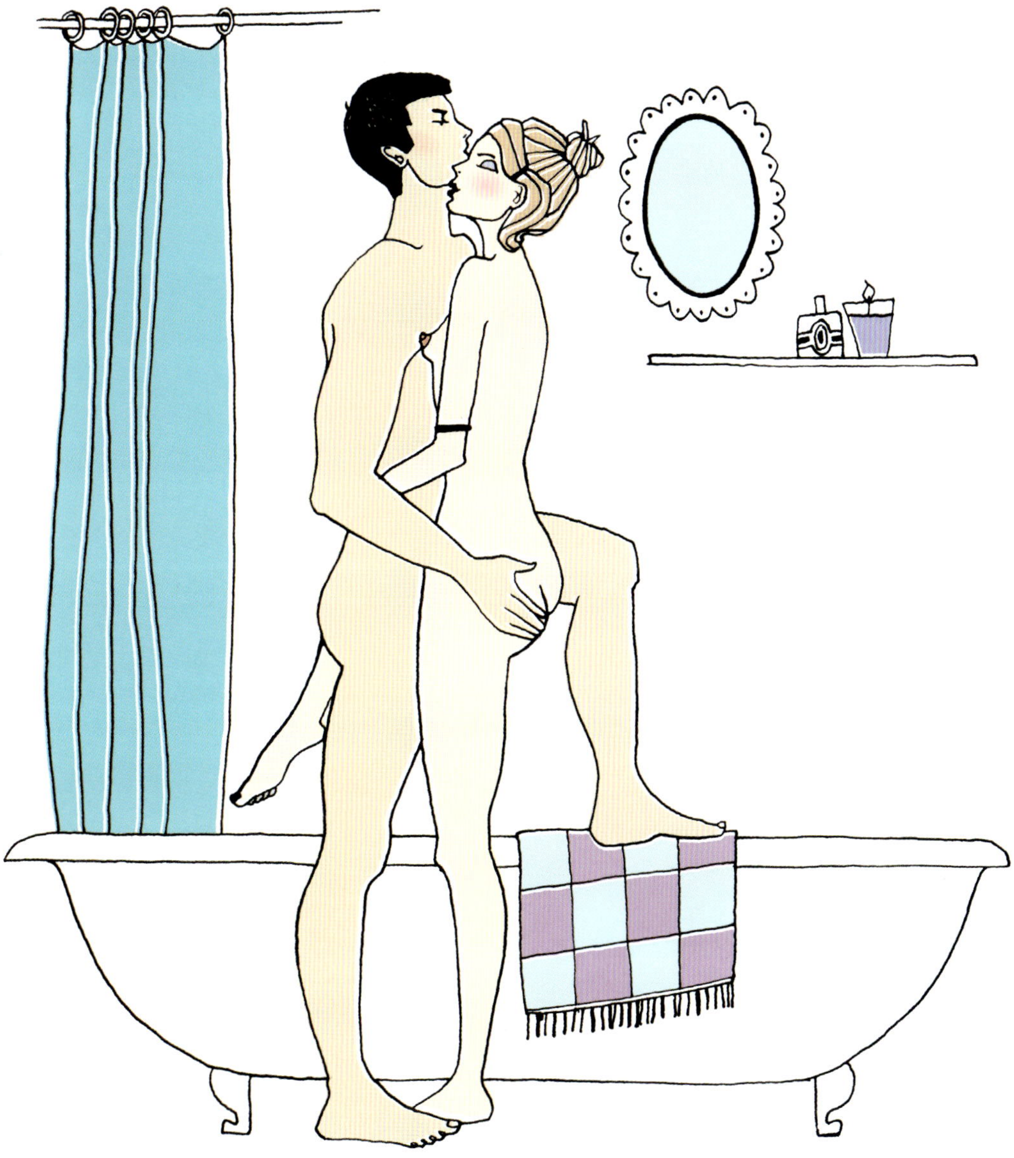

Erga-me

É uma posição que não permite sexo total (a não ser que a "mangueira" de seu parceiro tenha alguns quilômetros), mas proporciona bastante intimidade. Depois do sexo, relaxem juntos na banheira. Sente-se na frente dele. Deixe que as mãos dele deslizem por todo o seu corpo, concentrando-se nas zonas de maior excitação, como seios, clitóris e nádegas. Deixe-o ensaboá-la lentamente enquanto você se inclina para a frente e faz com que o pênis dele se aninhe entre suas nádegas. Ele pode beijar a parte de trás de seu pescoço e lamber toda a extensão de seus ombros.

Ideal porque: Prepara vocês para uma outra sessão de forma suave. Você também pode contrair firmemente as nádegas envolvendo o pênis dele, para masturbá-lo lentamente.

Ruim porque: Não permite a penetração, a não ser que ele seja uma anomalia da natureza.

Variação: Quando ambos estiverem excitados novamente, você só precisa se erguer e sentar sobre o pênis dele. O que vem a seguir, você já sabe.

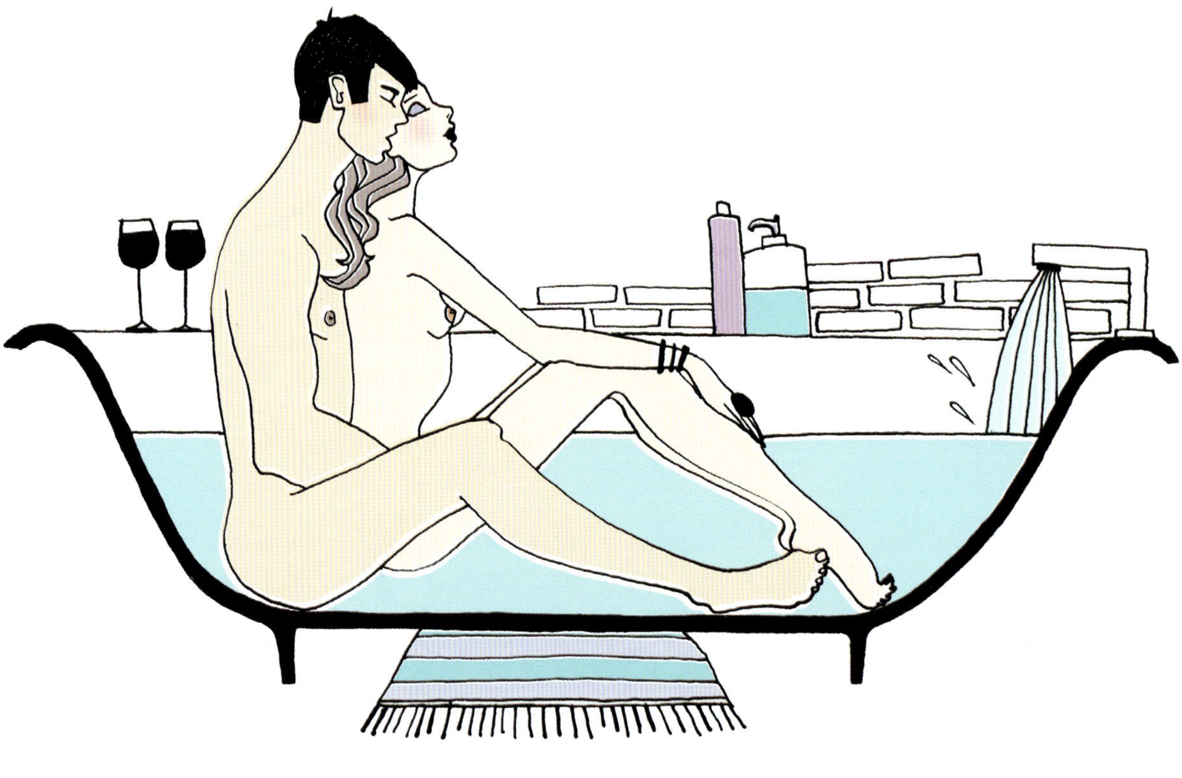

O melhor da festa

Nenhuma noitada fora de casa vai valer a pena se vocês não puderem se afastar do grupo de amigos e transar em algum lugar privado. O banheiro é o mais óbvio, então saia discretamente com seu gato e experimente uma "rapidinha" em pé. Procure algo em que possa apoiar um dos pés – banquinho, banheira, bidê ou um convidado desmaiado – e agarrem-se enquanto desfrutam de uma travessura na vertical. Façam com que seja quente, envolvente e rápida. Deixe que ele agarre suas nádegas com as duas mãos para aumentar a intensidade das sensações e ajudá-la a acompanhar seus movimentos. Depois, voltem à festa como se nada tivesse acontecido. Se os outros convidados desconfiarem do que vocês andaram fazendo, o máximo que pode acontecer é ficarem morrendo de inveja.

Ideal porque: Vocês se sentirão como dois adolescentes.

Ruim porque: Por tudo, mas vale arriscar.

Variações: Pendure-se nos quadris dele e mexa-se desvairadamente, esfregando o clitóris nele enquanto ele a penetra. Pegue uma escova para banheiro e bata nele loucamente... (Brincadeirinha!)

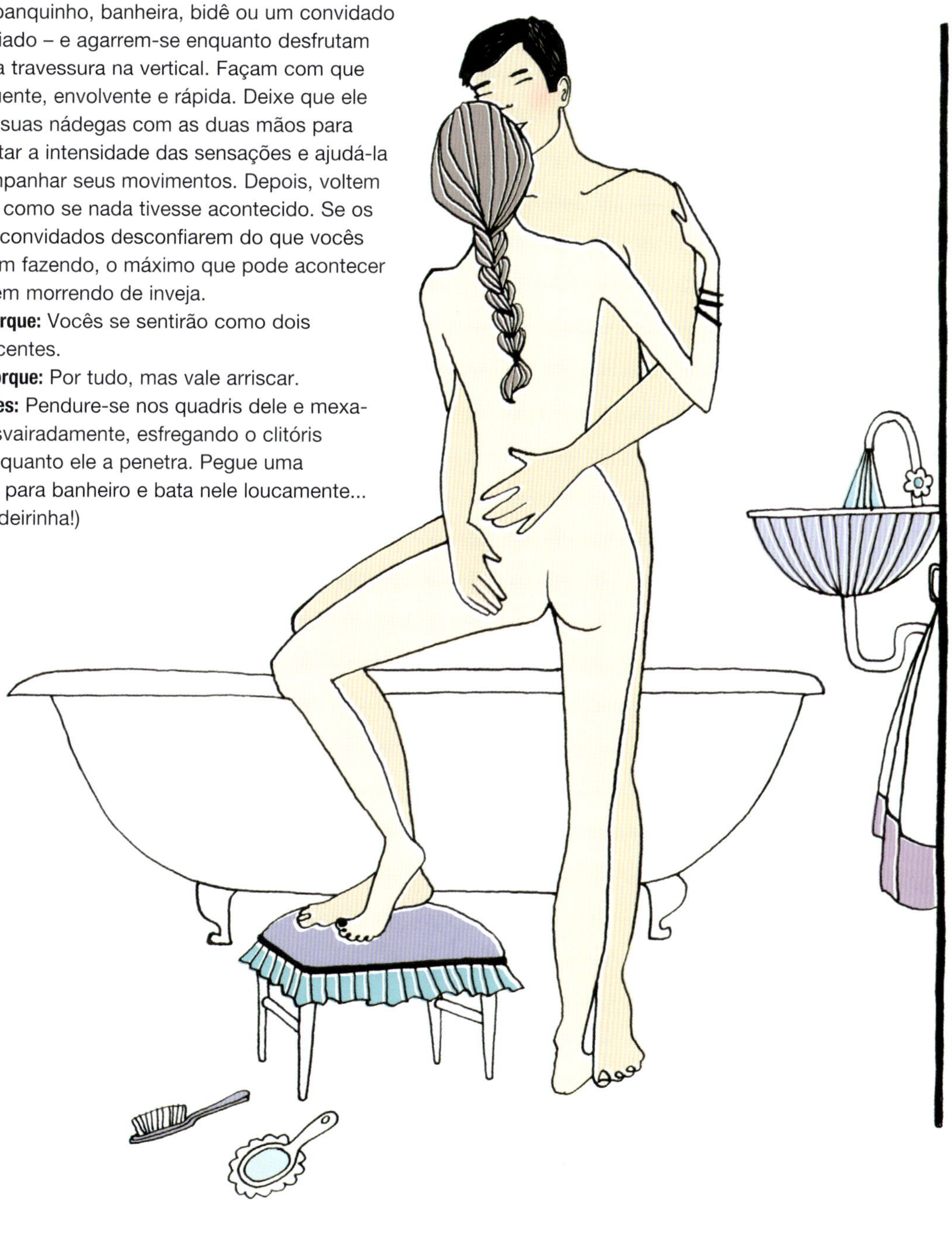

Quarto

Então aqui estamos, no espaço da casa que é sinônimo de sexo. Neste capítulo, exploraremos as relações sexuais – como apimentá-las, esfriá-las um pouco, realizar as fantasias secretas do parceiro e fazer tudo tão perfeitamente que você receberá nota máxima, tanto na técnica como na expressão artística. Falaremos inclusive sobre o que fazer quando sua única fantasia na cama é tomar uma xícara de chá e dormir cedo. Sozinha. Mas, antes disso, você se importa se eu der uma rápida olhada na decoração de seu ninho de amor?

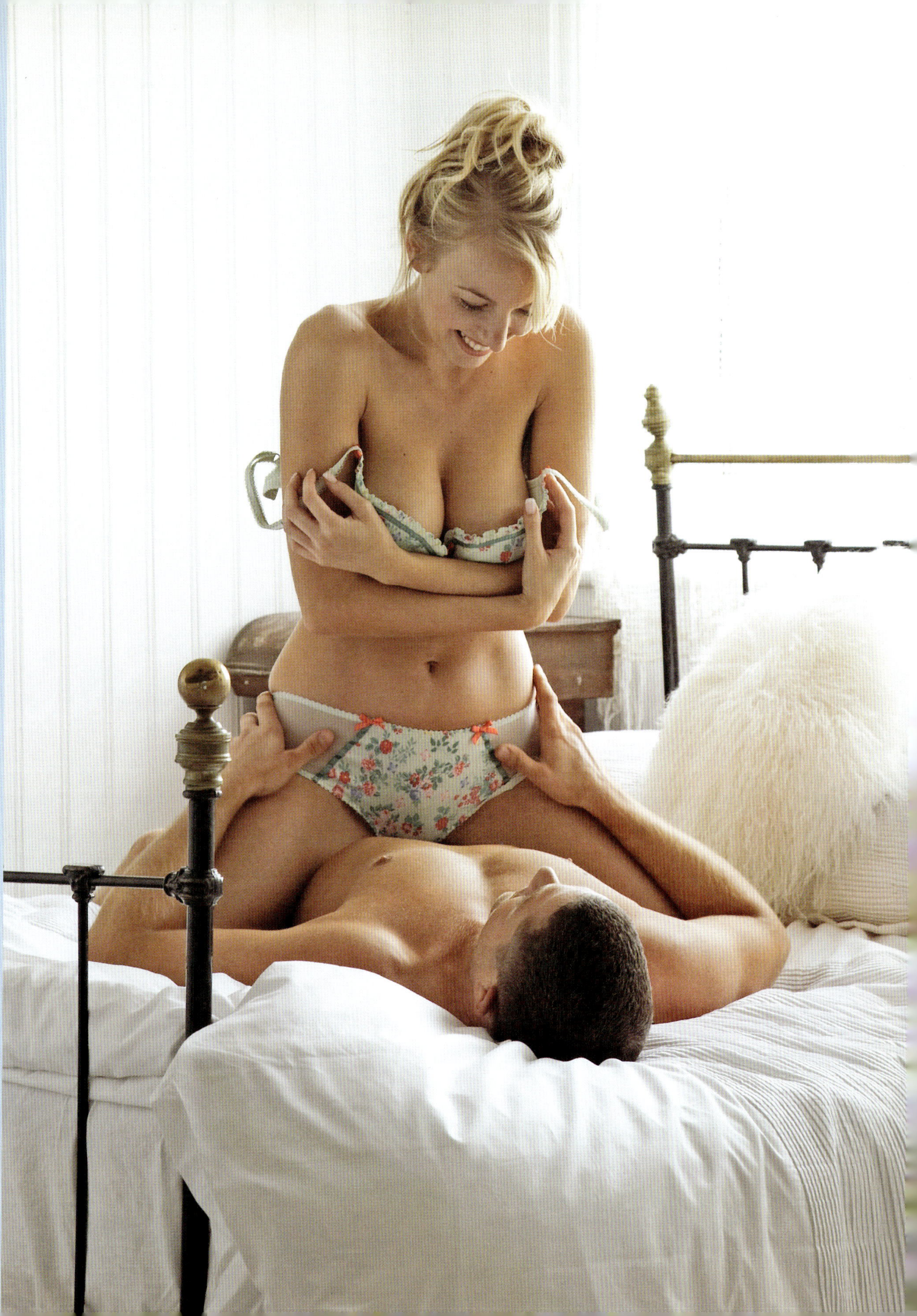

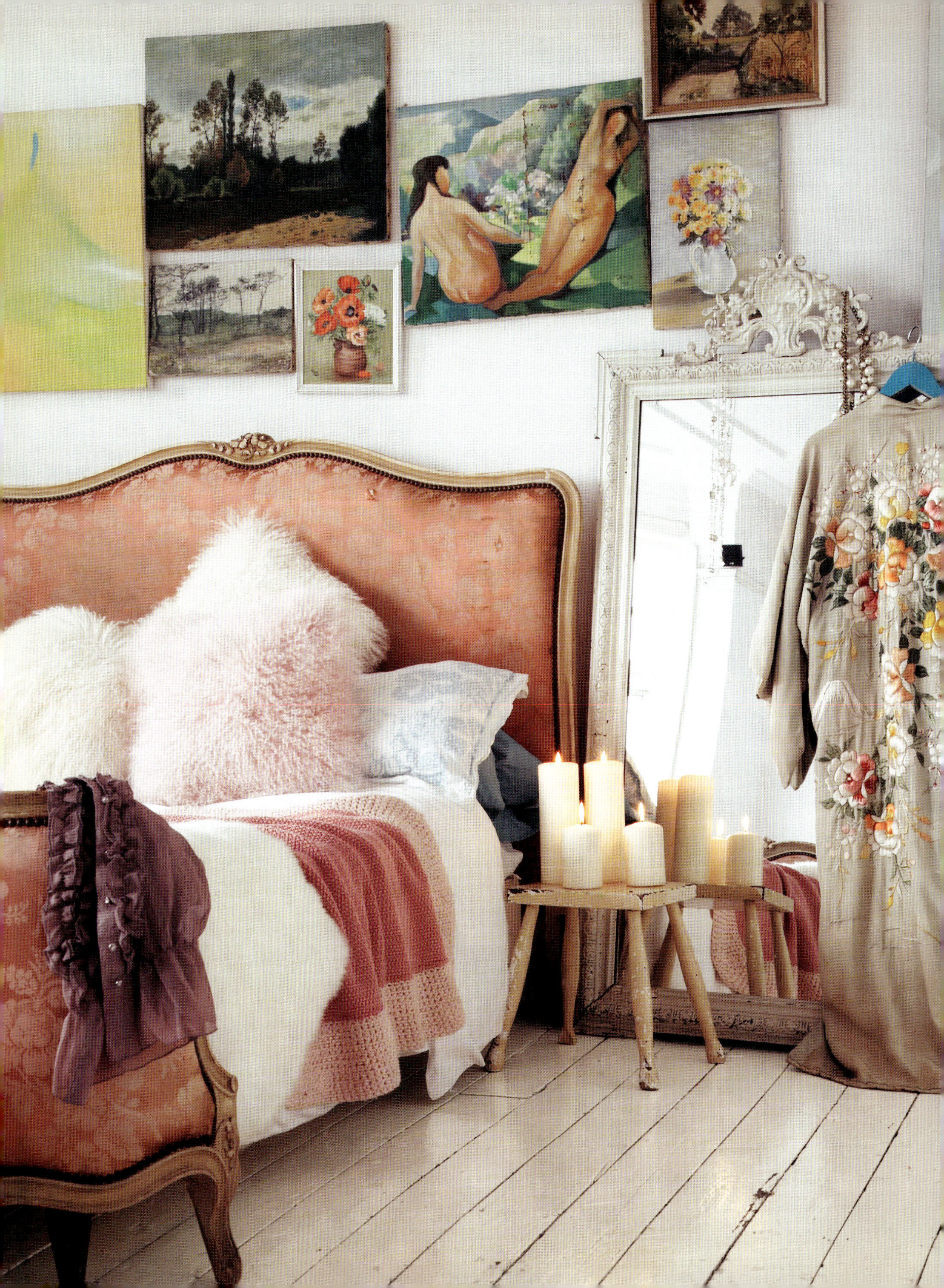

Criando um espaço sedutor

Em meu trabalho, conheci muitos casais com problemas em seu relacionamento sexual que precisavam de ajuda para esquentar as coisas. Em geral, uma das minhas primeiras providências é pedir para ver o quarto, o que, a princípio, os assusta, pois pensam que sou um daqueles "conselheiros sexuais" duvidosos que insistem em dormir com o casal para "descobrir o que eles estão fazendo de errado". Mas, depois que eu os tranquilizo e entramos no quarto, o que acham que eu encontro? Grutas belíssimas, docemente iluminadas por velas? Bem, o que você acha? (Dica: não.) O quarto de casal padrão tem muito poucos atrativos que clamam por "sexo" ou "desejo". Ao contrário, geralmente dizem: "não deu tempo de guardar as roupas", "gosto de esvaziar meus bolsos à noite e sempre deixo tudo aqui mesmo" e "preciso comprar um cesto para roupas sujas".

Na verdade, pouquíssimas pessoas se preocupam em criar um quarto sensual em sua casa e depois ainda se questionam por que nunca se sentem sedutoras. É claro que a primeira reação é discordar dessa afirmação, eu sei, mas pense bem: o que faz ser tão excitante transar em um hotel luxuoso? O quarto fantástico. Espelhos por toda parte, flores na mesinha ao lado de um abajur elegante. Os armários são grandes o suficiente para guardar todas as roupas e a cômoda possui diversas gavetas, ideais para guardar a maquiagem e as escovas de cabelo repletas de amostras de DNA. Geralmente tem também uma cesta de frutas, uma *Bíblia* e uma pilha de folhetos com coisas para fazer nas redondezas. Esqueça esses últimos itens, não têm a menor utilidade para vocês. Em geral, com pouquíssimas modificações podemos transformar nosso quarto em esconderijos deliciosos. Vamos começar.

Como criar um ninho para o sexo

Pare na porta do quarto e analise-o com um olhar crítico. Finja que você é uma apresentadora de programa de variedades ou uma investigadora policial. O que você vê ao seu redor? Ele parece dizer: "venha aqui" ou "por favor, vá embora!"? Especialistas em Feng Shui acreditam que no quarto deve haver apenas uma cama, mas isso não será possível a não ser que você more em uma mansão de 19 quartos com um para se vestir e outro só para as roupas sujas. Entretanto, é possível organizar tudo para que ele fique quase ideal. Alguns pontos são cruciais:

Um cesto para roupas sujas com tampa

O maior problema dos quartos que definitivamente não convidam ao sexo são as roupas espalhadas por todo lado. Esconda-as em um cesto com tampa. Se o seu parceiro não for capaz de usá-lo, faça-o você mesma. Sim, você! Coloque a roupa suja ali sempre que avistar uma, isso vai levar cerca de 30 segundos. Mas, se você está louca para ter um motivo para reclamar, pergunte se ele ligou para a mãe recentemente. Guarde todas as roupas limpas imediatamente, não as deixe empilhadas por vários dias, mofando.

Um armário grande o suficiente para todas as roupas

Se o armário não for grande o bastante, desfaça-se de algumas roupas até que ele seja, ou faça uma organização "sazonal", guardando as roupas de inverno durante o verão (e vice-versa) em caixas com tampas, colocadas debaixo da cama. Se seu parceiro tem muitas roupas, enfie discretamente as que ele não usa em uma caixa grande e esconda em algum cantinho do depósito. Se depois de um ano ele não tiver procurado por nenhuma delas, você pode seguramente "fazê-las sumir". Nunca selecione as roupas na presença dele, pois ele certamente não vai querer se desfazer de nada, justificando que cada uma delas é a sua favorita. Outra questão importante: encontre um lugar para guardar os sapatos, para que fiquem fora do campo de visão. É possível encontrar sapateiras e organizar todos eles, e não custam muito.

Uma penteadeira ou cômoda grande

Toda a sua maquiagem, os cremes e os produtos para os cabelos (inclusive equipamentos e escovas) precisam estar fora do campo de visão. Eu uso caixas empilhadas para guardar os meus. Uma amiga minha, que é decoradora de interiores, sempre compra pequenas malas decorativas em bazares para esse fim. Não importa o que você decida usar, o principal é manter tudo bem guardado.

Um armário para esconder os equipamentos de informática
Pode ser que você precise ter seu "escritório" dentro do quarto, mas ninguém é obrigado a vê-lo. Há lojas de móveis que dispõem de ótimas soluções para esse problema a preços acessíveis. A última coisa que vocês querem quando estiverem na cama é olhar para o computador e de repente lembrar: "Meu trabalho está atrasado!".

Mesinhas de cabeceira com espaço para guardar objetos
Você vai precisar delas, acredite (conselho, em tom enigmático).

Quando essas providências forem tomadas, tudo o que estará visível no quarto serão os móveis e a cama. Perfeito! Agora é só acrescentar os toques sensuais. Os ideais são os seguintes:

Recordações penduradas
Nas paredes, quero ver muitos quadros e outros objetos que consagrem vocês como um casal, não como uma família, mas um *casal*. Fotos bem grandes dos dois muito felizes, cartões recebidos no dia dos namorados, flores secas do buquê de casamento, as passagens de avião da primeira viagem juntos, entradas de cinema... Recordações. Pode-se fazer uma colagem com todas elas, um tanto inusitada, mas bem charmosa, para ser colocada no quarto. Use uma boa moldura e muita cola para que tudo fique bem seguro. Se vocês já viajaram muito, emoldure mapas dos lugares onde já estiveram com pequenos bilhetes ou fotografias. Adorável.

Velas
A luz das velas é agradável e romântica, portanto assegure-se de ter sempre uma boa quantidade delas. Podem-se usar também pequenas lâmpadas coloridas, um miniabajur de tomada ou uma lâmpada rosada na luminária de cabeceira para espalhar uma luz sensual por todo o ambiente.

Um banquinho para os pés ou um almofadão
Ambos podem ser utilizados debaixo de suas nádegas para levantá-la durante o sexo, proporcionando a ele facilidade para alcançar locais menos acessíveis e para fazer sexo oral em você – o que tirará muito da tensão do pescoço e dos ombros dele e ele poderá continuar pelo dobro do tempo normal (hummmm...). Você pode adquirir encostos de espuma exclusivos para essa finalidade em *sex shops*. E, se você tem aqueles travesseiros especiais para grávidas, que apoiam todo o corpo, também poderá usar – não se preocupe, logo terá esquecido qualquer sentimento de culpa por usá-los para um objetivo tão indecente.

Cabeceira da cama
Se quiserem explorar o lado emocionante do sadomasoquismo e amarrar um ao outro – antes do sexo, ou somente quando o parceiro realmente estiver se comportando inadequadamente – vão precisar de uma cabeceira com espaços e, de preferência, um suporte nos pés da cama. A estrutura das camas mais antigas é muito boa, pois possui barras nas quais podem ser amarrados lenços de seda ou fitas (não use cordas, elas podem tomar tanto tempo para ser desatadas que você nunca chegará a tempo de buscar as crianças na escola). Algemas especiais também podem ser presas a elas. Se você não se interessa por nenhuma dessas fantasias, considere investir em algum tipo de cama com cabeceira, pois ela pode ser usada como apoio e facilita algumas posições sexuais – agachar-se sobre ele ou fazer sexo na posição cachorrinho, por exemplo, sem ter que se debruçar completamente.

Espelhos
Vocês vão precisar de um espelho próximo à cama ou que possa ser movido, para que se vejam enquanto transam. Entretanto, especialistas em Feng Shui dizem que não é auspicioso que ele esteja ali o tempo todo – visualmente vocês estarão aumentando o número de pessoas em sua cama e, por isso, fazendo um convite à infidelidade. Hummm. Outra superstição é nunca pendurar um espelho atrás da porta do quarto, pois traz má sorte (você pode ficar em dúvida quanto a isso, mas se observar bem não verá espelhos atrás das portas em quartos de hotel). Se você acredita um pouco nisso tudo, uma solução simples é colocar um espelho que cubra a parte interna da porta do armário para que, quando ela estiver aberta, reflita a cama, mas possa ser escondido facilmente ao fechá-la.

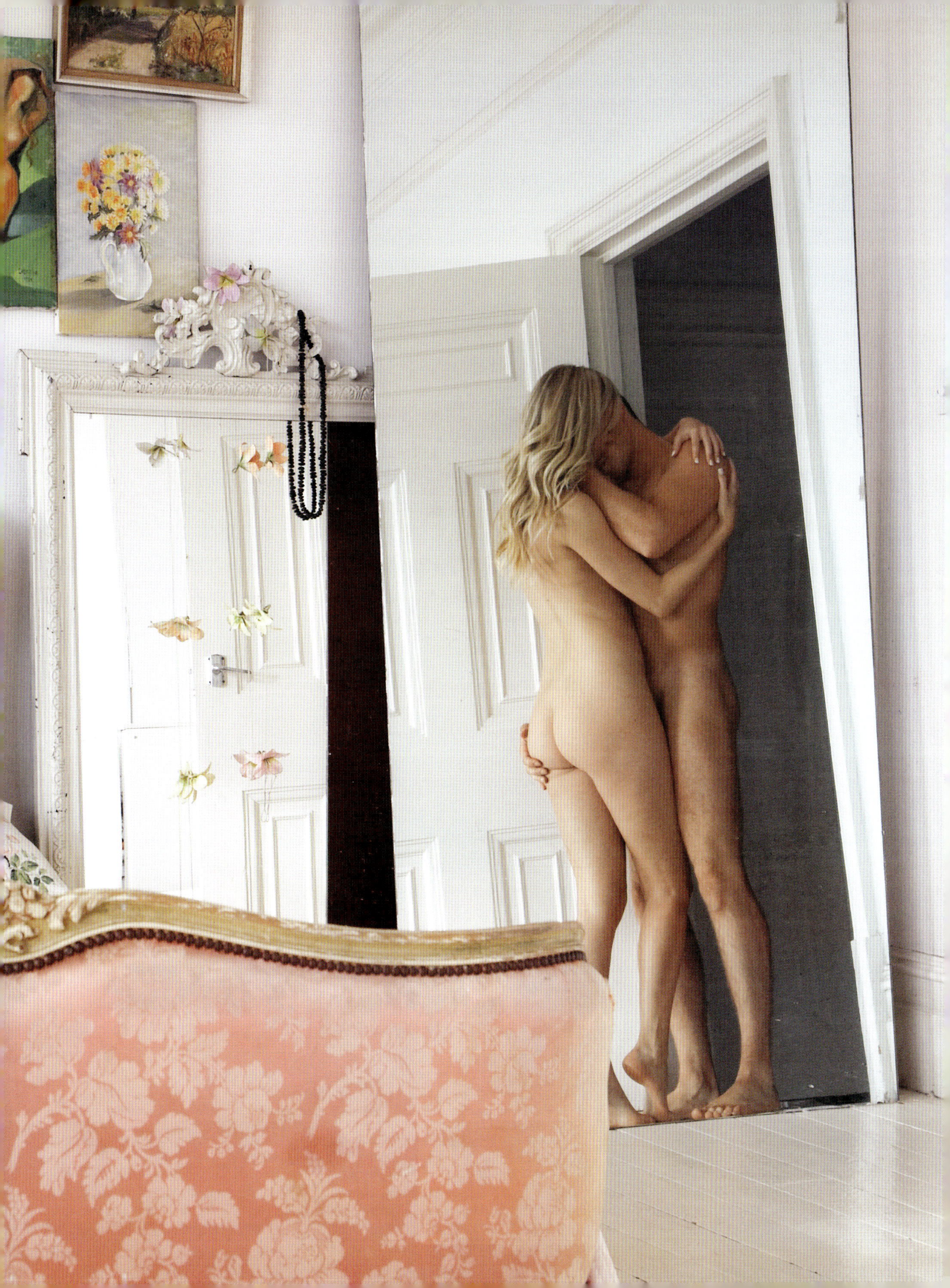

Desejos desencontrados

O problema mais comum enfrentado por casais que estão juntos há muito tempo e uma das maiores fontes de infelicidade para os dois é o desencontro da libido. Se você soubesse desde o começo que seu parceiro ia fazer sexo somente quando fosse iluminado pelo cometa Halley, teria se perguntado se essa situação seria suportável ao longo dos anos e, se a resposta fosse não, poria um fim na relação. Da mesma forma, se seu companheiro soubesse que você usaria sempre uma camiseta com dizeres do tipo: "Se você apontar essa coisa para mim eu a corto fora", ele certamente não a teria convidado para um segundo encontro. Mas no começo nunca é assim, ou é? Na verdade, tudo é levemente enganador. No início dos relacionamentos, a excitação e a novidade estimulam até aqueles que têm baixo nível de desejo: muitas vezes, pode-se passar um final de semana inteiro na cama, fazendo com que o outro acredite ter encontrado o parceiro ideal. O fator excitação é suficiente para nos manter em perfeita sintonia – a libido do parceiro menos fogoso cresce em razão da excitação pelo novo. O parceiro mais fogoso pensa: "Finalmente encontrei alguém que tem o mesmo pique que eu!". Mas, depois de alguns anos, a primeira fase amorosa transforma-se em uma segunda fase mais longa e calma, chamada pelos pesquisadores comportamentais de "apatia".

Observando as muitas cartas que recebo, tanto de homens como de mulheres, posso afirmar seguramente que você não está sozinha se não quer sexo com seu parceiro nem em pensamento. As mulheres, em especial, parecem estar presas ao problema – embora se acredite que o número de homens com a mesma preocupação esteja aumentando expressivamente. A seguir cito as que acredito que sejam as formas mais úteis de melhorar essa situação.

Quando ele perdeu o interesse

Não são somente as mulheres que têm aquelas constantes "dores de cabeça", os homens também se desinteressam pelo sexo – e, com certeza, isso fatalmente faz com que suas parceiras se sintam pouco atraentes e deprimidas. As causas podem ser bem diversas: pressão no trabalho, problemas emocionais, infidelidade, ansiedade relacionada ao desempenho, hérnias... Você não vai conseguir descobrir as causas até que pergunte diretamente a ele e, ainda assim, pode não ter a resposta.

É um assunto complicado. Se você já teve desinteresse por sexo, sabe que é muito embaraçoso e insuportável ser questionada acerca dos seus motivos. Você não ouve: "Por que você não quer transar?" e sim "Eu estou muito excitado, você também deveria estar" ou "Estou infeliz e a culpa é sua" ou ainda "Eu exijo sexo para o meu prazer, e não para o seu". Para os homens é um assunto difícil porque os deixa muito constrangidos. Eles se orgulham de sua sexualidade e acreditam que ficam diminuídos na mesma proporção que sua libido. Se o desejo sexual desapareceu completamente, esteja certa de que ele também está preocupado com isso, com medo de nunca mais tê-lo de volta. Assim que você tocar nesse assunto, ele perceberá sua insatisfação e será forçado a encarar o problema. Sua reação pode variar de raiva e mau humor até a negação. Ele provavelmente já terá começado a culpar você pelo que acontece com ele, porque é mais fácil acreditar que você esteja errada de alguma forma do que encarar a possibilidade de que sua "masculinidade" tenha enfraquecido. Ele também vai estar frustrado, sentindo-se responsável pela sua infelicidade – a maioria dos homens tem muito prazer em satisfazer a companheira (na cama ou fora dela) e sente-se péssima quando falham.

Não há uma forma de você tocar nesse assunto sem parecer preocupada, então meu conselho é: não o questione diretamente, no início. Siga as instruções dadas adiante por no mínimo um mês antes de tocar no assunto. Muitas vezes, o problema terá sido superado antes disso.

Espaço – o primeiro passo

No começo, a melhor maneira de lidar com a questão é fugir do sexo, apenas para dar a ele condições de se afastar do problema. Se a falta de desejo é causada por estresse ou pressões no trabalho, a tendência é que permaneça por umas quatro semanas e, então, se resolva naturalmente. Nesse ínterim, a ausência de pressão da sua parte será um grande alívio para ele. Passeie pela casa como se estivesse muito contente, pareça feliz com as coisas do jeito que estão. Não pense que isso pode significar que você tenha se adaptado para sempre a um relacionamento sem sexo! Não vai durar eternamente, apenas trinta dias. Quando ficar excitada, masturbe-se (sozinha – e não em cima da mesa em que ele está trabalhando).

Dê-lhe muito carinho sem intenção sexual

Mantenha o contato físico entre vocês, mas assegure-se de que não tenha nenhuma conotação sexual. Ele precisa de seu toque para manter os sentimentos de afeição e os níveis de oxitocina, mas qualquer coisa mais picante o colocará sob pressão, por isso seja amigável e sutil. Abrace-o, beije-o, depois saia e vá se ocupar com outra coisa. Dê-lhe um tapinha no traseiro, mas não olhe esperançosa para ele perguntando: "Há algo mais que você queira?". É bom elogiá-lo de uma maneira que ele perceba que você o considera atraente e não como um irmão ou companheiro de quarto, por isso chame-o de "lindo", "gostoso", "charmoso".

O toque é um excelente alívio para o estresse, portanto ofereça uma massagem, mas mostre sutilmente que não está exigindo nada mais – não faça a massagem usando apenas uma calcinha fio dental comestível, com um sorriso sedutor. Escolha algo bonito mas discreto – como uma camiseta e uma calcinha tipo shortinho. Segure a mão dele quando saírem juntos, acaricie seus cabelos no carro, toque levemente seu braço enquanto estiverem conversando. Se ele a agarrar depois de um desses carinhos, ótimo. Se não, apenas aguarde.

Mostre que ele pode ser viril de outras maneiras

Se o ego dele está diminuído por causa da falta de desejo, ajude-o a sentir-se necessário, respeitado e admirado de outras formas. Não é suficiente para seu parceiro sentir que você o ama na cama, mas está insatisfeita com ele em todas as outras coisas; ele precisa sentir que você o respeita o tempo todo, mesmo se (ou, talvez, especialmente *quando*) discorda dele.

Portanto, preste atenção no modo como você fala com ele. Você o diminui, maltrata? Você o critica? Você dá conselhos que ele não pediu, especialmente em assuntos que ele conhece mais do que você (em seu trabalho, por exemplo)? Não estou dizendo que você é uma chata, mas as mulheres costumam demonstrar seu amor "preocupando-se demais". Você pensa que está ajudando e ele interpreta seus conselhos e críticas como provas de que você não confia nele.

Se você perceber que está caindo na armadilha do excesso de cuidados com ele, experimente fazer o seguinte exercício: por um dia inteiro, prometa que não vai dar a ele nenhuma ajuda, nenhum conselho ou criticá-lo. Nada. Morda os lábios – não use mímicas ou gestos com as mãos –, diga algo positivo ou fique calada. É apenas por um dia. Mesmo o mais inútil dos homens não seria capaz de perder o emprego, todo o dinheiro da família e as crianças, tudo em um só dia, por isso não se preocupe tanto. (Nota: Quanto mais assustada você estiver com este exercício, mais você precisa dele.) Desse modo, você vai tomar consciência de como realmente fala com seu parceiro. Se perceber que é de forma negativa, mude. Você pode levá-lo à impotência agindo assim!

Se seu parceiro não lhe desse nenhuma demonstração de carinho durante o dia, você conseguiria pensar que ele tem atração por você? Se não a beijasse, abraçasse ou elogiasse? Não, é claro que não. Mas homens e mulheres possuem necessidades diferentes, nós ansiamos por carinho, mas eles são loucos por admiração. Ao confiar que ele é capaz de tomar suas próprias decisões, você dará a ele o equivalente masculino ao que é uma massagem nos pés, um diamante da Tiffany e a coleção completa de DVDs da série *Sex and the city* para nós.

Converse com ele

Se depois de um mês nada mudar, é hora de conversar. Comece delicadamente, perguntando se ele está preocupado com alguma coisa. Ele certamente dirá que não, mas, se você sentir que há algo, pressione-o com suavidade. Mantenha uma postura aberta e um clima amoroso e relaxado. Repita para si mesma que, seja o que for que ele disser, você aceitará amorosamente. Ele sentirá essa sua receptividade e, provavelmente, estará mais propenso a se abrir com você. Ouça com ponderação e não o interrompa, deixe que ele exponha tudo. Você pode conduzir o tema da conversa para o sexo no momento em que estiverem se sentindo próximos um do outro, perguntando a ele se há algo novo que ele gostaria de experimentar. Nesse ponto, ele possivelmente mencionará a diminuição de sexo entre vocês e transará com você imediatamente, ou então explicará o que está acontecendo – ou melhor, o que não está acontecendo.

Quando você perdeu o interesse

Se a situação estiver ocorrendo com você, procure recuperar sua sexualidade. Muitas mulheres imaginam se elas deveriam simplesmente desistir de transar. Em casos extremos, elas preguiçosamente fantasiam sobre deixar o marido encontrar uma amante. Não, não, não. Não pretendo fazê-la se sentir ainda mais culpada, mas o sexo é uma parte *vital* de seu relacionamento, da qual você não deve desistir sem lutar. Toda vez que vocês fazem sexo, liberam a oxitocina – um hormônio poderoso que aumenta o vínculo físico entre o casal, ou seja, mantém um sentimento de proximidade com o outro. Quanto mais sexo você fizer com ele ou – pelo menos – quanto mais o tocar com carinho, mais próxima se sentirá dele. Aqui está o que deve ser feito.

Descubra se você se desinteressou pelo sexo ou apenas pelo sexo com ele

Existe uma grande diferença entre as duas coisas. A primeira aponta para uma questão psicológica e a outra para uma questão emocional. Se ao pensar em sexo – mesmo sendo uma transa frenética com o galã do momento em um elevador, com um tubo de chantili – você se mantiver completamente fria, deve estar sofrendo de algum problema psicológico. Para ajudá-la a descobrir a causa, verifique nas páginas 64-65 a lista dos inibidores do desejo mais comuns, de medicamentos a questões hormonais. Para solucioná-la, observe as sugestões dadas, mas considere também as seguintes:

Mexa o esqueleto

Pesquisas apontam que mulheres que se exercitam regularmente apresentam índices mais altos de satisfação na vida sexual. Se você ficar sedentária, não atingirá nunca o auge de sua forma física e sua aparência não ficará tão boa quanto poderia estar. Você não precisa se matricular em uma academia – caminhadas, natação, esportes e dança são excelentes formas de melhorar seu nível de preparo físico.

Aromaterapia

Atualmente é possível encontrar adesivos discretos (Scentuelle) que podem ser grudados na parte interna do pulso e mantêm o perfume durante o dia todo. O aroma que eles emanam imita os efeitos da dopamina, uma substância química natural, produzida pelo cérebro, responsável pela sensação de bem-estar, que, comprovadamente, aumenta a libido. Eu desconfiei disso tanto quanto você agora, mas experimentei durante um dia e passei de freira a ninfomaníaca.

Mesmo que seja somente um comichão, faça assim mesmo

Se você sente apenas uma pequena centelha de desejo, o menor vislumbre de uma partícula de excitação, agarre-a e aproveite-a ao máximo – de preferência fazendo sexo com seu parceiro. Das mulheres que conheço, todas que transaram com o parceiro, mesmo relutantes, depois chegaram à seguinte conclusão: “Tive de me esforçar no começo, mas no final me lembrei de como era bom!”. Se você não consegue enfrentar uma relação sexual completa, pegue sua pequena fagulha de desejo e masturbe-se. Quanto mais orgasmos tiver, mais desejo você sentirá o tempo todo, por isso tente despertar sua vontade com um brinquedinho sexual.

Se o problema é que você se desinteressou pelo sexo com o seu parceiro, o caso é diferente. É uma questão emocional. Ignorando a possibilidade de você estar loucamente apaixonada por outra pessoa, precisamos ajudá-la a recuperar os sentimentos amorosos. Experimente as dicas a seguir:

Liste as coisas que você ama nele

No início isso vai parecer impossível ou, se você realmente fizer essa lista, ela estará cheia de tolices superficiais como “ele me aguenta” ou “ele é gentil e tolerante”. Essas não são qualidades “excitantes”, por isso pense mais. Que qualidades realmente importantes ele possui? É corajoso, forte, determinado? É calmo nos momentos de crise, generoso e não teme repreendê-la quando você comete um erro mesmo durante uma transa magistral? Ele é sensual quando dirige, faz você rir e a socorre quando fica com o salto preso na calçada? Se essas são qualidades que farão você sonhar com ele novamente, escreva-as. Próximo passo, faça uma lista dos atributos físicos dele. Peito forte, timbre de voz grave, coxas poderosas... Você entendeu a ideia. Deixe-se levar, como se ele fosse um herói romântico em um corpinho sarado. Você vai se sentir tola no início, mas faça.

Esqueça tudo o que ele tem de detestável

Você precisa atingir um nível de aceitação com relação a seu parceiro. Se realmente não pode encarar a ideia de estar em uma relação íntima com ele, é provável que você esteja mergulhada em ressentimentos por coisas que ele disse, fez ou se recusou a fazer. Se você está pensando “se ele mudasse apenas X, Y e Z comportamentos, nós seríamos felizes", significa que está ressentida. O que você pode fazer quanto a isso? Honestamente? Muito pouco. Se já disse tudo isso a ele bilhões de vezes e ele não ouviu, simplesmente deixe para lá. Sei que é horrível, mas não se pode mudá-lo, e quanto mais ele sentir que você está tentando mais ele persistirá em fazer o que quer que seja para aborrecê-la. Normalmente, os homens não se preocupam com fazer ou não coisas irritantes, apenas querem ser livres para fazê-las. Assim que você aprender a aceitar esses pontos ruins – não ignorar, mas aceitar – ele vai parar com isso por conta própria. Tente.

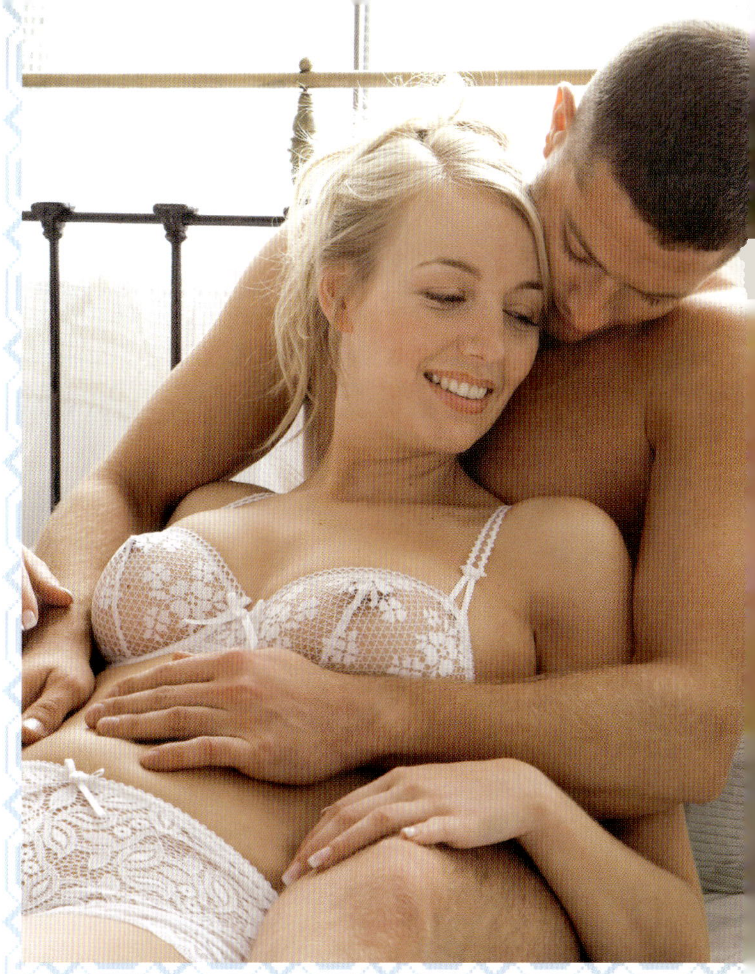

Lembre-se do melhor sexo que já tiveram
Ache um local onde não será incomodada por 10 minutos e lembre-se do melhor sexo que já teve com seu parceiro. Reviva cada segundo. Tente recordar os sentimentos, os sons, o visual. Tente pensar nele até que seu coração comece a acelerar novamente e suas pernas fiquem bambas. Se possível, masturbe-se com ardor enquanto imagina seu parceiro possuindo você. Comece a associar o corpo dele a um sexo maravilhoso.

Esquente antes de encontrá-lo
Antes que ele chegue em casa ou antes de você ir para casa, comece a ter pensamentos bem obscenos sobre vocês e tudo o que podem fazer juntos. Seja específica. Acenda seu desejo. Vale a pena gastar cinco minutos a cada hora tendo esses pensamentos ao longo de um dia e, quando encontrar seu homem, agarre-o e beije-o com ardor. Diga a ele que quer seduzi-lo e que ele não pode dizer uma palavra e deve deixá-la fazer o que quiser. Então, façam sua transa favorita.

Quando ambos se desinteressam por sexo

Se ambos perderam o interesse pelo sexo e estão vivendo juntos como companheiros de quarto, ligeiramente irritados, não estão sozinhos nessa. Isso acontece em casamentos de longa data, especialmente com aqueles casais que tiveram sexo muito intenso no início do relacionamento. O fato é que casais muito ardentes acabam entrando em uma rotina sexual satisfatória e eficiente. Eles encontram uma sequência de movimentos que levam ambos do "ahhh" até a "glória" em pouquíssimo tempo e então a repetem sempre, pois é garantia de satisfação. Mas logo você pode prever com exatidão paranormal o momento em que ele beijará dos mamilos até a parte interna de suas coxas e ele, por sua vez, sabe com precisão exatamente quanto tempo você girará sua língua em volta dele. O resultado é que vocês ficarão absolutamente entediados com sua rotina sexual.

Muitos casais que vivem relacionamentos antigos tornam-se opressivamente entediados com a vida sexual. Acredito que seja apenas por preguiça. Não, você não terá a excitação de descobrir um corpo totalmente desconhecido, mas ambos perceberão os benefícios de ter um parceiro conhecido, seguro e quente com quem praticar técnicas completamente novas e viver as fantasias mais loucas sem a preocupação de que o outro sairá correndo, apavorado, cobrindo-se até o pescoço com o edredom.

Você se lembra que quando era solteira, costumava ler artigos de sexo nas revistas e suspirava desejando ter alguém com quem praticar? Pois tem alguém agora, pronto e esperando por você!

Jogos sexuais

Transforme seus encontros no quarto de terríveis maratonas para atingir o orgasmo em sessões despreocupadas e divertidas, introduzindo alguns joguinhos sensuais. Qualquer coisa que misture transa e prazer funcionará – aqui temos algumas ideias para começar.

• Coloque um recipiente bem bonito no quarto e transforme-o em seu "pote de ouro de desejos de fantasias sexuais a realizar". Vocês dois devem enchê-lo com bilhetinhos dobrados escritos com algo sensual que gostariam de fazer. Você escreve os seus desejos em papel rosa e ele em papel azul. Toda semana, ou quinzena, vocês se revezam para tirar um papelzinho do pote e fazer a fantasia se tornar real. Sem hesitação!
• Roube algum dinheirinho do jogo Banco Imobiliário das crianças e entregue a seu parceiro junto com uma lista de serviços sexuais que você oferece. Dê a ele apenas o suficiente para uma ou duas opções e diga-lhe que ele pode ter mais dinheiro se prestar alguns "servicinhos" para você ou – se quiser ser prática e chata – realizar algumas tarefas domésticas.
• Reserve algum tempo para se divertir. Por exemplo, faça da segunda-feira o "dia do homem" e da quarta-feira o "dia da mulher", decretando que no seu dia é permitido solicitar ao outro um agrado sexual. Sejam 10 minutos de sexo oral, 20 minutos de sexo tântrico papai-e-mamãe ou 30 minutos jogando videogame enquanto ele massageia seus pés.
• Coloque lençóis de cetim na cama para que vocês escorreguem como em um parque de diversões. Esse tipo de roupa de cama é extremamente sensual na hora do sexo, mas horrível para dormir, por isso faça sua cama normalmente e coloque os lençóis de cetim por cima. Depois que terminarem sua festinha, retire-os e durmam em seus confortáveis lençóis de algodão.
• No início do relacionamento, tenho certeza de que "batizaram" cada cômodo da casa. Bem, agora adivinha? Hora de fazer isso outra vez! Prometam que farão sexo em todos os cantos da casa novamente nos próximos dois meses e cumpram o prometido.
• Os livros de sexo sempre recomendam representar papéis, mas você liga para isso? Se não, prometa que tentará. Não comecem de forma muito ambiciosa, apenas representem algo simples como "A dona de casa entediada e o carteiro insolente" ou "Um paciente no hospital e sua enfermeira danadinha". Depois de superar o estágio das risadas, haverá um mundo novo esperando por vocês.
• Programe o cronômetro para 15 minutos e comecem a transar – o objetivo é que ambos atinjam o orgasmo nesse período de tempo. Se conseguirem, diminuam 1 minuto da próxima vez e assim por diante...
• Durante o dia, quando ambos estiverem em casa, comece a escrever um roteiro e peça a ele que também escreva, dando continuação à história. Passem de um para o outro até finalizar. Por exemplo, você começa com: "Hoje à noite eu gostaria de colocar você na cama, massagear seu pênis por cima da calça e então você vai...". Passe o papel para que ele escreva a sequência do episódio sexual. Mais tarde, façam tudo o que escreveram.
• Comece uma sensual "Leitura na cama", lendo um capítulo de um romance erótico todas as noites. Revezem-se na leitura. Quando for sua vez, capriche na interpretação: dê um tom sensual, fique ofegante e gema durante as cenas mais quentes, contorcendo-se e acariciando-se enquanto lê. Há editoras que oferecem contos eróticos personalizados, em que você e seu parceiro são as personagens principais. Esses contos incluem seus nomes reais e detalhes pessoais suficientes para fazer com que vocês se sintam realmente como o mocinho e a mocinha da história.
• Seja o que for que vocês normalmente façam na cama, agora experimentem fazer de trás para a frente. Não no sentido físico, mas na sequência oposta. Se vocês têm sempre 10 minutos de sexo oral, 5 de papai-e-mamãe e terminam na posição cachorrinho, invertam essa ordem.

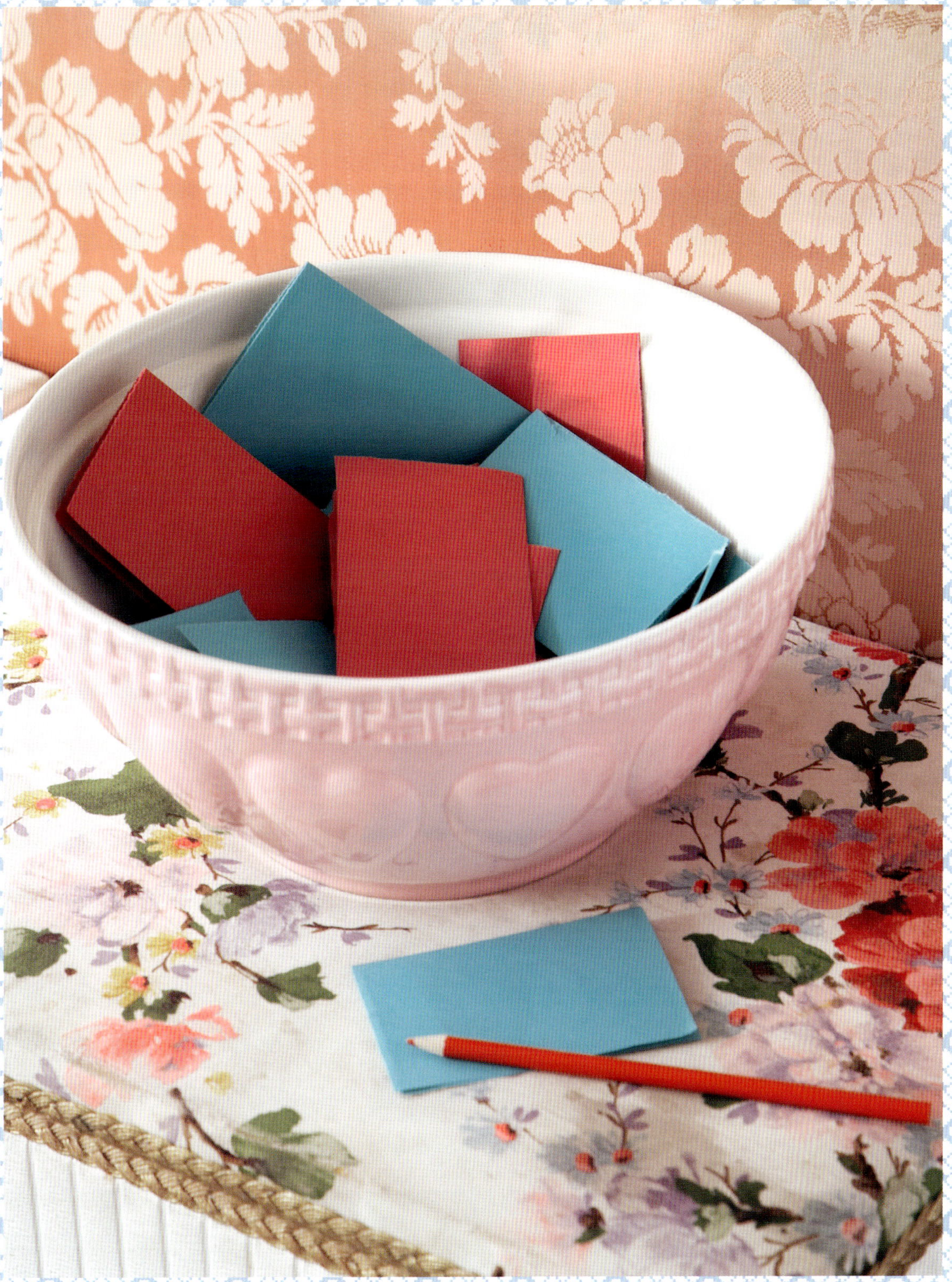

Acessórios sexuais

De acordo com pesquisas realizadas, grande parte das mulheres possui um brinquedinho sexual. Esse número cresce a cada ano e estima-se que em breve serão vendidos mais vibradores do que máquinas de lavar – o que significa que não teremos mais que nos empoleirar nas nossas quando elas atingirem o nível máximo de centrifugação.

É possível encontrar acessórios para qualquer tipo de sexo – padrão, anal, oral, masturbatório, sadomasoquista... A maioria das *sex shops* possui várias versões do mesmo acessório, por isso descreverei os mais genéricos. Você também poderá encontrá-los em sites (veja no "Guia para internet", página 139), incluindo os meus favoritos.

Lembre-se de cuidar bem de seus brinquedos, limpe-os após cada utilização (é possível encontrar limpadores especiais em qualquer *sex shop*) para prevenir que você ou seu parceiro contraiam algum tipo de infecção. Igualmente importante é sempre limpá-los depois de usar no ânus e nunca transferi-los diretamente do ânus para a vagina. E, nunca, jamais, em hipótese nenhuma, deixe seu bebê usar como mordedor.

Vibradores

Se você não possui um vibrador ou se o que tem é somente aquele confiável e enferrujado que há anos rola em sua gaveta de calcinhas, é tempo de investir. Você pode usá-lo por diferentes razões: é excelente para você se proporcionar um orgasmo rápido e forte a qualquer hora do dia ou da noite – quando seu parceiro estiver ausente, no trabalho ou sem desejo. É recomendado também por conselheiros sexuais nos casos em que a pessoa nunca teve um orgasmo – os vibradores proporcionam uma estimulação tão forte que é praticamente garantido chegar ao clímax e, uma vez que se tenha experimentado essa sensação, fica mais fácil recriá-la durante o sexo.

Não se preocupe em ficar viciada em seu brinquedinho (como acontece com a Charlotte na série *Sex and the city*), isso é raro. Mas não recomendo que você o utilize todas as vezes que for se masturbar, pois isso pode dificultar chegar ao orgasmo com a estimulação mais suave dos dedos ou da língua.

Se você quiser usá-lo em seu parceiro, é bom que saiba que, para o homem, essa vibração no pênis é intensa demais, mas você pode usá-lo para massagear o períneo dele, o que ele provavelmente agradecerá. Ou você pode envolver o aparelho em um tecido para diminuir a vibração e aplicá-lo ao pequeno "freio", na parte inferior da glande do pênis.

Vibrador padrão

Um ponto de partida é o vibrador pequeno, simples. Ele é adequado para o transporte em bolsas (alguns deles inclusive têm um chaveiro acoplado), é bastante silencioso – pode ser utilizado em qualquer lugar – e pequeno o suficiente para fazer com que seu parceiro "se sinta enorme" no caso de uma comparação. A maioria tem níveis de velocidade variados, e versões à prova d'água também estão disponíveis. Segure a ponta contra seu clitóris e a vibração fará todo o trabalho por você. Faça círculos em volta do clitóris, movimente-o para baixo e para cima ou apenas mantenha-o no mesmo lugar – vale tudo. Experimente em seus mamilos se você é sensível nesse local. Mas não use próximo ao ânus, pois ele é um objeto pequeno o bastante para escorregar para dentro dele e se perder!
Funciona com pilhas.

Coelhinhos

Esses acessórios, campeões de vendas, possuem um contato duplo, literalmente. Produzidos em plástico ou silicone (uma espécie de plástico macio e flexível, quente ao toque), têm um membro principal unido a um pequeno coelho, com orelhas vibratórias. O membro penetra a vagina e o coelho permanece do lado de fora com as orelhas massageando o clitóris. A parte do membro normalmente é cheia de pequenas contas que se movimentam quando ele gira, estimulando

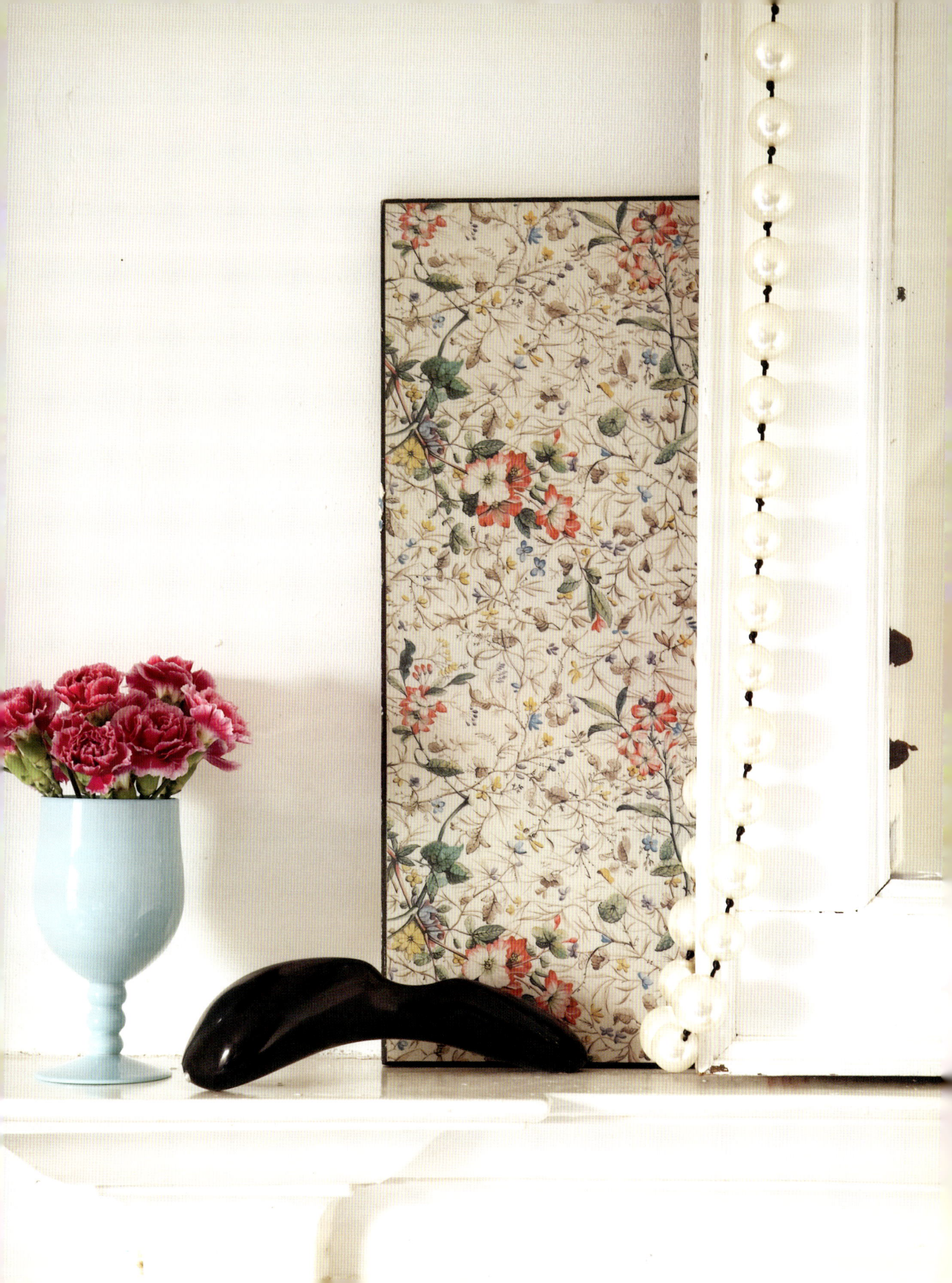

o ponto G. O brinquedo dispõe de diferentes níveis de velocidade em ambas as partes, que podem ser usadas separadamente – apenas o coelho, apenas o membro ou ambos.
Funciona com pilhas.

Vibradores profissionais
Chamo-os de "profissionais" porque esses "amores" realmente fazem seu trabalho. Alguns são conectados diretamente à energia elétrica, o que é perfeito, pois se tornam extremamente potentes e não começam a falhar justamente no momento em que você está quase lá; outros têm pilhas recarregáveis, basta conectá-las à tomada como faz se com o celular. Você pode adquiri-los para variados usos – moldados para atingir seu ponto G, vibradores comuns para o clitóris, imitação perfeita do sexo oral e outros que fazem de tudo, menos acender seu cigarro depois que terminar. Eu amava o meu quando era solteira, tanto que quase queimei o motor dele (fiquei vermelha ao escrever isso). A única desvantagem desses acessórios é que são caros. Entretanto, economiza-se com as pilhas e sua durabilidade é maior, desde que não sejam usados além da conta (como aconteceu com o meu).
Elétricos ou recarregáveis.

Borboleta
Presa a tira elásticas, ela estimula o clitóris. Você a desliza sobre sua vagina e ela "pousa" no clitóris, vibrando e deixando suas mãos livres para fazer outras coisas (não é recomendável operar máquinas pesadas). É potente, bastante confortável e dizem que ela conclui o trabalho sempre que é usada. Pode ser utilizada durante o sexo também, com resultados incríveis.
Funciona com pilhas.

Pênis artificial
É um vibrador que imita o real, o que significa que se parece exatamente com um pênis de verdade, das veias à cor da pele (negra ou branca) e testículos. Uma excelente opção se você aprecia a sensação – como é que eu escrevo uma coisa dessas? – de ser penetrada por um pênis grande e grosso. A maioria é confeccionada em plástico, mas atualmente existe a opção produzida em "cyberskin" (um tipo de pele artificial), assustadoramente realista. Também existem aqueles feitos a partir de moldes de pênis de estrelas de filmes pornográficos, por isso, se você sempre sonhou em ir para a cama com um astro pornô, essa é sua grande oportunidade. Ele vibra em diferentes níveis de velocidade. Aviso: os homens se sentem ameaçados por ele; se o pênis de seu parceiro tem um tamanho dentro da média ou abaixo dela, não compre um pênis Black Mambo de 45 cm sem esperar que ele não se sinta magoado com isso. Pense bem, você provavelmente sairá machucada também.
Funciona com pilhas.

Pênis artificial com cinta
É igual ao anterior, mas com correias que possibilitam que você vista o acessório e faça sexo anal com seu parceiro. Inclui um estimulador para o clitóris na parte interna, para que você sinta prazer também. Converse com ele a respeito disso – muitos homens ficariam em pânico, mas outros têm fantasias de que são possuídos por suas mulheres. Excitantes quando são usados, pois você finalmente pode experimentar a sensação de penetrar seu parceiro. Esses brinquedinhos possuem fãs fiéis.

Vibradores exclusivos
Há cerca de cinco anos, uma *sex shop* chamada Stringfellow lançou um vibrador com uma joia incrustada (uau!) avaliado em cerca de três milhões de reais e, desde então, o mercado enlouqueceu. Atualmente, toda empresa de acessórios para sexo dispõe, em sua coleção, de um vibrador com *design* exclusivo. Os preços são altos, pois as lojas insinuam que são peças usadas por celebridades, como se isso fosse motivo suficiente para sermos exploradas – pessoalmente, a única coisa que já esteve dentro da Victoria Beckham e que eu gostaria de ter é o David. Mas é uma opção sua. Muitos deles são bons, por exemplo, "O cone" (*The cone*) que, como o nome diz, é um cone preto e aerodinâmico, ou o infame "Osso" (*Bone*) criado pelo britânico Tom Dixon, que já em seu lançamento tinha uma lista de espera de seis meses. Na exposição Erotica de Londres, em 2008, a YVA colocou à venda um vibrador folheado a ouro por cerca de seis milhões de reais. Sim, você pode imaginar que esse deve ter ido parar na vagina da Madonna, mas isso o faz valer todo esse dinheiro? Procure por "*designer*" em qualquer *site* de acessórios para sexo e decida.
Funcionam com pilhas.

Outros acessórios

Bolas tailandesas

Bobagem. É isso que eu acho desse acessório que nunca funcionou para mim. A ideia é inserir em sua vagina dois pequenos pesos em formato de bolinhas, ligados por um fio, e ter orgasmos múltiplos o dia inteiro, mesmo quando estiver realizando as tarefas normais de sua rotina diária. "Imagine a excitação de fazer compras no supermercado usando um desses!" é o que os fabricantes anunciam. Sim, imagine – você andando pelos corredores do supermercado, seguida por um estranho som metálico, tentando manter as pernas bem fechadas para que as bolinhas não escapem e saiam rolando para baixo do balcão de frios. Algumas mulheres gostam delas, mas isso não aconteceu comigo. Entretanto, podem ser um bom exercício para os músculos do assoalho pélvico.

Anéis penianos

Eles podem ser encontrados em diversos formatos, mas todos realizam o mesmo trabalho. Seu parceiro coloca o pênis e os testículos através do anel e usa durante o sexo. Eles interrompem o fluxo sanguíneo que sai do órgão, o que significa que a ereção será mais forte e prolongada, e ainda deixam o pênis com uma aparência impressionante, com as veias mais saltadas. Bom para homens que têm dificuldade em manter a ereção por muito tempo. Alguns também possuem pequenos vibradores para proporcionar mais prazer a ele. Que utilidade tem para você? Na verdade, várias. Muitos anéis penianos possuem estimuladores para o clitóris – esfregam ou vibram a cada movimento dos quadris de seu parceiro. Mais ainda, ele não perderá a ereção, e você poderá sentir que seu pênis está maior. São encontrados em diversos tipos de material: metal, couro, silicone, *cyberskin*... Disponíveis em diversos tamanhos. É possível encontrar modelos mais baratos e descartáveis que vibram durante cerca de 30 minutos ou até que as pilhas acabem. Economize seu dinheiro. Eles não são potentes o bastante para fazê-la sentir algo mais do que se uma mosca tivesse pousado em sua vagina.
Funcionam com ou sem pilhas.

Plugues anais

Como o próprio nome diz, esses são acessórios para sexo anal. Normalmente, são "plugues" pequenos em forma de cone, sem conexão elétrica, com uma boa alça na ponta (para evitar que se percam dentro do corpo) e desenhados para serem inseridos no ânus. Seu parceiro pode usá-lo em você e vice-versa, mas lembre-se sempre de lavá-lo após cada utilização. Excelente para dar uma ideia de como é o sexo anal e ótimo para penetração dupla. Pode ser encontrado em diversos tamanhos e modelos que também vibram. Meu conselho: comece com os pequenos, sem esquecer de usar um lubrificante.
Funcionam com ou sem pilhas.

Bolinhas anais

Fio de contas pequeno, normalmente encurvado, que pode ser vagarosamente inserido no ânus (no seu ou no dele) durante o sexo. No momento do orgasmo, retire-o com gestos teatrais e terá uma sensação indescritivelmente deliciosa. Bastante eficiente para o homem, pois seu ponto G (a glândula prostática) fica dentro do ânus, sendo estimulado por cada pequeno nódulo dessas bolinhas.
Não utilizam pilhas.

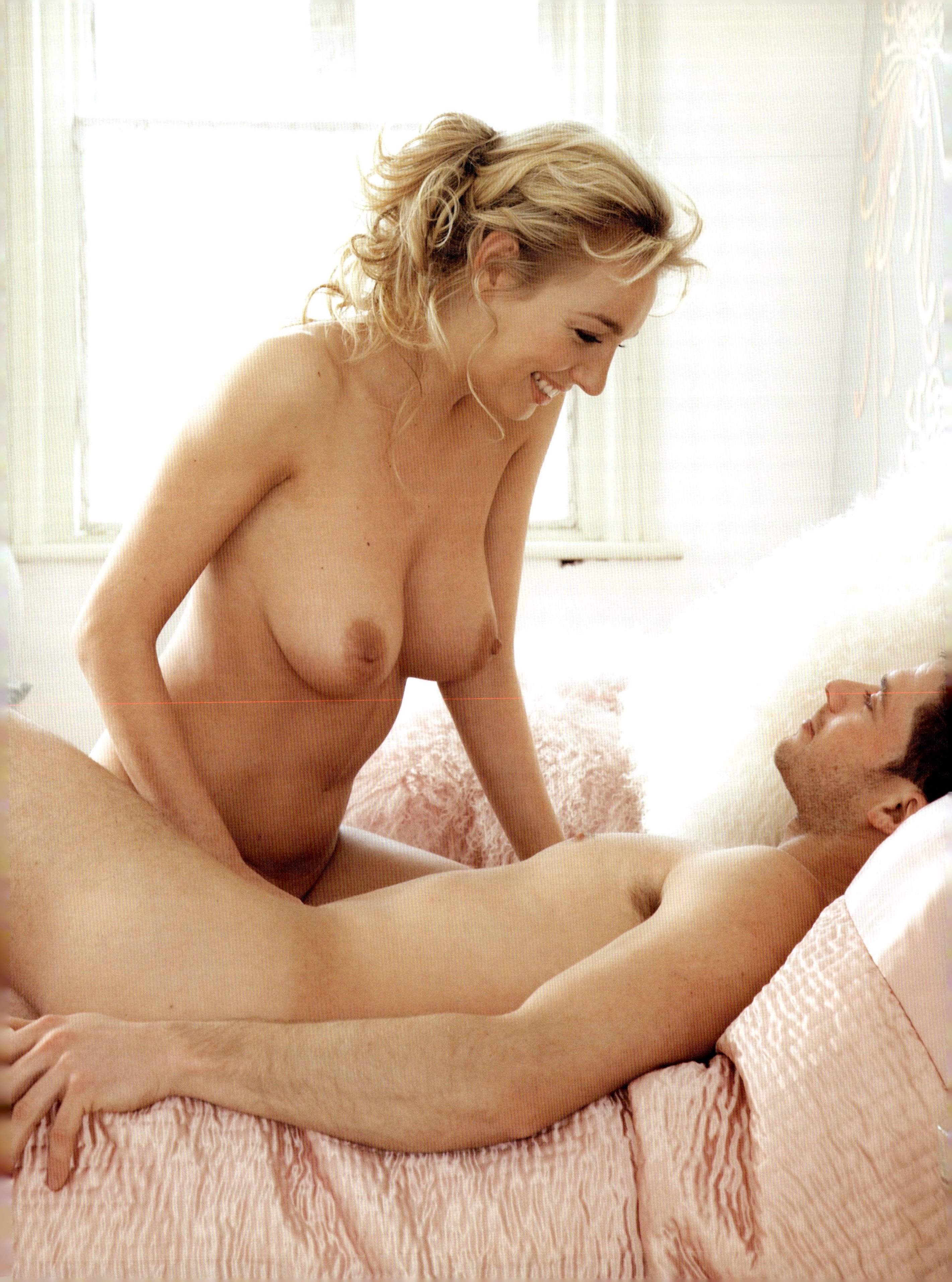

Carícias de mestre

Vocês sabem como levar o outro ao orgasmo usando somente as mãos? Se a resposta é não, continue a leitura. Se é sim, estou certa de que vocês já descobriram o que uma grande habilidade manual significa naqueles momentos em que o principal é obter um alívio rápido e discreto – como nas viagens com a família nas férias – quando estão todos em um pequeno apartamento, quando tem um adolescente dormindo do outro lado de uma parede fina ou quando um de vocês está cansado, doente ou acabou de fazer um bronzeamento artificial. Todos os movimentos que eu descrevo a seguir podem ser feitos separadamente ou como parte do sexo oral.

Os homens amam a estimulação manual. Aprenda a masturbá-lo tão bem quanto ele mesmo faz e você vai se tornar indispensável – seu verdadeiro braço direito. Aqui estão as minhas dicas para que você dê a ele a Estimulação Manual Perfeita:

Mostrar e explicar

Como ele deve ter brincado com seu próprio pênis desde que o descobriu dentro das fraldas, é possível que tenha desenvolvido o gosto por alguns movimentos específicos. O primeiro passo é aprendê-los – peça a ele que se masturbe enquanto você assiste. Depois, coloque sua mão sobre a dele para sentir a velocidade e a pressão que ele usa (a maioria dos homens reclama que as mulheres seguram o pênis com muita suavidade ou com força demais) e o que ele faz com a outra mão.

Comece devagar

O segredo de uma boa estimulação manual é um início suave. A pior coisa que você pode fazer é começar a 100 km por hora e logo perceber que seus bíceps estão quase explodindo de dor e que não conseguirá manter o ritmo. Comece com a primeira marcha e gradualmente aumente a velocidade. Procure não reduzir a não ser que queira provocá-lo ou retardar seu orgasmo.

Sempre lubrificado

A lubrificação é a chave para dar prazer a ele usando as mãos. Sem ela, será como se você estivesse usando o pênis para receber a medalha das escoteiras por conseguir fazer fogo. Qualquer lubrificação é adequada, mas que seja sem óleo se ele for usar uma camisinha depois.

O lado sensível dele

A parte inferior do pênis é muito sensível, portanto tente estimulá-la o máximo possível. Se estiver sentada ao lado dele, pode segurá-lo normalmente. Se estiver na sua frente, terá que ajustar sua mão: mantenha a mão em frente ao pênis com a palma voltada para ele, vire-a de maneira que o polegar esteja apontando para o chão. Então, agarre-o. Dessa forma, a palma de sua mão massageará a parte certa para que ele se delicie.

Deslize o polegar para cima e para baixo

Agarre-o e movimente a mão para cima e para baixo. Alterne as carícias com as duas mãos: mova a que está em cima do pênis enquanto a outra o agarra na base. Quando a sua primeira mão chegar ao topo, retire-a e faça o mesmo movimento anterior com a segunda. Mantenha ambas se movendo dessa maneira em um ritmo bem sensual.

Onde a magia acontece

A cabeça do pênis (a glande) é seu ponto mais sensível, especialmente se ele não for circuncidado e ela não fica raspando em uma calça jeans o dia inteiro. Não a esfregue de forma insensível, estimule-a no final de uma carícia demorada no pênis.

- Envolva-a com a palma da mão e gire suavemente.
- Massageie o pequeno orifício na ponta dela com o polegar.
- Faça um círculo unindo indicador e polegar sobre o prepúcio e movimente-o para cima e para baixo sobre a glande.
- Use sua língua para lhe fazer carícias mais ousadas.

Não esqueça os rapazes

Mantenha os olhos (e a mão) nos testículos dele enquanto brinca com seu pênis. Eles não são apenas bastante sensíveis e muitas vezes extremamente negligenciados, mas podem também lhe dar pistas do quanto ele está excitado. Quando eles aumentam de tamanho e sobem para perto da virilha, ele está próximo ao clímax – você pode provocá-lo nesse momento deixando que ele quase chegue lá e depois parando ou fazendo suas "carícias de mestre" para terminar o trabalho.

- Massageie os testículos com a mão.
- Role-os *delicadamente* entre o polegar e indicador.
- Levante-os levemente com a palma da mão e massageie-os com suavidade.

Finalize o trabalho

Quando ele estiver se aproximando do orgasmo, continue aumentando a velocidade com que movimenta sua mão para cima e para baixo. Use a outra mão para acariciar os testículos ou pressione o períneo – a área entre os testículos e o ânus – usando três dedos. Isso dará a ele uma suave estimulação no ponto G. Se quiser oferecer-lhe ainda mais prazer, pressione um dedo bem lubrificado em seu ânus e, se ele responder com gemidos de satisfação, coloque-o dentro dele. Você também pode usar um plugue anal.

- Mantenha o ritmo – se você diminuir, ele não chegará ao êxtase.
- Assim que o orgasmo começar, pare de movimentar a mão. Ele ficará muito sensível quando ejacular e qualquer movimento depois disso o deixará irritado.

Rapazes – Aqui temos a Estimulação Manual Perfeita para elas

Senhora, você me concederia um minuto para ter uma conversa indecente com seu parceiro? Obrigada! As mulheres adoram ser estimuladas diretamente, seja com a boca, seja com a língua – o ideal é que sejam ambas –, devido ao desenho impróprio de nossas vaginas para o sexo. Se o clitóris fosse dentro dela, poderíamos chegar ao orgasmo apenas com a penetração, mas não é assim, nós precisamos que vocês pensem no que está "fora da caixinha", literalmente.

Pontos quentes que você precisa conhecer

Você sabe onde fica o clitóris dela, tenho certeza disso (se ela ainda não lhe mostrou, traga-a aqui para que eu possa lhe dar umas palmadas). É o pequeno botão logo acima dos pequenos lábios da vagina. Ele é muito parecido com seu pênis, coberto com uma pele fina (chamada "capuz do clitóris") e se enche de sangue quando ela está excitada. Se você imaginar um pênis bem pequeno ficará mais fácil entender como ele é, mas lembre-se de que é um *pequenino* pênis, então você deve ser delicado. Não o intimide como se ele fosse o menorzinho dos garotos do parque.

Outra parte do corpo dela que precisa ser conhecida é o ponto G. Os cientistas ainda estão em conflito acerca desse tema, como eu espero que você também esteja, pois ainda não foi decidido se ele é um mito ou se realmente existe. As sensações que ele provoca nas mulheres são variadas: algumas as adoram, outras não. Sob pressão direta, a sensação é semelhante àquela de quando precisamos urinar com urgência. Algumas vezes, a estimulação do ponto G causa a ejaculação feminina, em que ela expele um líquido sem cor e sem odor. Provavelmente será gratificante para ela se seu parceiro apreciar sexo na posição cachorrinho, ou se ela ficar por cima ou ele estimular a parte interna frontal da vagina.

Você está confortável?

O primeiro passo para dar prazer a uma mulher é estar confortável, porque ela pode levar algum tempo até chegar ao clímax. Mesmo que você sinta que não é muito espontâneo, pare um pouco e pegue um travesseiro, almofada ou algo para poder ser ajoelhar antes de começar e poder se manter ali por bastante tempo. Ela não vai se importar se você não tiver pressa para acertar esses detalhes; na verdade isso logo virará um reflexo condicionado para ela, que acabará por associar almofadas e coisas do tipo a sessões lentas e prazerosas de sexo. Ela não poderá mais visitar lojas de estofados cheias de almofadas, mas tudo bem.

Sente-se ao lado da mulher na cama e descanse seu braço sobre a barriga dela. Isso aliviará a pressão em seu pulso e dedos, o que permitirá que você a estimule manualmente por mais tempo.

Outra boa posição para isso é deitar-se e apoiar a cabeça na coxa dela. Certifique-se de que suas unhas estejam bem aparadas e pegue um lubrificante à base de água, sem glicerina. Os que contêm glicerina têm melhor sabor, mas o açúcar pode causar infecções por fungos. Lubrificantes à base de óleo não são adequados, pois podem se alojar na vagina e estimular a reprodução de bactérias.

Você gosta de assistir?

A maneira mais rápida, fácil e prazerosa de descobrir como ela gosta de ser tocada é vê-la se masturbando. Peça a ela. Algumas mulheres se sentirão felizes em ajudar, mas outras podem ficar envergonhadas. Se ela não aceitar, uma forma mais suave de fazê-lo seria – como já sugeri anteriormente – colocar sua mão sobre a dela enquanto ela se masturba. Dessa forma você descobrirá como ela gosta de usar as mãos ou se o que ela *usa* são mesmo as mãos. Algumas mulheres abandonam o "trabalho manual" completamente e massageiam seu clitóris em travesseiros, vibradores, nos cantos dos móveis, no cachorrinho de pelúcia... Assim como você, elas aprendem a se masturbar quando são bem jovens e normalmente continuam usando a mesma técnica por toda a vida.

Você pode sugerir uma sessão de masturbação mútua em que um fica de frente para o outro e estimula os próprios órgãos sexuais até chegar ao orgasmo. Mas vocês têm de ficar concentrados e não transformar isso em uma competição.

Modo de preparo

Como as mulheres levam mais tempo para atingir o orgasmo do que os homens, invista bastante tempo até começar a massageá-la diretamente. Isso será muito, muito mais *sexy* para ela e aliviará a tensão de suas mãos e língua. Quanto mais tempo você levar massageando, beijando (especialmente beijos longos, lentos e profundos), chupando seus mamilos e acariciando seus seios, mais rapidamente ela chegará ao orgasmo quando você começar a fazer seus "movimentos letais". Lembre-se de que a mulher precisa se sentir segura antes de chegar ao clímax, por isso cubra-a de carinhos o tempo todo – isso também é muito importante.

- Acaricie a parte que fica embaixo dos seios dela com frequência. Essa é a área mais sensível.
- Massageie-a lentamente e pressione com suavidade a última vértebra de sua coluna. Massagistas asseguram que a pressão nessa parte do corpo pode ser profundamente erótica.
- Não aperte a calcinha sobre a vagina dela – isso absorverá a lubrificação e a deixará seca. Em vez disso, beije e passe a língua em toda a extensão ao lado da calcinha e depois arranque-a com os dentes.
- Se ela começar a rebolar, a tentar esfregar a virilha e levantar os quadris, é sinal de que ela quer mais. Não lhe dê. Provoque-a por alguns minutos para que, quando você finalmente começar o "serviço", seja inesquecível.

Dedos mágicos

Quando você a tiver provocado ao máximo, é tempo de começar a mexer mais para baixo. Não comece esfregando diretamente o clitóris, especialmente na parte abaixo da pele – muitas mulheres são extremamente sensíveis nessa região. Você pode estimulá-lo indiretamente, pelo menos para começar, movendo a pele em volta ou esfregando as laterais, somente na parte dos pequenos lábios. O clitóris é como um polvo, tem braços longos que se estendem para os lados da vagina.

- Coloque os dedos, indicador e o médio, nas laterais dos grandes lábios, junte-os e pressione para fechá-los apertando para baixo. Agora, faça movimentos circulares. Isso empurrará a ponta do clitóris para baixo e puxará suavemente a pele que o envolve.
- Use os mesmos dedos para pressionar suavemente as laterais do clitóris e movimente-as em círculos. É assim que muitas mulheres se masturbam.
- Suavemente agarre o clitóris entre seu polegar e indicador e role-o como se fosse uma bolinha de gude.
- Você pode dar batidinhas leves na ponta do clitóris ou esfregá-la suavemente, mas com insistência.
- Observe sempre a linguagem corporal dela – se ficar calada ou parar de se movimentar, pode ser um sinal de que está "fora do ar" de tanto prazer ou não está gostando. Neste último caso, tente algo diferente ou deixe que ela conduza sua mão e lhe mostre o que fazer.

G positivo

Você pode usar sua outra mão para proporcionar alguma ação no ponto G. Como eu já afirmei, isso pode induzir a sensações de "Quero fazer xixi!" em algumas mulheres, por isso é melhor que ela vá ao banheiro antes. Também pode fazê-la ejacular. O ponto G situa-se a cerca de 5 centímetros da entrada da vagina, no lado de cima (mais próximo à barriga). Introduza o dedo e movimente-o até sentir um ponto ligeiramente mais alto e mais enrugado do que o restante. Ele incha quando a mulher fica excitada, portanto é uma boa ideia deixá-la excitada antes de começar. Você pode:

- Continuar esfregando, "acenando" com um dedo ou, de preferência, dois. Use a parte plana deles em vez das pontas. Pressione devagar e firmemente – o ponto G pode aguentar mais pressão do que o clitóris.
- Empurrar o ponto G e ao mesmo tempo pressionar o abdômen para baixo, para aumentar a intensidade do toque.

• Massagear o ponto G e pressionar o ânus ao mesmo tempo. O prazer pelo toque de um vai distrair da perturbação do outro.
• Vire-a para que ela fique na posição cachorrinho e massageie seu ponto G, enquanto lambe seu ânus delicadamente e esfrega o clitóris.

Não pare, por favor, não pare

É muito incômodo para a mulher se o parceiro muda constantemente o ritmo e a técnica. Quando você começar um toque que a faça ficar agitada como a garota do filme *O exorcista*, pelo amor de Deus, continue com o mesmo movimento.
Não se preocupe pensando que ela ficará entediada – é melhor ter meia hora de algo deliciosamente previsível do que um dia inteiro de prazer que vai e vem. Lembre-se também de que precisará manter esse movimento por algum tempo – se 5 minutos passarem e ela ainda estiver se contorcendo loucamente, mas sem chegar ao orgasmo, não pare. Talvez aumentar o ritmo ou a pressão ajude, mas não mude para um movimento completamente diferente ou ela estará autorizada a lhe dar um pontapé ninja nos testículos.

• Lambê-la ou beijá-la pode ajudar a fazer com que chegue ao orgasmo. Muitas mulheres adoram ser beijadas na boca durante a masturbação, mas outras podem considerar isso um impedimento para o clímax. Não pergunte a ela! Apenas sinta o que ela prefere.
• Conversar com ela pode ajudar – mulheres ficam muito excitadas em ouvir. Diga-lhe como é *sexy* e o quanto ela o excita.
• Chupe seus mamilos – muitas mulheres podem chegar ao orgasmo somente com isso.

E ela chega...

Quando ela chegar ao orgasmo, não pare o que estiver fazendo. Na verdade continue fazendo a mesma coisa durante seu êxtase – isso pode fazê-la ter um segundo orgasmo. E um terceiro. E mais um. Ficou com inveja? A excitação da mulher não requer um período de repouso – o tempo necessário para se recuperar depois do clímax – como acontece com você. Algumas mulheres ficam muito sensíveis durante, ou logo após o orgasmo; nesse caso, pare ou diminua a intensidade para o nível 1. Mas, se ela gosta, continue.

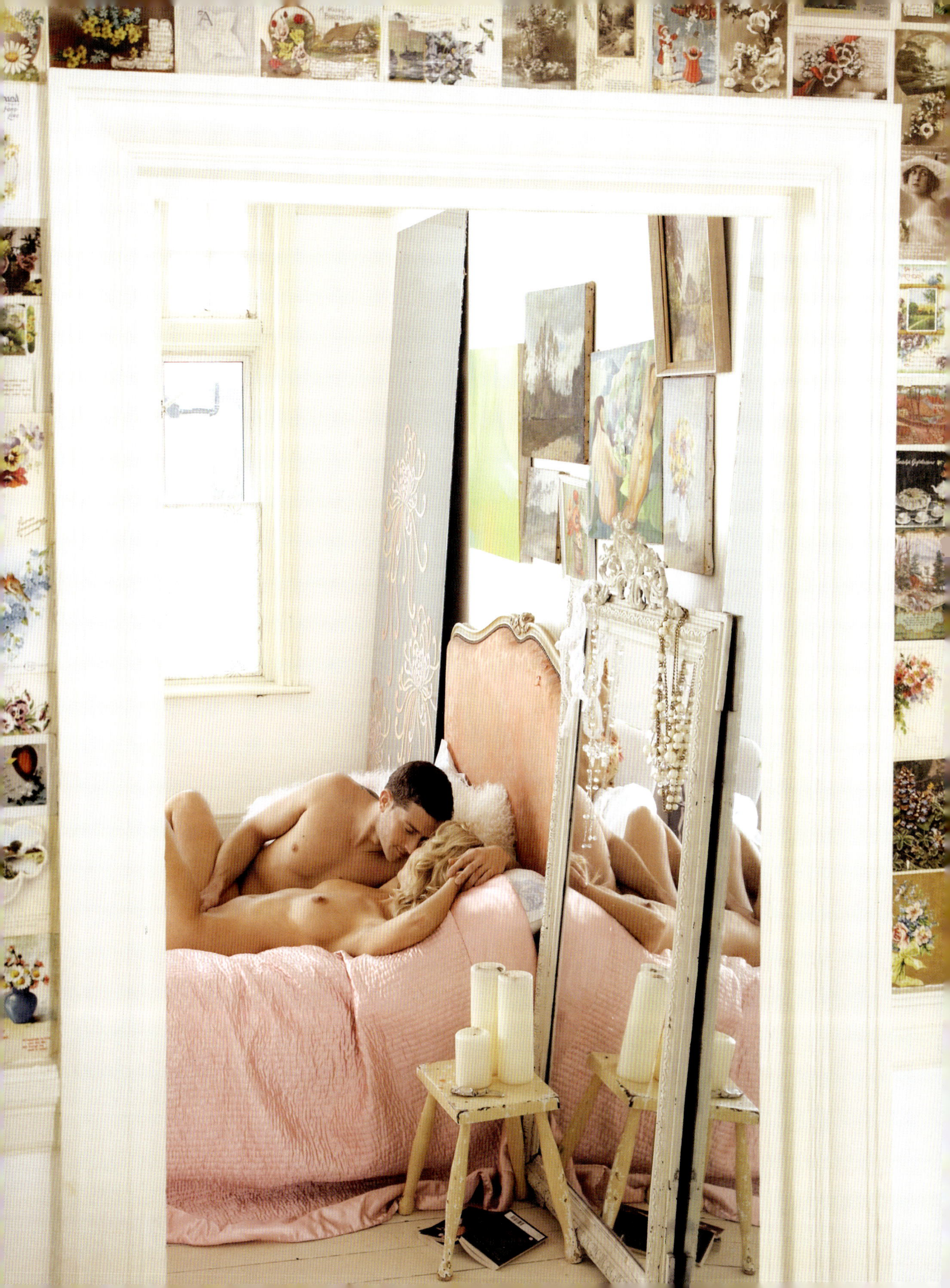

O melhor sexo oral para ele

Garotas, os movimentos de estimulação manual descritos anteriormente podem ser ajustados para um sexo oral excelente. Na verdade, saber usar as mãos é o segredo para realizar a parte mais importante do modo mais perfeito, pois simplesmente colocar o pênis dentro da boca e movimentá-la para cima e para baixo não será muito divertido para ele. Não se pode negar que seja algo sensual e ele adora vê-la fazendo isso, mas não será um grande estímulo, pelo menos não o suficiente para que ele chegue ao clímax. Nota: quando se trata de sexo oral, seja sempre, *sempre* a última a fazer. Não acredite em nenhuma conversinha do tipo "não, benzinho, é claro que estarei no maior pique para fazer em você depois". As mulheres são mais ativas do que os homens depois do orgasmo. Elas não têm uma elevação do nível hormonal – como eles –, o que provoca aquela conhecida "sonolência". A capacidade de a mulher ter orgasmos múltiplos prova que continuamos excitadas mesmo depois de chegarmos ao clímax. Os homens, ao contrário, podem ficar muito sensíveis depois da ejaculação.

Assuma a posição

Existe toda uma fantasia de "adoração" quando você coloca a "masculinidade" dele em sua boca, o que pode ser a explicação para o fato de a posição favorita da maioria dos homens que "recebe" o sexo oral ser em pé, com a mulher ajoelhada diante dele. Além de enaltecer sua vaidade, a posição tem outras vantagens, pois os testículos ficam mais sensíveis quando estão suspensos e alguns homens afirmam que o orgasmo é mais intenso quando estão em pé. Portanto, se quiser ganhar pontos extras, já sabe o que fazer. Como alternativa, ajoelhe-se entre suas pernas com ele deitado ou sentado.

- Prenda o cabelo para trás – ele adora observar o membro entrando e saindo de sua boca, por isso não deixe que nada atrapalhe essa visão.
- Olhe-o nos olhos – ele irá adorar se você o encarar enquanto lhe dá prazer. Se você se sentir muito tola fazendo isso, não precisa encará-lo fixamente o tempo todo, mas ele vai se deliciar com alguns olhares prolongados e sensuais.

Seja gulosa

Não é nada agradável nem prazeroso quando seu parceiro pratica o sexo oral em você sem parecer feliz e satisfeito. E o mesmo vale para ele: o homem precisa sentir que a mulher está gostando, qualquer bocejo, expressão de tédio ou checada no relógio está proibida. Se você se dedicar de corpo e alma ao "serviço", ambos desfrutarão ainda mais daquele momento e você ficará muito mais apta a perceber as preferências dele. Esvazie sua mente e comece a observar os sinais do que seu parceiro aprecia – isso a ajudará a proporcionar mais prazer a ele.

- Olhe fixamente para o seu "objeto de desejo", demonstrando todo o prazer que está sentindo. Se ele estiver vestido, desembrulhe-o como se fosse um presente de aniversário.
- Gema de prazer.
- Se o seu parceiro estiver deitado ou sentado, sente-se em sua coxa com as pernas abertas e esfregue-se como se estivesse tão excitada que não pudesse se controlar.

Provoque-o

Faça algo mais do que simplesmente enfiar o pênis na boca: crie um clima de prazer. Quanto mais você o fizer esperar, mais intensa será a reação dele quando você finalmente atacar. E, principalmente, não o solte como se fosse uma pedra assim que ouvir o tema de sua novela favorita.

- Beije e lamba o corpo todo do parceiro, exceto o pênis.
- Percorra com a língua, de baixo para cima, uma de suas coxas, passe rapidamente pelos testículos e desça pela outra coxa.
- Abra bem a boca, arfando ofegantemente em torno do pênis, sem tocá-lo.
- Roce-o suavemente com os cílios.

Segure firme

Antes de começar a lamber e chupar, segure o pênis logo abaixo da ponta, mantendo sua mão ali – isso aumentará o prazer e fará com que ele tenha a sensação de que muito mais dele está entrando em sua boca. É uma versão manual da garganta profunda. Use a outra mão para explorar o corpo dele ou se masturbar.

Quem está tocando piano aqui?

Observe uma pequena pele que fica esticada, embaixo da cabeça do pênis. É conhecida como freio bálano prepucial, e é dinamite pura. Bastante sensível, essa parte responde muito bem ao toque de sua língua ou de seus lábios. Na verdade, para que seja ainda mais incrível, ao segurar o pênis, use o polegar para pressionar gentilmente o freio o tempo todo.

- Passe a língua rapidamente sobre o freio.
- Proteja os dentes com os lábios e mordisque-o, descendo e subindo por toda a extensão do pênis.

Usando a boca

Uma vez que ele tenha deslizado para um gostoso mergulho em sua boca, o que você deve fazer? Bem, comece usando a boca para criar uma pseudovagina do modo mais sensual possível. Chupe-o suavemente, apertando as laterais para obter mais pressão e fazendo círculos com a língua. Mantenha a mão logo abaixo da base e, sem parar os movimentos, olhe em seus olhos de vez em quando, acaricie seus testículos e, amiga, ele não se importará com o que você fizer dali em diante.

- Continue concentrada – não desvie sua atenção do jogo.
- Mantenha o ritmo e a pressão.

E no final?

E quando ele chegar ao orgasmo, o que fazer? Você pode querer engolir o esperma, o que seria perfeito. Se está em dúvida quanto a isso, certifique-se de que o pênis esteja bem no fundo de sua boca quando chegar ao clímax, pois o líquido simplesmente escorrerá pela sua garganta e você não sentirá gosto algum. Agora, se você realmente não quer – isso é absolutamente compreensível –, planeje o que fazer. Qualquer uma das dicas abaixo funciona muito bem com os homens:

- Direcione-o para seus seios e, de preferência (não é essencial), esfregue-o na pele quando ele terminar.
- Cubra a cabeça do pênis com a mão e deixe-o ejacular ali.
- Aponte-o para o ar e deixe-o disparar à vontade.
- Deixe-o ejacular em um lenço macio.

O melhor sexo oral para ela

Rapazes, se vocês soubessem como é fácil nos fazer felizes. Tão felizes que nunca mais os atormentaríamos, permitindo que vocês fizessem o que quisessem e quando quisessem... O segredo? Continuem lendo. Basta que nos ofereçam os Beijos da Luxúria.

Posições

É mais relaxante para a mulher receber o sexo oral se estiver deitada, com você entre suas pernas. Entretanto, essa não deve ser sua posição "favorita". Tente usar travesseiros, uma dica já dada anteriormente, ou escolha uma das alternativas a seguir. Contudo, não a coloque em uma posição desconfortável – isso pode fazer com que o desejo dela diminua tanto que sua língua cairá antes que ela consiga atingir um orgasmo.

• Ajoelhe-se no chão enquanto ela permanece sentada, de frente para você, na beira da cama ou de uma cadeira, mesa, ou mesmo a bancada da cozinha (veja página 23 no capítulo "Cozinha").

• Faça com que ela se deite de lado com as pernas abertas e enfie a cabeça entre elas.

• Mude para a posição cachorrinho, lambendo-a por trás. Algumas mulheres adoram essa posição pois sentem-se livres para fantasiar (só sobre você, meu querido), outras não, pois ficam constrangidas pela exposição excessiva. Experimente e saberá.

• Deite-se na cama enquanto ela se senta sobre seu rosto, apoiando-se na cabeceira da cama. Dessa forma ela poderá controlar a pressão e até mesmo movimentar-se em volta de sua boca para controlar o movimento da sua língua. Mantenha as mãos livres para afastá-la de seu rosto caso você comece a sufocar.

Dicas para usar a língua

Você se lembra que eu disse para pensar no clitóris como um pequeno pênis? Tenha isso em mente e imagine que tipo de toque você prefere quando recebe sexo oral. Os curtos e repetidos, apenas com a ponta da língua? Ou movimentos longos e lentos feitos com a língua toda? O mesmo acontece conosco. Se tivermos uma língua batendo no clitóris como uma pequena britadeira cor-de-rosa, fica difícil dizer algum "Ooooh". Assim, esqueça a ponta da língua, use a parte mais larga e plana. E use também a parte mais inferior.

• Use a língua de forma mais plana para começar, dando lambidas longas e lentas da parte de baixo da vagina ao clitóris. Repita algumas vezes. Quando chegar à entrada da vagina, escorregue a língua para dentro dela ocasionalmente.

• Coloque os lábios em volta do clitóris, chupe-o delicadamente e circule a língua ao seu redor.

• Use a língua para "escrever" letras sobre as partes íntimas ou, se preferir, concentre-se no clitóris. Escreva todo o alfabeto ou apenas uma mensagem. Algo do tipo "Depois disso você me deve uma especial".

• Finja que o clitóris é a zona norte e sua língua é um táxi. Faça uma corrida por toda a cidade, e "perca-se" algumas vezes.

• Movimente a língua fazendo um W ondulante na ponta do clitóris.

Bem aberta

Assim que estiver totalmente excitada, ela irá adorar a sensação de permanecer bem aberta, por isso coloque as mãos em cada lado de sua vagina e separe-os. Depois, mergulhe diretamente para dentro dela com a língua.

• Finja que sua língua é um pequeno pênis e use-a para penetrá-la.

• Mergulhe seus polegares dentro dela, enquanto você lambe para cima e para baixo ao longo de toda a vagina.

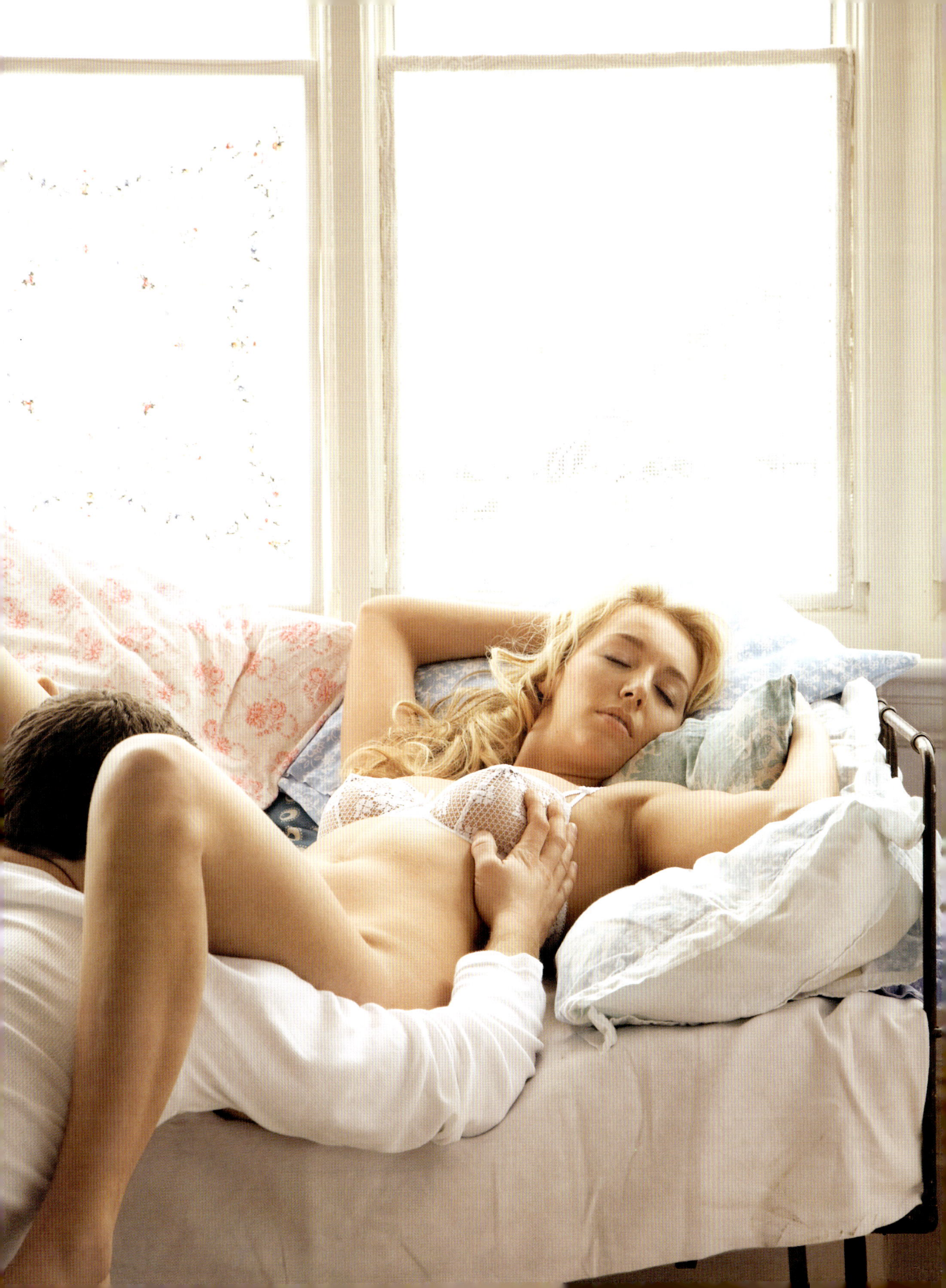

Ela vai jorrar como um chafariz

Quando os músculos da sua língua estiverem com espasmos e você já tiver engolido mais do que os oito copos diários recomendados de líquido, provavelmente estará louco para que ela chegue logo ao orgasmo. Como já discutimos antes, a melhor maneira de conseguir isso é continuar com todos os movimentos que ela aprecia, obviamente. Se você parou muitas vezes ou mudou de posição, volte àquilo que estava proporcionando melhores resultados e não pare. Aumentar a pressão e a velocidade dos movimentos favoritos dela funcionará bem, assim como usar a mão.

Você possui duas mãos e uma língua, por isso procure trabalhar nos três pontos quentes principais: clitóris e ponto G, claro, e – dependendo das preferências dela – os mamilos, o períneo (a área plana entre a vagina e o ânus) ou o ânus. Acariciar seu períneo é muito bom nesse estágio, pois você será capaz de perceber quando o orgasmo dela estiver chegando: um sinal de que ela está quase lá é quando você sentir contrações na região – então, vá para a grande final.

Está sem criatividade? Use um brinquedinho sexual no clitóris enquanto lambe seu jardim ou coloque-o dentro da vagina enquanto chupa seu clitóris. Nada ainda? Encoraje-a a usar as mãos para se masturbar até chegar ao orgasmo enquanto você lambe os dedos dela. Não funcionou? Então resta apenas um movimento, apenas um... penetrá-la. Sim, já que você foi tão dedicado, transe com ela do jeito que ela gosta até que ela estoure de prazer. Ah! Muito bem. Deita, garoto.

Amor anal

Não existe uma forma delicada para intitular esse tópico, por isso segui meu primeiro instinto. De qualquer forma, o sexo anal é uma boa maneira de colocar um pouco de tempero... Espere um pouco. Ei, você! Sim, você! A mulher que acabou de gritar de terror e atirar o livro bem longe. Volte aqui! Não vou forçá-la a fazer nada que não queira, certo? Eu prometo. Não, você não precisa fazer isso, mas ouça-me antes de decidir. Mesmo que não esteja pensando nisso agora, depois de um pouco mais de tempo de relacionamento você poderá estar tão entediada com sua vida sexual que ficará feliz em experimentar qualquer coisa e, se ao menos você tiver lido este tópico, saberá o que fazer.

Como eu dizia, o sexo anal é uma boa forma de adicionar movimentos mais quentes e arriscados em seu repertório. É uma das maneiras mais fáceis de recuperar o sentimento de sexo indecente e proibido em uma relação que já dura há muito tempo. É realmente o último tabu. Vocês dois podem experimentar, caso seu parceiro seja aberto a novas ideias.

Para seu parceiro fazer sexo anal com você, basta ter lubrificante e camisinhas. A pele interna do ânus é delicada e sujeita a se romper fazendo com que infecções se espalhem com facilidade, por isso sempre use camisinha no sexo anal, de preferência as mais resistentes, fabricadas para essa finalidade.

Se você vai praticar sexo anal no seu parceiro, precisará de um plugue anal, um pênis com cinta (veja páginas 94-97) ou apenas os dedos. Mas, nunca, jamais, use vibradores comuns, pênis com ou sem vibrador, frasco de desodorante *roll-on*, hamster, cenouras, bananas, velas, bombas para encher pneu de bicicleta ou qualquer coisa que não possua uma alça larga na extremidade. Se fizer isso, é grande a chance de que você logo esteja a caminho do pronto-socorro, envergonhadíssima, desesperada para retirar o fatídico objeto. O espaço no interior do ânus é grande, e qualquer objeto, especialmente se estiver escorregadio por causa do lubrificante, pode ser facilmente sugado e se perder.

Vai sair alguma coisa?

Não, é improvável que aconteça. As fezes ficam acumuladas bem longe da entrada do ânus, no cólon, a cerca de 25 centímetros de distância, e só entram no "túnel de saída" pouco antes de você sentir necessidade de ir ao banheiro. Se você se preocupa com possíveis "vazamentos", esvazie o intestino antes (se você estiver muito ansiosa, isso irá acontecer naturalmente). A seguir, lave-se e certifique-se de estar fresca e à vontade, para que você possa relaxar e aproveitar. Mantenha lenços umedecidos por perto, para qualquer limpeza de emergência.

Eu tenho hemorroidas!

Então, deixe essa experiência para uma outra ocasião, quando elas tiverem desaparecido. Este é o seu Cartão de Liberação do Sexo Anal Gratuito.

Vai me causar problemas de incontinência?

Não. A "porta dos fundos" se fechará depois de tudo, normalmente. Pode ficar uma leve sensação de "distensão" por cerca de 24 horas, mas não o suficiente para que aconteça algo constrangedor e isso passará. Se você fez sexo anal várias vezes com alguém de pênis grande ou com algum brinquedo sexual, corre o risco de perder um pouco de capacidade de "apertar".

Vai doer?

Certo. Sabe aquilo que você sente quando evacua um daqueles "bem" grandes? Do tipo superhipermegacoco que demora 45 minutos e o jornal de domingo inteiro para sair? Quando um pênis ou brinquedo sexual entra em seu ânus a sensação é a mesma, mas ao contrário. No começo é estranho, mas depois de um tempo – especialmente se você estimular sua vagina com um vibrador ou com as mãos – será simplesmente um pouco desconfortável no início e logo você perceberá que ficou agradável. Comece vagarosamente usando apenas os dedos e lembre-se disso: LUBRIFICAÇÃO.

Prefira os tipos à base d'água ou silicone, pois o tipo a óleo destruirá o látex da camisinha.

Se na metade do ato eu concluir que não gostei, posso ter uma transa comum?

Não antes de ele retirar a camisinha e dar uma lavada bem caprichada. Lembre-se também de que ele não deve tocar sua vagina com o dedo, pênis ou qualquer acessório sexual que tenha estado dentro do ânus antes de tê-lo lavado bem.

"Ele" sempre deve apontar para a frente?

Não, o ânus é uma curva suave em forma de S. Uma vez lá dentro, direcione o pênis ou o brinquedo sexual para os ossos da coluna vertebral. Meninas, se quiserem encontrar o ponto G masculino – a glândula prostática (seu nome elegante) –, insira um dedo no ânus dele e direcione para cima, rumo ao umbigo. A cerca de 8 cm da entrada você sentirá um nódulo que cresce durante o período de excitação. Esse é o ponto G masculino e seu parceiro gostará se ele for tocado suavemente.

Como fazer

Em prol da simplicidade, escrevi estas instruções como se ele estivesse fazendo sexo anal em você. Se, em vez disso, você quiser penetrá-lo – lembre-se, nós lutamos por igualdade –, então apenas inverta as instruções para que ele tome a sua posição e substitua "pênis" por qualquer que seja o acessório que você for usar.

Relaxe

Para começar, tome uma taça de vinho e leve a garrafa para o quarto. Não entre em pânico, ninguém vai usá-la, apenas deixe-a por perto para o caso de se sentir tensa. Entretanto, não fique bêbada, pois isso provavelmente a deixará mais afobada e menos atenta em caso de dor.

Preliminares

Você deve estar o mais excitada possível antes de experimentar o sexo anal, pois isso aumentará muito o prazer e a deixará mais propensa a ter um orgasmo. Comecem com ele lambendo e penetrando seu ânus com a língua. Em seguida, ele deve aplicar bastante lubrificante no indicador e no dedo médio e vagarosamente circulá-los em torno da entrada do ânus e, aos poucos, ir pressionando.

Quando você estiver pronta, ele poderá inserir o indicador, sempre muito bem lubrificado. Não apresse as coisas – deixe como está por alguns minutos, o dedo entrando e saindo suavemente até que você se acostume com isso. Então, ele deve inserir também o dedo médio em você. Novamente, dê um tempo a si mesma para se adaptar à nova sensação e ele pode manter os dois dedos dentro de você e despejar mais lubrificante, indo direto para dentro de seu ânus.

Posição

A posição mais fácil para a primeira transa anal é a de colher. Mais adiante veremos outras opções, mas por ora essa é a melhor. Por quê? Porque é moderada e você pode alcançar e controlar o pênis, fazendo com que seja mais difícil para ele colocar tudo dentro de você e fazer muitos movimentos.

Estabeleça uma regra: não será ele quem fará o vaivém, você se movimentará, controlando a penetração pelo menos até se acostumar com a sensação, e aí sim ele poderá fazê-lo.

Na posição de colher, ele pressiona somente a cabeça do pênis contra seu ânus. Você se aproxima dele e empurra até que ele escorregue para dentro. Prossiga fazendo o mesmo movimento mais e mais, de forma bem lenta, dando a si mesma tempo para se adaptar a cada vez que for penetrando mais um pouco. Ele se segura em seus quadris para se apoiar ou usa um brinquedinho sexual (limpo) na sua vagina. E é isso! Você está fazendo! Daqui em diante, aja naturalmente, desde pular da cama gritando "Nunca mais!" ou transar até encontrar o caminho do paraíso.

Outras posições

Uma vez que vocês tenham experimentado a posição de colher, podem agora tentar o estilo papai-e-mamãe atrás, que é igual ao papai-e-mamãe vaginal, mas com a penetração anal. Ou ainda a posição cachorrinho, mas sem levantar muito as nádegas para não permitir uma penetração muito profunda – que pode ser desconfortável para você.

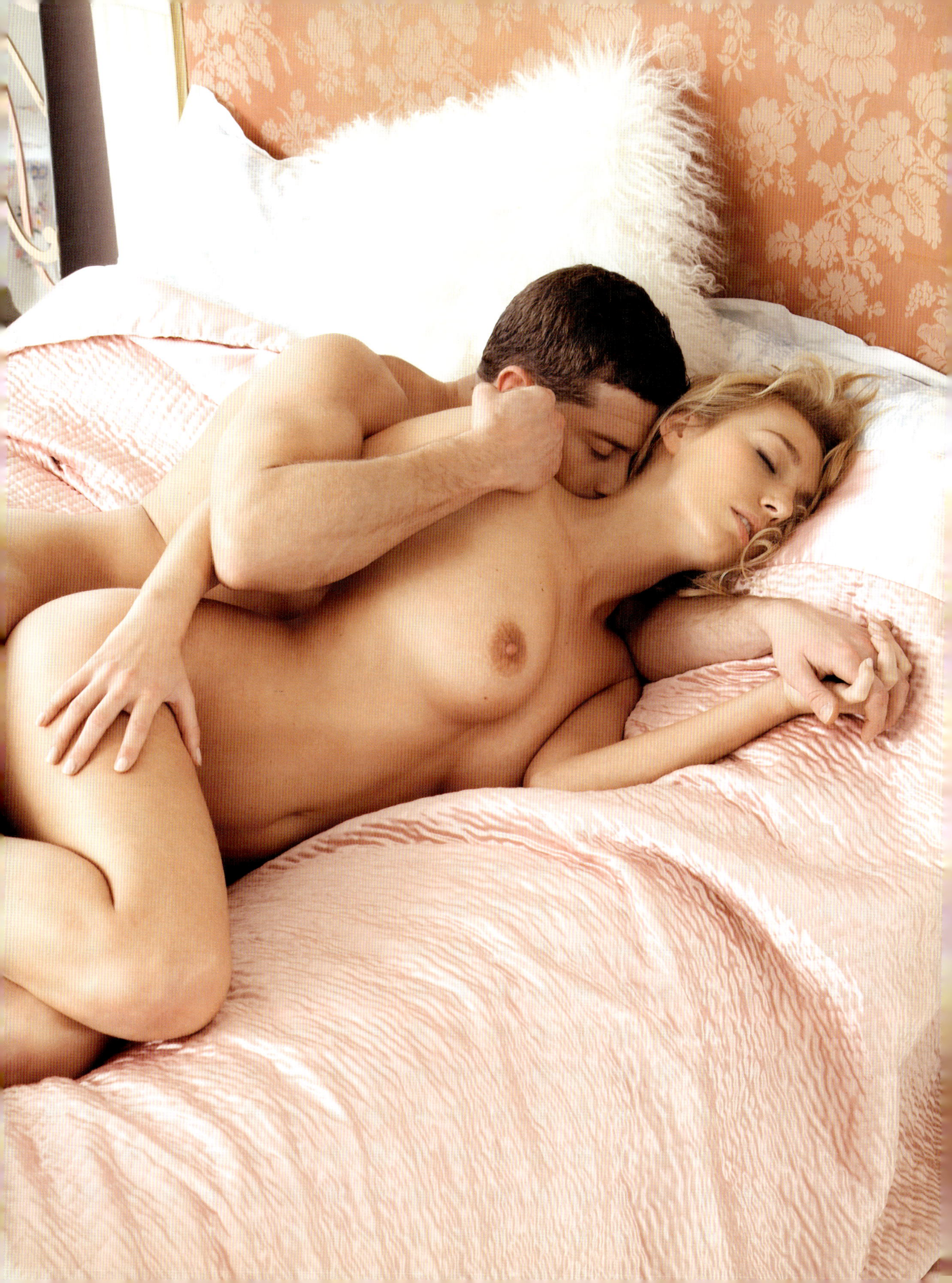

Posições para o quarto

A maioria dos casais sempre usa duas ou três posições. Não se torture imaginando que os outros casais se portam como ginastas a noite inteira. Se vocês usam regularmente quatro tipos de movimentos, já são supercriativos. Mas não se prendam a essas posições de sempre – experimentem outras opções. Nas próximas páginas serão descritas as posições básicas e, ao lado de cada uma, há uma versão mais *sexy* e apimentada para que vocês possam experimentar da próxima vez. Será um progresso rumo à modernidade.

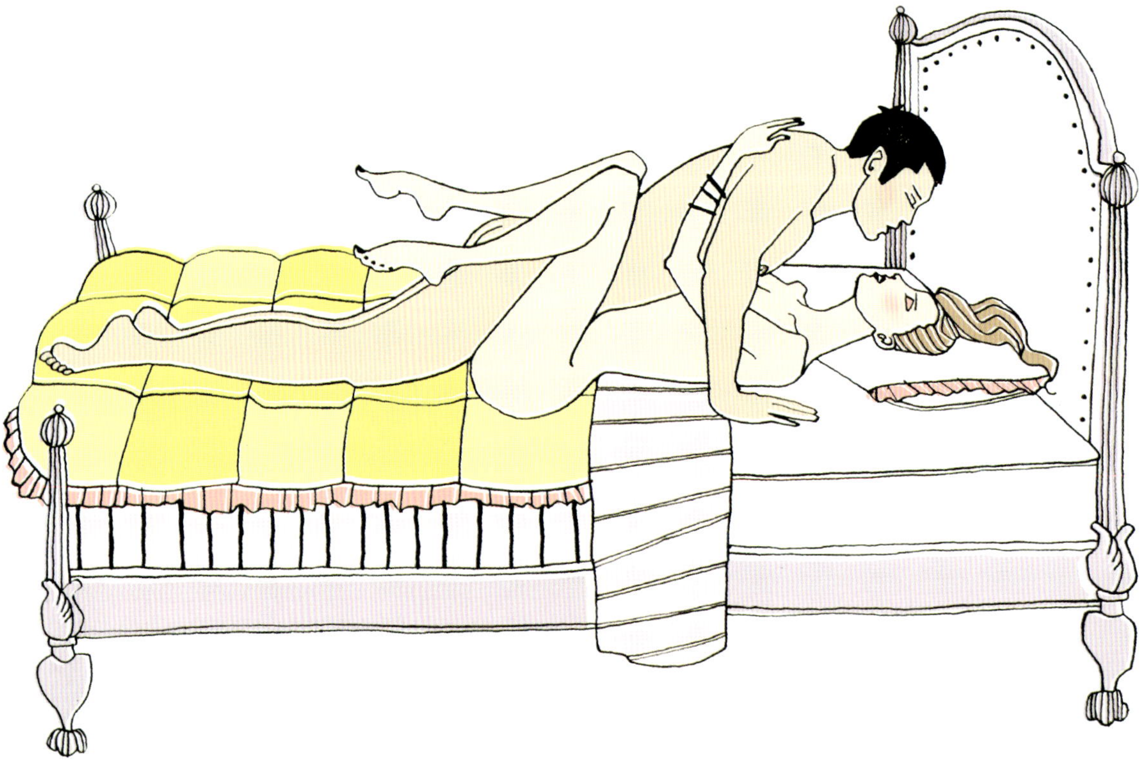

Papai-e-Mamãe

A posição sexual mais popular do mundo. Ela acabou ficando com a reputação de sexo para quem não sabe se divertir, mas não se envergonhe se é a sua favorita.
Como praticar: A mulher deita-se de costas e o homem fica por cima dela. E isso é tudo, amigos!
Melhor parte: O nome indiano para essa posição é "provedora de orgasmos". Ela é uma das apostas mais seguras para intimidade, beijos e satisfação, pois o homem pode fazer os movimentos que tanto aprecia, enquanto você recebe estimulação no clitóris ao esfregar a pelve contra ele; isso faz esticar a pele que cobre o seu "botão do amor" e o massageia. Você pode variar as sensações dessa posição levantando ou abaixando as pernas. Quanto mais altas estiverem as pernas, mais profundos serão os movimentos dele.
Variações: Apoie as nádegas sobre travesseiros, almofadas ou encostos de espuma, dos quais já falei anteriormente. Quanto mais altas estiverem suas nádegas, mais profunda será a penetração. Se você mantiver as pernas fechadas, o máximo possível, receberá mais estimulação no clitóris. Para atingir orgasmos pelo ponto G, mantenha seu parceiro ajoelhado na cama e levante os quadris contra ele. Dessa forma, o pênis esfregará diretamente a parede frontal de seu "lança-chamas".
Troque a posição Papai-e-Mamãe pela: Técnica de Alinhamento Coital.

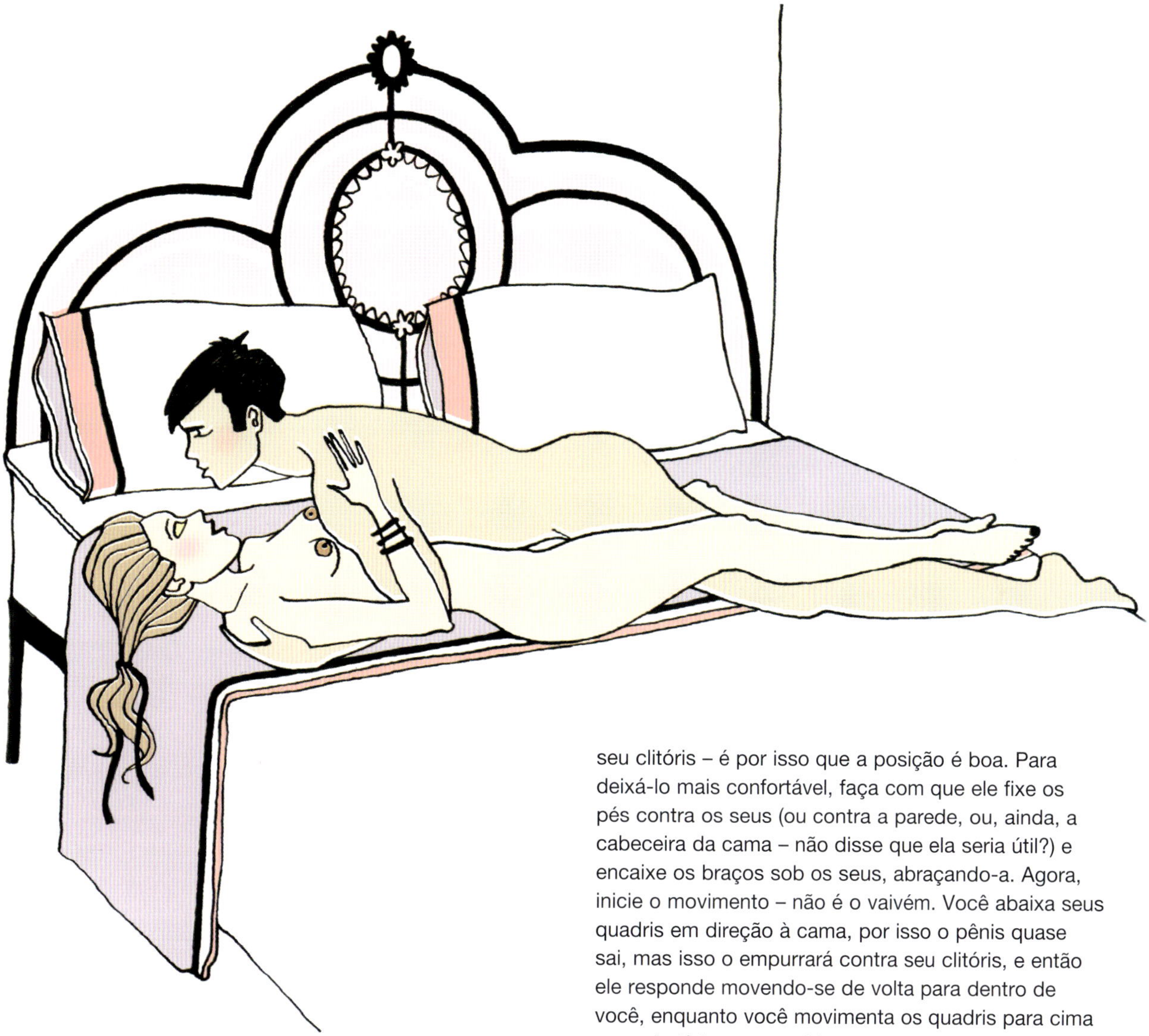

Técnica de Alinhamento Coital

Se alguém lhe disser que a TAC é a mesma coisa que a Papai-e-Mamãe, é porque nunca experimentou. Ela começa na mesma posição – a mulher embaixo, o homem em cima, as pernas dele entre as dela –, mas, depois disso, muda a direção para um território completamente novo. O vaivém está proibido (aliás, avise--o antes). Essa técnica concentra-se no roçar contínuo, lento e prolongado (as instruções a seguir contaram com o auxílio de especialistas no assunto, eu garanto).

Como praticar: Comece no melhor estilo papai-e-mamãe e então assuma a posição TAC. Seu parceiro retira quase totalmente o pênis, deixando a ponta dentro da vagina. Depois, ele pressiona para cima até que os ossos do quadril dele estejam exatamente em cima dos seus. Você agora sente o pênis retesado esfregando seu clitóris – é por isso que a posição é boa. Para deixá-lo mais confortável, faça com que ele fixe os pés contra os seus (ou contra a parede, ou, ainda, a cabeceira da cama – não disse que ela seria útil?) e encaixe os braços sob os seus, abraçando-a. Agora, inicie o movimento – não é o vaivém. Você abaixa seus quadris em direção à cama, por isso o pênis quase sai, mas isso o empurrará contra seu clitóris, e então ele responde movendo-se de volta para dentro de você, enquanto você movimenta os quadris para cima para ajudá-lo a entrar. Mova os quadris novamente para baixo, de novo ele quase sai, ele o empurra para dentro, você mexe os quadris para cima, para baixo, para cima, para baixo... Captou a ideia? Lembre--se de que o objetivo é manter uma pressão direta sobre o clitóris, por isso faça com que essa região fique bem colada ao corpo dele. Seu parceiro ficará tentado a aumentar a velocidade e retornar ao seu adorado vaivém, mas não permita. Quando praticada corretamente, essa posição é a mais satisfatória que você pode experimentar.

Melhor parte: É uma pressão confortavelmente prolongada e lenta. Muita intimidade, por seus corpos estarem grudados e ambos precisarem se concentrar no movimento. Além disso, vocês estarão tão próximos que poderão se beijar, lamber e mordiscar à vontade.

Variações: Nenhuma.

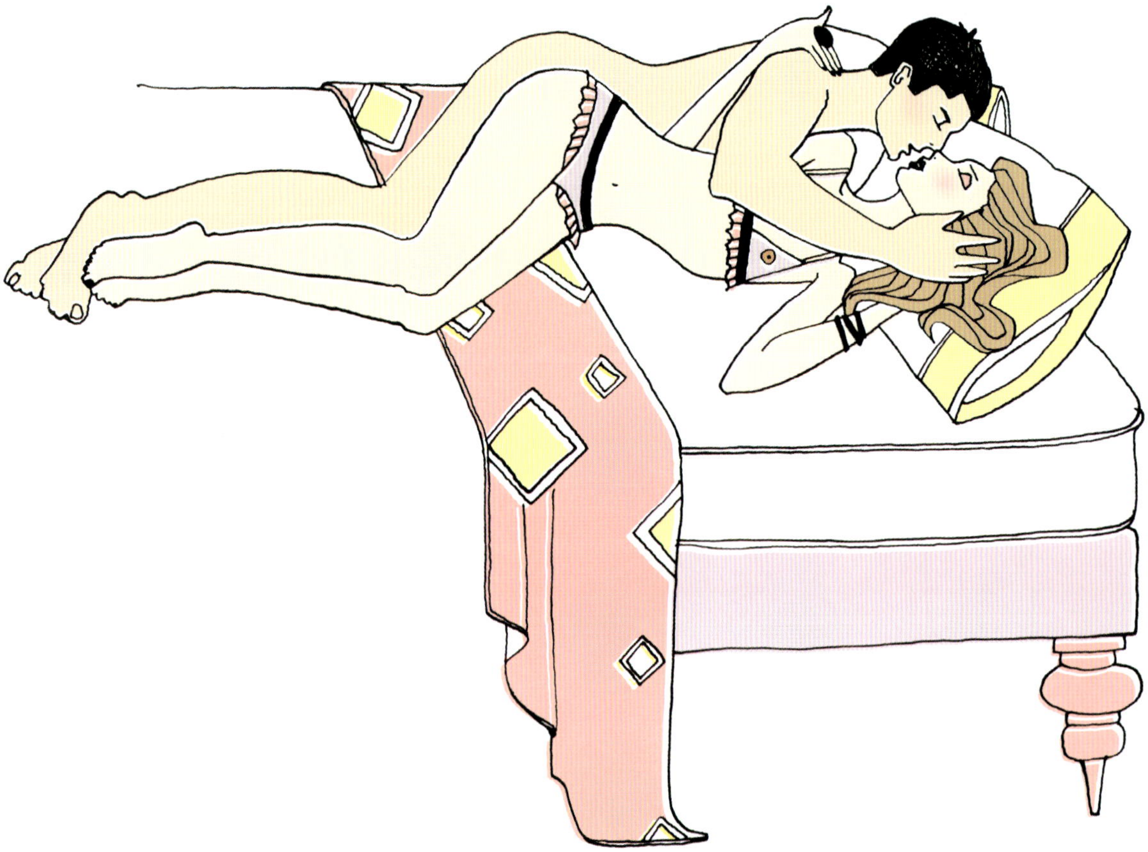

Colher

Essa é a melhor posição durante a gravidez, depois de um farto almoço de domingo ou quando você está tão zangada com ele que não pode sequer olhá-lo nos olhos, mas, ainda assim, quer transar. É uma clássica transa lado a lado e pode ser deliciosa tanto na cama, como no chão ou no sofá (veja página 53, no capítulo "Sala de estar"). O que ela perde em penetração, ganha em conforto, facilidade e liberdade para tatear o corpo do outro.

Como praticar: Ambos deitam-se de lado, ele fica por trás para que o pênis possa ser aninhado ao lado de suas nádegas. Mova a perna de cima para a frente até que ele encontre a abertura e mergulhe.

Melhor parte: É relaxante e confortável. É também apenas uma estimulação suave, por isso são menores as chances de que ele chegue ao clímax antes que você termine de amarrar seu tênis.

Variações: Você se encolhe e fica na posição fetal para permitir maior penetração, vira-se apoiando-se de costas, levanta a perna que está por cima e passa sobre o corpo dele para que ele fique sob você. Esta posição deixa você bem aberta para se masturbar ou para que ele o faça, usando um vibrador para estimular o seu clitóris. Você pode agarrar a base do pênis para dar mais prazer a ele.

Troque a posição Colher por: O Fator X.

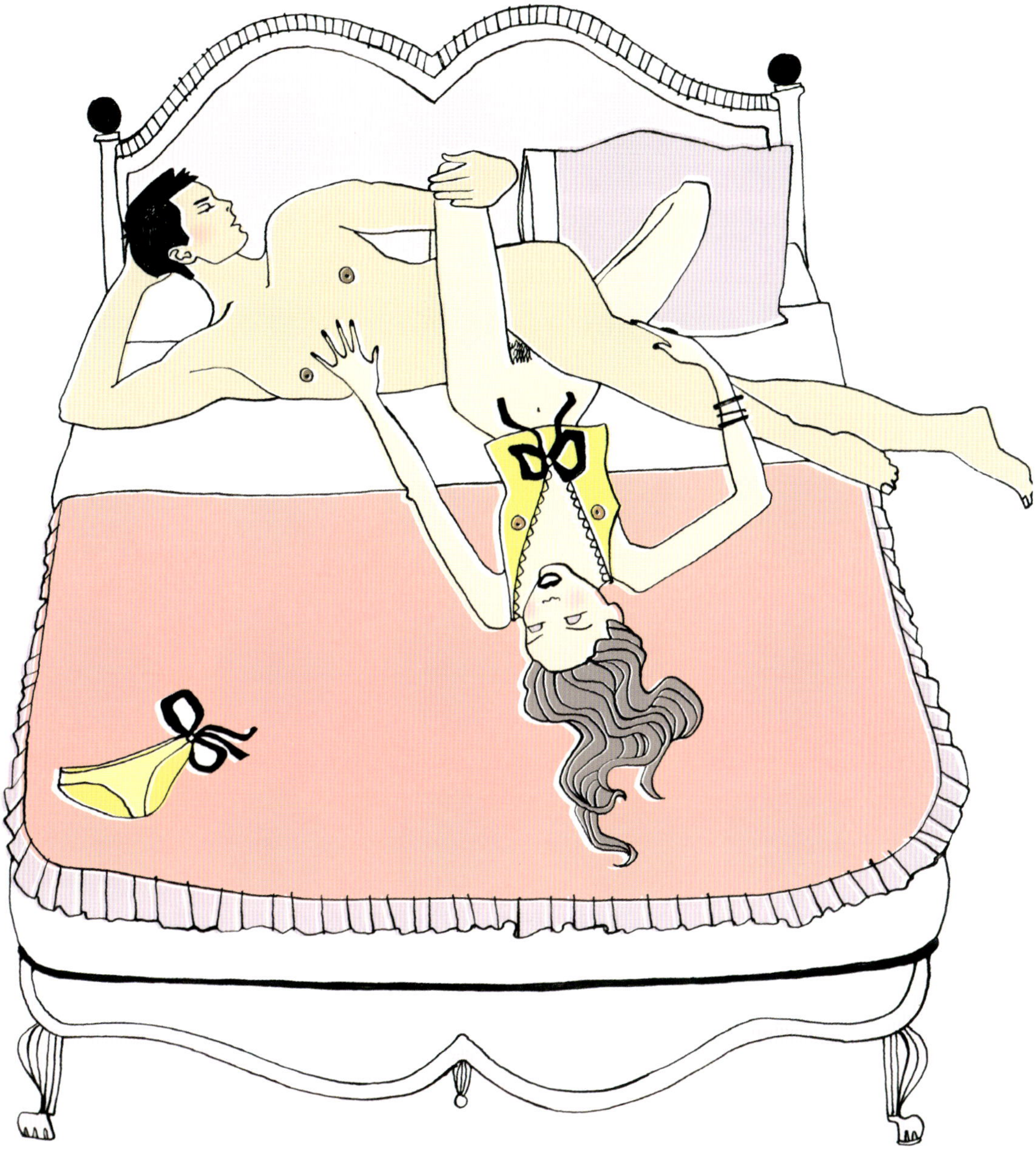

O Fator X

Você já deve conhecer bem essa posição, aposto, mas nunca se preocupou em saber o nome. Ela é mais complicada do que a anterior, mas também é feita de forma deliciosamente preguiçosa.

Como praticar: Deite-se de costas, na direção Norte-Sul e ele, de lado, na direção Leste-Oeste, com as pernas debaixo das suas. Agora, abra bem as pernas para que ele coloque a perna de cima entre as suas, puxando--a para perto até que possa penetrá-la (está achando complicado? Acredite em mim, fará sentido quando vocês tentarem). Então, você pode apoiar o pé direto na cama atrás da cintura dele. Se olhar para o espelho do teto, verá que seus corpos estão formando um X, o que é ótimo, porque vocês poderão se mover de maneiras inusitadas.

Melhor parte: As mãos ficam livres para perambular por seu próprio corpo ou pelo dele. Ele provavelmente demorará para chegar ao clímax.

Variações: Use as duas mãos para abrir bem os grandes lábios e deixar que ele massageie seu clitóris com o polegar. Erga o corpo e apoie-se nos cotovelos para aumentar o prazer.

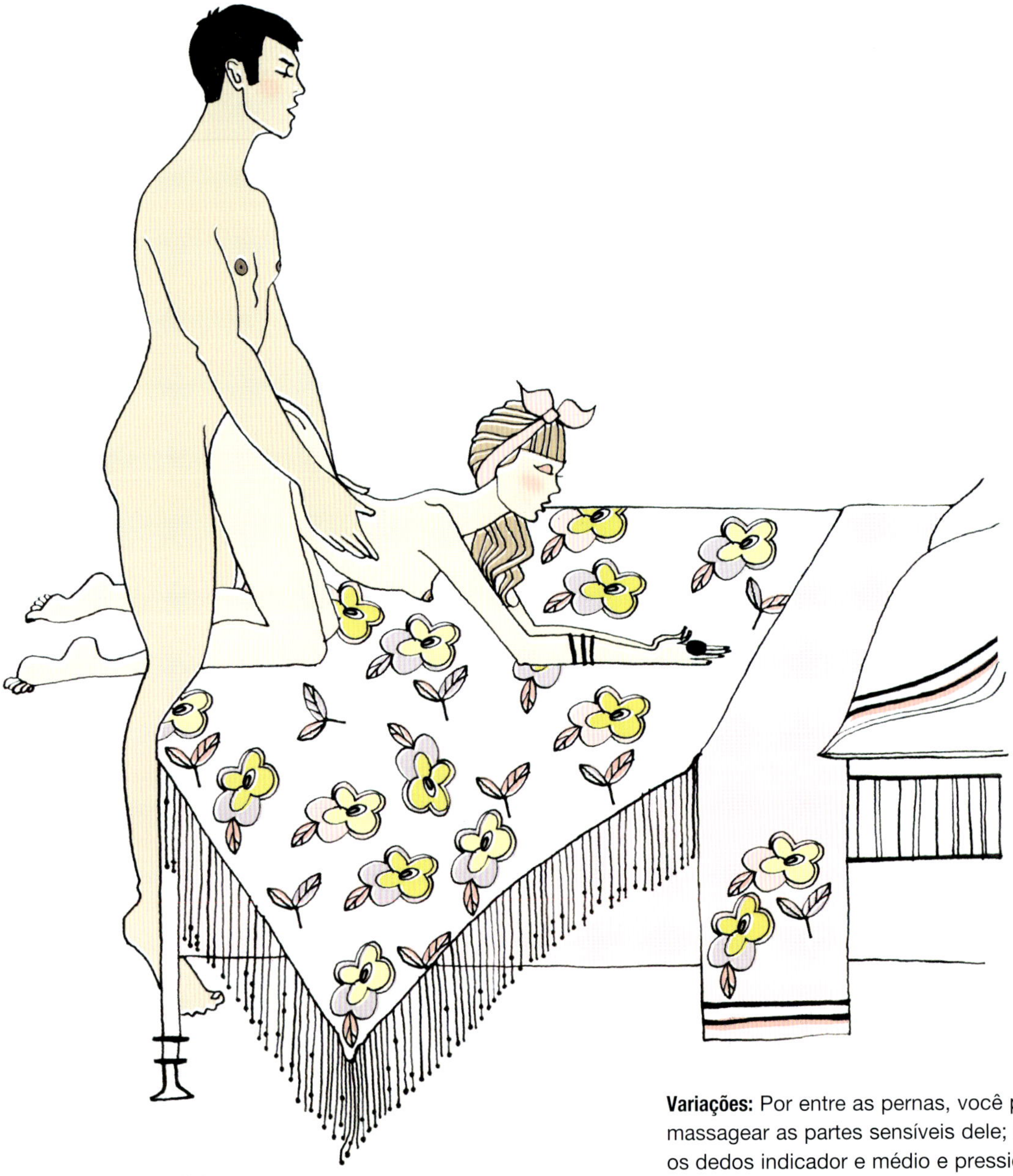

Cachorrinho

Os homens adoram essa posição por causa da profunda penetração, da visão espetacular e porque deixa as mãos soltas para vaguear e a mente livre para fantasiar. As mulheres adoram porque é um tanto animalesca e primitiva – ah, e é claro que também podemos fantasiar à vontade, felizes da vida.

Como praticar: Você fica de quatro enquanto ele se posiciona de joelhos por trás, segurando seus quadris para se apoiar.

Melhor parte: Se você já teve um parto normal, essa é uma ótima posição. Como a vagina está mais dilatada, o pênis possivelmente esfregará seu ponto G. Mesmo se esse não for o caso, é bom porque você pode variar (veja a seguir).

Variações: Por entre as pernas, você pode alcançar e massagear as partes sensíveis dele; forme um V com os dedos indicador e médio e pressione as laterais da vagina; segure a base do pênis e balance suavemente quando ele estiver próximo ao clímax. Ajoelhe-se na beira da cama, enquanto ele permanece em pé atrás de você. Ele pode alternar entre manter os pés no chão (o que permite uma penetração mais profunda) ou ficar na ponta dos pés (menos profundidade e mais estimulação em seu ponto G). Você também pode baixar a parte de cima de seu corpo em direção ao colchão. Ele pode se deitar de costas com você deitada, também de costas, por cima. Isso deixará a penetração bem rasa, mas é uma boa maneira de desacelerar as coisas, principalmente se ele já estiver perto do clímax.

Troque a posição Cachorrinho por: Tigresa Sentada.

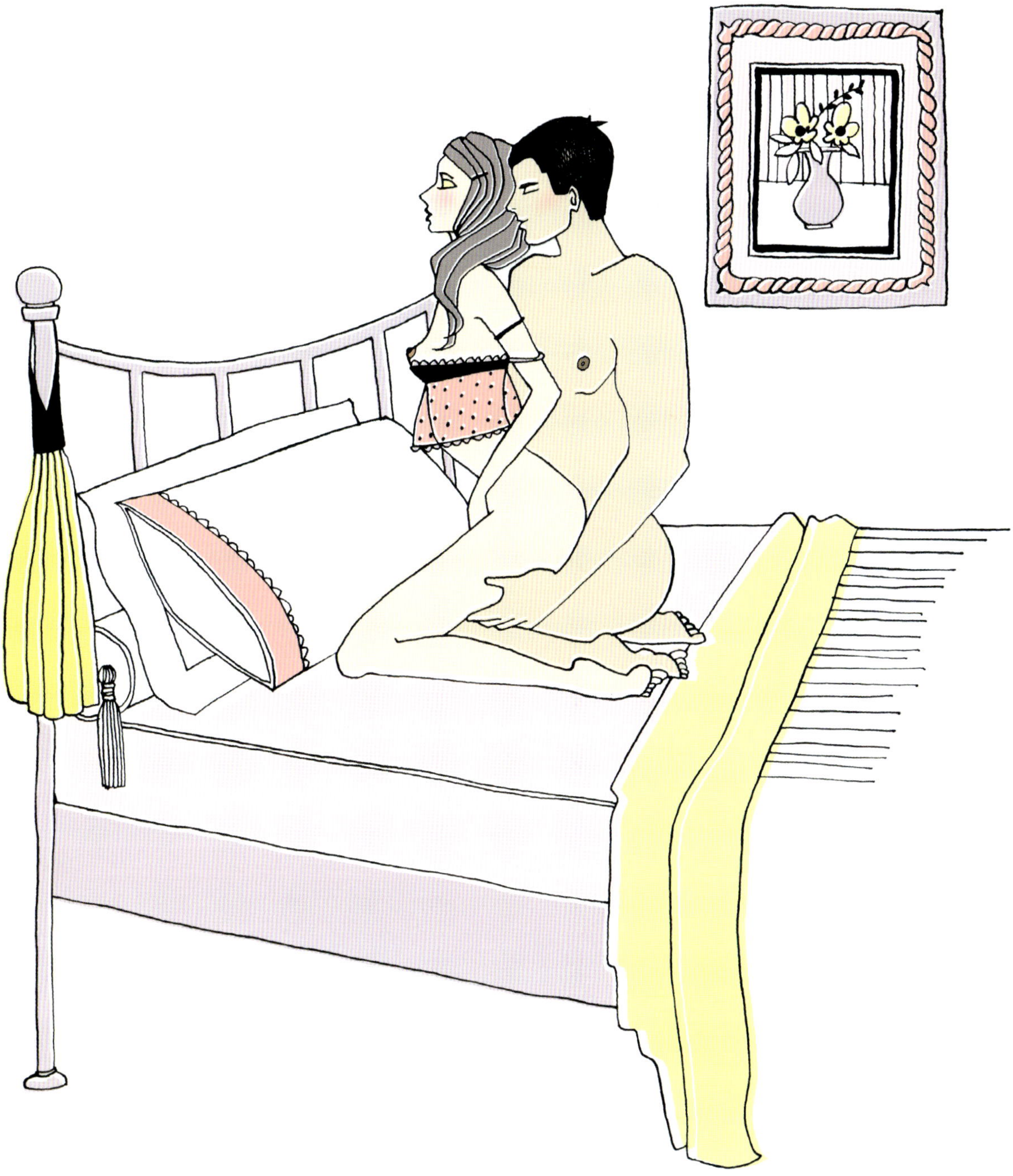

Tigresa Sentada

Também é uma posição "por trás", com você sobre ele, permitindo que a penetração e os movimentos dele sejam para cima. Isso lhe dá o máximo de estimulação no clitóris.

Como praticar: Seu parceiro senta-se de joelhos na cama, no chão ou no corredor do supermercado, onde quer que seja. Então, você encosta nele, virada de costas, e se abaixa, sentando em seu pênis com as pernas encaixadas ao lado das coxas dele. Ele pode segurar em seus quadris para manter o equilíbrio e você pode se agarrar em sua confiável cabeceira.

Melhor parte: É quando ele a penetra de forma menos profunda que seu clitóris recebe mais estimulação.

Variações: Incline-se para a frente e apoie-se para ter maior controle.

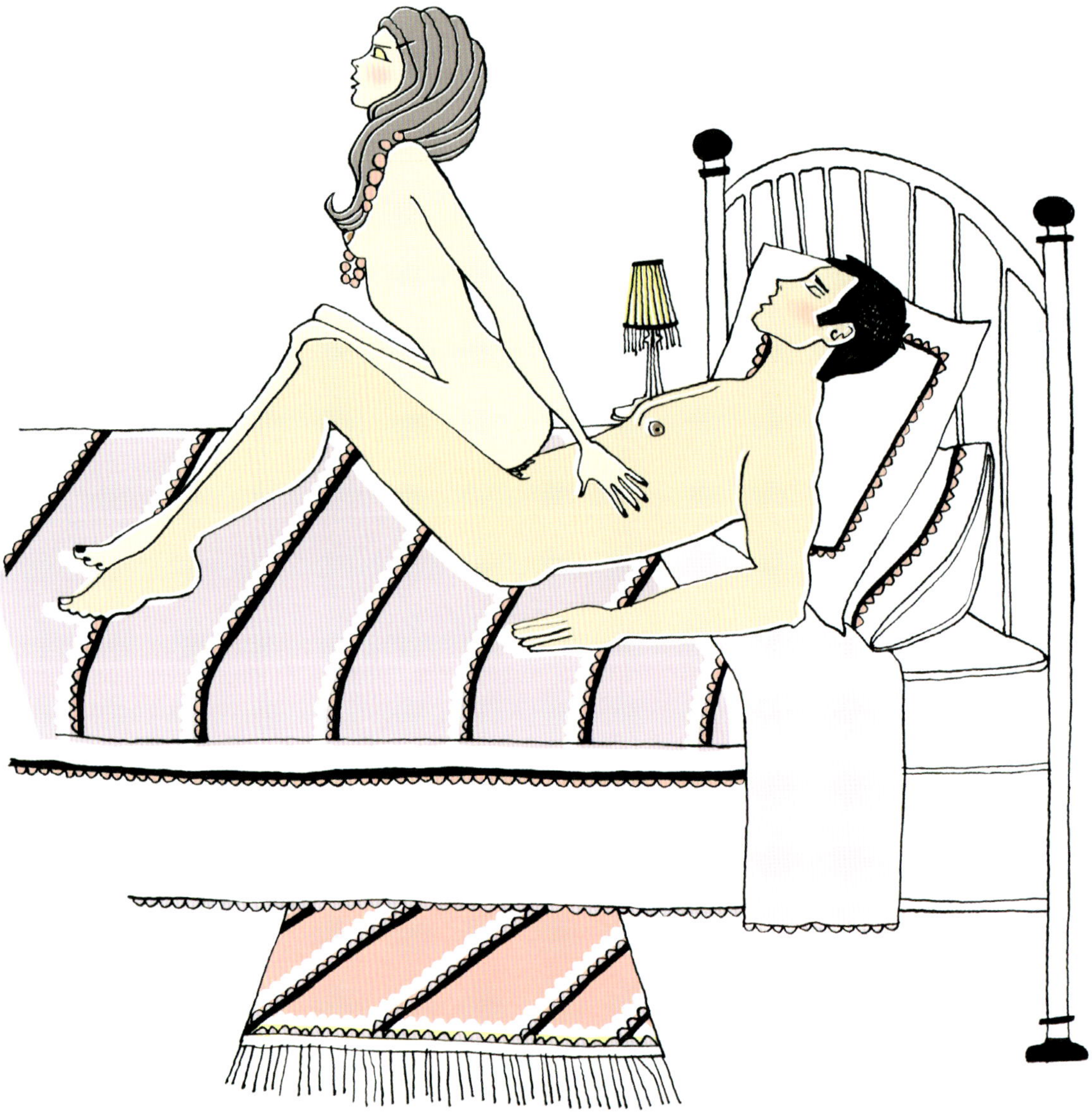

A Mulher por Cima

Essa é a posição pela qual as feministas lutaram tanto. Você fica encarregada de tudo, desde estimular o próprio ponto G ou clitóris ao tempo que quer permanecer nessa posição e quando ele poderá chegar ao clímax. Em troca, ele pode olhar para seus seios em movimento. Uma troca justa.

Como praticar: Ele se deita ou senta na cama, você se coloca sobre ele virada de frente. Existem infinitas variações (veja a seguir).

Melhor parte: Controle total, baby! Você está no comando. Ele pode acariciar todo o seu corpo e você também poderá se tocar ou acariciá-lo.

Variações: Ele dobra os joelhos e pisa no colchão enquanto você se inclina para trás contra as coxas dele, o que aumenta a pressão em seu ponto G. Você prefere a manipulação do clitóris? Incline-se para a frente e troque o movimento para cima e para baixo, indo para a frente e para trás. Vocês podem se esticar e fazer um "Papai-e-Mamãe". A expressão do rosto dele durante o orgasmo a faz rir? Gire o corpo ao contrário. Isso lhe dará bastante contato no ponto G, sensações novas e emocionantes para ambos, e ele ainda poderá massagear ou penetrar seu ânus com os dedos. Em retribuição, você pode "brincar" com os testículos dele. Tente a mesma posição em uma cadeira (veja na página 49 do capítulo "Sala de Estar"), com os dois pés apoiados no chão. Agache-se sobre ele com os dois pés no colchão e sinta-se arder (nos músculos das coxas – não na vagina). Ele pode se sustentar nos cotovelos ou em uma pilha grande de travesseiros.

Troque a posição A Mulher por Cima por: Yab Yum.

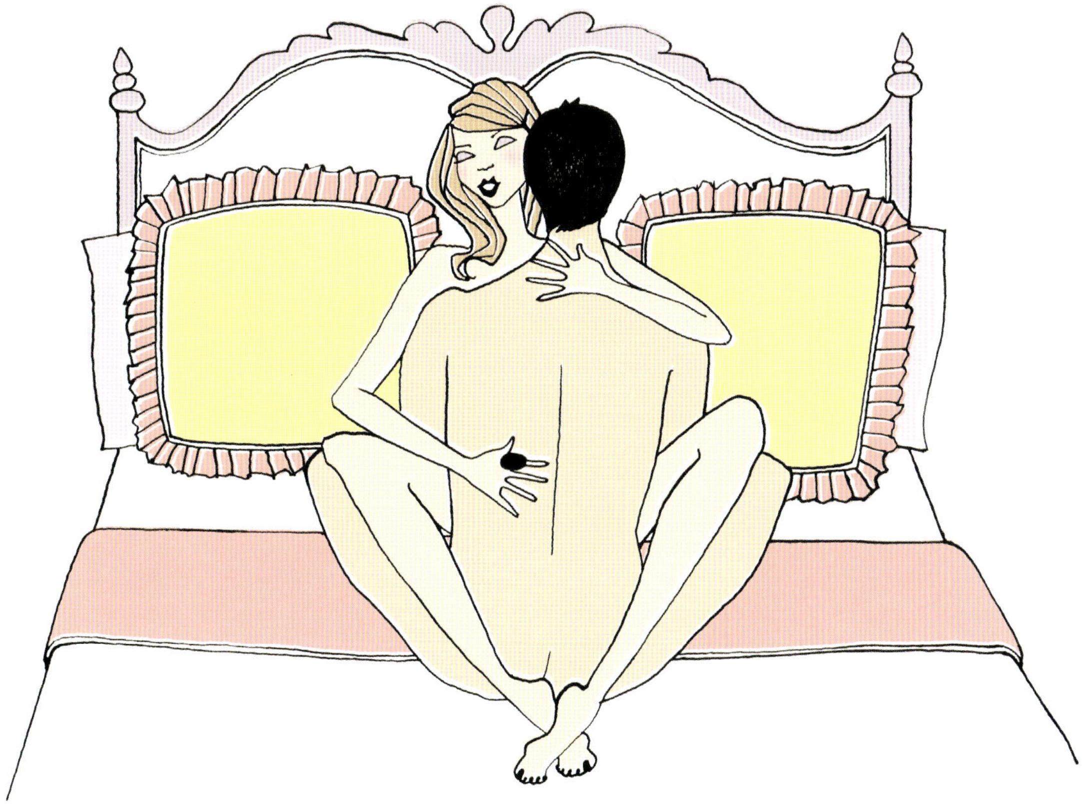

Yab Yum

Apesar de esse nome lembrar algo que você pediria em um restaurante de comida asiática, o Yab Yum é uma posição clássica do sexo tântrico. Significa "Pai e Mãe" e mostra uma mulher sentada amorosamente nos joelhos de seu marido. É uma introdução bastante simples ao sexo tântrico. Se você o aprecia, minha recomendação é que explore mais sobre o assunto, pois essa é uma excelente maneira de aumentar a proximidade entre vocês. Não precisa se inscrever em nenhum curso – o sexo tântrico não é difícil de ser aprendido e tudo o que você precisa saber pode ser encontrado em livros ou na internet (veja no "Guia para internet" na página 139).

Como praticar: Se você for ter um ataque de risos se fizer isso nua, fique vestida na primeira vez. É uma boa maneira de sentir o movimento, mas sem a pressão. Se descobrir que gosta, arranque a roupa e jogue longe. O sexo tântrico concentra-se na preparação antes do sexo. Comece com este exercício: sentem-se com as pernas cruzadas, um na frente do outro e "equilibrem a respiração". Isso significa que ambos devem expirar e inspirar na mesma velocidade. Depois de alguns minutos, quando se sentirem conectados um ao outro, suba nele. Seu parceiro permanece com as pernas cruzadas ou, se ele for muito flexível, em posição de lótus. Enfie o Lingam dele em sua Yoni (você mesma pode traduzir isso). Envolva a cintura dele com as pernas e mantenha as solas dos pés unidas. Abracem-se e movimentem-se para cima e para baixo, mantendo a coluna ereta. Balancem suave e sensualmente. Construam o prazer de forma gradativa. Não se apressem para alcançar o orgasmo – deixem as sensações aumentarem.

Melhor parte: As recompensas são muitas: maior intimidade, carinho, sexo amoroso e sim, finalmente, orgasmos mais duradouros.

Variações: Você pode começar com seus pés apoiados horizontalmente sobre a cama, um de cada lado dos quadris dele, se for fácil. Ele pode colocar uma almofada no colo, para ajudar a dar mais apoio para você. Para conectar a energia sexual entre vocês, acariciem a coluna um do outro com movimentos ascendentes. Para maior intimidade: parem de se movimentar e coloquem a mão um sobre o coração do outro. Modifiquem a respiração, você expira enquanto ele inspira. Ele imagina que a energia sexual está passando do Lingam para a Yoni. Então, você conduz essa energia pelo corpo até o coração e a expira de volta, ele a inspira novamente e a encaminha para o Lingam até que o círculo recomece. Quando sentirem que construíram uma conexão sexual, comecem a se mexer novamente até o orgasmo.

Fetiches e fantasias

Você deve concordar com todas as fantasias e fetiches de seu parceiro? A não ser que seja algo que a humilhe, assuste ou lhe dê náuseas, acho que você deveria tentar se ajustar às paixões dele, que, do mesmo modo, deve corresponder às suas. Em relacionamentos antigos, os parceiros são (idealmente) a única válvula de escape um do outro e têm a responsabilidade de fazer com que a vida sexual do outro seja satisfatória e cheia de deleite. Então, desde que você não se sinta em perigo ou ofendida por alguma sugestão feita por seu parceiro – e vice-versa –, mantenha a mente aberta e esteja pronta para experimentar, ao menos uma vez.

Fetiches

Vocês provavelmente descobrirão que podem conseguir um acordo satisfatório em algo que ambos estejam dispostos a tentar. Digamos, por exemplo, que ele esteja enlouquecido para experimentar algumas técnicas sadomasoquistas, mas a ideia a deixa tão quente quanto um *iceberg* – você não precisa recusar prontamente e ainda acusá-lo de pervertido, mas também não precisa seguir adiante somente para agradá-lo.

Em vez disso, pergunte a ele o que o atrai particularmente na ideia e leve um pouco disso para sua rotina sexual. É o som? A aparência? O cheiro? São palavras específicas que acendem o desejo dele, algum tipo de material (borracha ou PVC) ou alguma situação? Do mesmo modo, se for você a interessada em algo diferente, encontre a maneira de incorporar isso em sua rotina.

Fantasias

Todo mundo possui fantasias sexuais. Você, seu parceiro, seus pais (eca!). Elas são uma das mais fascinantes partes de nosso mundo sexual, pois são garantia de satisfação. Ao contrário do sexo real, que pode, muitas vezes, terminar em frustração, lágrimas ou no pronto-socorro, as fantasias e os amantes imaginários estão sempre prontos para ser absolutamente perfeitos e completos.

Por ter sido tão complacente com a ideia dos fetiches, agora você espera que eu exija que realize suas fantasias e as de seu parceiro também, não é? Bem, não farei isso. Ah, como é deliciosa essa imprevisibilidade feminina! Não, é triste constatar que, em vez de garantir um sexo incrível pelo qual você espera, a maioria das fantasias fenece e morre quando exposta. No fundo, você não quer ser arrebatada e possuída por um extraterrestre... o que você realmente deseja é o que está por trás desse desejo – ser dominada por uma força que extirpe sua culpa por todo o desejo sexual e torne a resistência literalmente inútil.

As fantasias às vezes são tão incrivelmente particulares que revelá-las nos deixaria vulneráveis. Eu apostaria milhões no fato de que a maioria das pessoas nunca revela sua principal fantasia sexual, a número um. Confessaríamos as de número cinco, quatro ou três, até mesmo, depois de muita insistência, a dois, mas a número um... Ah, não, obrigada. A não ser que a emoção de experimentá-la, de fato, excedesse bastante o peso da dor da humilhação ou do isolamento que se seguiria quando seu parceiro descobrisse que você gostaria de transar com uma planta.

Fantasias masculinas *versus* fantasias femininas

Homens e mulheres veem as fantasias de modo muito diferente. Mulheres as veem como sonhos – selvagens, voos improváveis da imaginação que nunca se tornarão realidade –, mas os homens pensam nelas como listas de tarefas, que adorariam fazer um dia; de preferência, hoje à noite.

Você pode observar esse fato conhecendo as oito fantasias masculinas mais populares e comparando-as com as fantasias favoritas das mulheres, como nos mostra a psicoterapeuta sexual Paula Cole:

Principais fantasias masculinas

- Sexo com a parceira atual
- Dar e receber sexo oral
- Sexo a três ou em grupo
- Dominar
- Ser passivo e submisso
- Reviver uma experiência anterior
- Assistir a outras pessoas fazendo amor
- Experimentar novas posições sexuais

Principais fantasias femininas

- Sexo com o parceiro atual
- Dar e receber sexo oral
- Sexo com um parceiro novo
- Sexo em lugares românticos ou exóticos
- Fazer algo proibido
- Reviver uma experiência anterior
- Ser considerada irresistível
- Experimentar novas posições sexuais

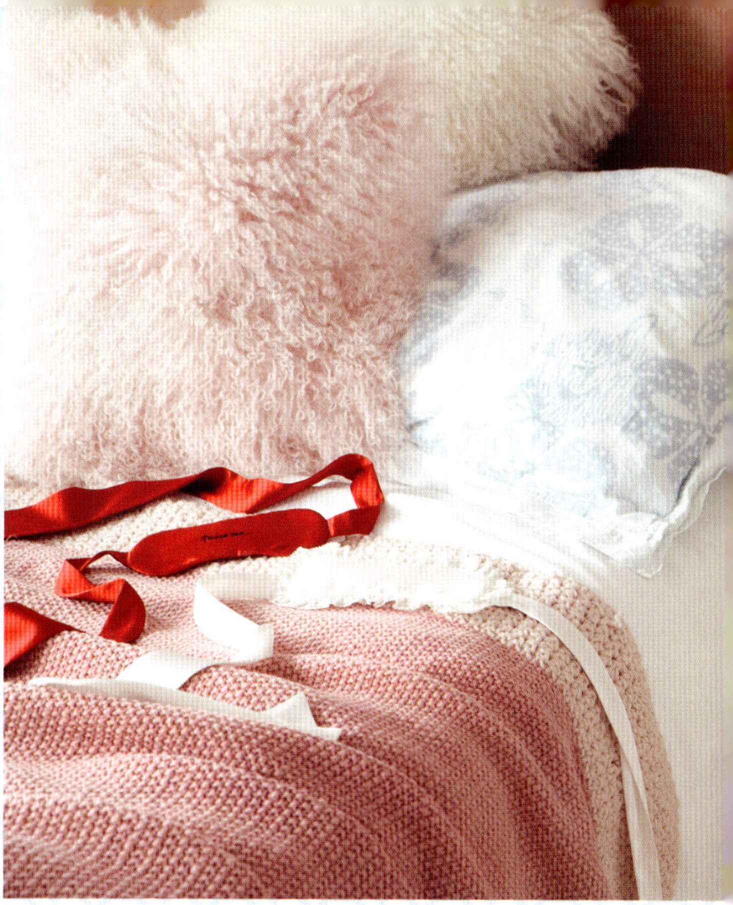

Observe como as fantasias femininas incluem locais românticos, seduzir, novos parceiros... Outra fantasia muito comum é ser estuprada. NÃO NA VIDA REAL, É CLARO! Mas ser tomada contra a própria vontade é algo geralmente excitante nas fantasias femininas, pois é uma forma de aliviar qualquer culpa que a mulher possa sentir sobre seus desejos sexuais.

A visão de homens e mulheres sobre a realização de fantasias é muito diferente. O homem tem fantasias mais realistas e pensa que a parceira sente o mesmo. Acha que ela ficará descontente se não fizer sexo contra a vontade dela, na areia macia de uma praia à luz do luar, chegando ao clímax em um milésimo de segundo porque ela é muito desejável. Ela pode dizer "Isso é apenas uma fantasia!", mas o homem não entenderá assim, pois, para ele, fantasias são coisas que ele gostaria que acontecessem na vida real. Do mesmo modo, se você sussurrar para ele "Quais são suas fantasias sexuais?" e parecer receptiva, ele provavelmente começará a folhear a agenda, dizendo "Então... sexo a três no sábado, certo?".

Entretanto, se você consegue navegar pelos oceanos traiçoeiros da vulnerabilidade e do constrangimento, a ilha da fantasia pode ser um local enlouquecedor para se visitar. Então, como sempre, eu viro a mandona e lhe digo o que fazer.

Traga o assunto à tona de forma *sexy*

A especialista em sexo Tracey Cox sugere que se diga ao parceiro: "Tive um sonho muito sensual noite passada" e depois continue descrevendo a própria fantasia. Se ele se afastar horrorizado, você saberá que não precisa se incomodar em continuar, pois ele não está interessado. Mas, se ele parecer excitado ou intrigado, conte que essa tem sido sua fantasia por décadas e pergunte como ele se sentiria ao realizá-la. Isso dará a seu parceiro uma liberdade maior para confessar qualquer fantasia quente que ele também manteve guardada consigo.

Use alguns adereços

Os adereços são muito bons, como roupas, óculos escuros, luvas de látex para cenários médicos etc.

Mantenha o senso de humor

Se tudo der errado, riam. Não há nada pior do que prosseguir com algo que perdeu toda a sensualidade há duas horas. Não riam um do outro, mas da idiotice da situação e, então, beijem-se e vão fazer outra coisa.

Problemas sexuais comuns

Quando o sexo vai mal, a culpa nem sempre é do tédio ou de questões emocionais que ambos possam estar vivenciando. Algumas vezes os problemas são de saúde e precisam de tratamento médico. Não comece procurando informações sobre os sintomas na internet – apenas leia este guia de problemas sexuais mais comuns com sugestões para resolvê-los.

Problemas masculinos

Ejaculação precoce

Cerca de metade dos homens sofre de ejaculação precoce (EP) em algum período da vida. Mas você não tem EP somente porque sempre chega ao orgasmo antes de sua parceira, mas sim quando não pode controlar de modo algum esse momento. Se esse for um problema recente, consulte seu médico para excluir qualquer problema físico possível. Algumas situações como infecção urinária ou problemas com a próstata podem causar EP repentina.

Se for um problema com o qual você vem sofrendo a maior parte da vida, então é mais provável que as causas sejam psicológicas ou emocionais. Por alguma razão, você não aprendeu a identificar o momento do orgasmo – a psicoterapeuta sexual Paula Hall o define como "momento da inevitabilidade". As causas podem estar em suas primeiras experiências sexuais – por exemplo, se você cresceu numa família em que se masturbar era considerado "sujo", provavelmente apressou o tempo de suas masturbações ao máximo para diminuir o risco de ser descoberto. Tudo isso pode ter feito com que seu pênis se acostumasse a orgasmos muito rápidos. Da mesma forma, se suas primeiras transas foram velozes e furiosas, em corredores escuros, você não aprendeu a esperar.

Homens que não sofrem de EP conseguem reconhecer o "momento da inevitabilidade"; param qualquer estimulação e esperam que o orgasmo recue (ou continuam e se desculpam depois). Se você não é capaz de perceber esse ponto e seu orgasmo é normalmente uma ingrata surpresa, precisa fazer algo a respeito. Seguem meus conselhos:

• Pare o sexo durante algum tempo e explore o corpo de sua parceira com a boca e as mãos. Afaste a pressão.
• Pratique a técnica da compressão. Comece a masturbar-se (sozinho ou na companhia da parceira) até um pouco antes de sentir que terá um orgasmo. Quando ele estiver iminente, você ou ela usam as mãos para apertar a parte que fica embaixo da cabeça do pênis. Você deve perder um pouco da ereção, é normal. Essa compressão retardará seu orgasmo. Depois, tente novamente. Ao praticá-la diversas vezes, você se acostumará a retardar seu orgasmo e logo será capaz de fazê-lo sem ter que usar a compressão.
• Consulte seu médico se o problema for muito sério. Ele pode prescrever algum antidepressivo que retarde o orgasmo.

Impotência

De acordo com pesquisas realizadas pela Sexual Dysfunction Association, em algum momento da vida, um em cada 10 homens sofreu ou sofrerá de impotência. Isso significa que quase 2,3 milhões de homens no Reino Unido estão passando pelo problema neste momento.

Os especialistas costumavam acreditar que as causas para a disfunção estavam quase todas ligadas a problemas psicológicos, mas pesquisas recentes apontam que 70% dos casos têm origem física. Entretanto, o que ocorre normalmente é uma associação entre a parte psicológica e a física. Se o problema surge repentinamente ou não acontece todas as vezes, é mais provável que seja uma questão psicológica:

Causas psicológicas comuns da impotência

• Estresse, ansiedade ou depressão
• Problemas no relacionamento ou tédio sexual
• Preocupações com a impotência

Você mesmo pode tentar resolver essas questões – por exemplo, identificando as áreas de estresse em sua vida e afastando-as de seu dia a dia. Sua parceira também pode ajudar evitando qualquer pressão durante sua "atuação". Talvez seja interessante retirar o sexo do cardápio por um mês e usar outras formas de dar prazer um ao outro, como sexo oral ou masturbação mútua. Tome providências para afastar o tédio de seu relacionamento – siga as dicas dadas anteriormente para manter o clima interessante: tenha "encontros" apropriados com seu amor; considere a possibilidade de usar brinquedos sexuais no quarto. Se o problema persistir e você acreditar que fez tudo o que podia, procure se consultar com um terapeuta sexual.

Um problema que perdura por mais tempo – em que a impotência masculina muito raramente ou quase nunca melhora – aponta para uma razão física:

Causas físicas comuns da impotência

- Colesterol alto
- Uso de certos tipos de medicamentos
- Fumo
- Álcool ou drogas pesadas
- Cirurgias ou doenças
- Diabetes
- Pressão alta e problemas circulatórios
- Problemas renais
- Esclerose múltipla ou outras doenças neurológicas

Algumas dessas causas podem ser resolvidas, por exemplo, parando de fumar, beber ou de usar drogas e adotando um estilo de vida mais saudável. Para as outras, é importante consultar o médico. A Sexual Dysfunction Association observou que houve muitos avanços na medicina nessa área nos últimos 10 anos, portanto as chances de encontrar a cura são grandes, seja por meio de aconselhamento psicossexual, seja com implantes, Viagra®, bomba a vácuo ou cirurgia.

Problemas femininos

A penetração causa dor

Se você sente dor quando ele a penetra, a razão mais provável é que você não o queira ali. Talvez a excitação não seja suficiente para que sua vagina esteja lubrificada e mais distendida – ela aumenta de tamanho durante o processo de "aquecimento" para que possa acomodar o pênis – ou apenas você não queira fazer com ele. Para questões emocionais, verifique as dicas no capítulo "Banheiro".

Se sua excitação não é suficiente, evitem transar e prolonguem as preliminares até que você esteja naturalmente úmida, ou considere usar uma ou duas gotas de lubrificante artificial. Geralmente, quanto mais lubrificada você estiver, mais naturalmente lubrificada você ficará.

Possíveis problemas físicos

Se a dor for mais profunda, ou de um só lado, consulte seu ginecologista para verificar se não há um problema subjacente, como endometriose, cistos, miomas, um prolapso ou doença inflamatória pélvica. Outra possível causa pode ser a retroversão uterina, na qual o útero se encontra inclinado para a parte de trás da pelve. Todas essas condições podem fazer com que uma transa selvagem e profunda a deixe machucada, mas o sexo não está fora dos planos totalmente; você pode se sentir mais confortável utilizando uma posição mais superficial, como Colher ou Papai-e-Mamãe.

Ao ar livre

Qual é o segredo de um ótimo sexo? Lugares, lugares e lugares. Então, saiam de casa e comecem a fazer a **terra tremer.** A forma mais fácil de trazer as faíscas de volta para sua vida sexual é simplesmente **mudar o lugar** onde fazem amor. O sexo ao ar livre libera a adrenalina (por causa do medo de serem pegos), o que pode **aumentar a excitação**, e novos lugares forçam vocês a experimentar novas posições. Mas não acreditem apenas nas minhas palavras, saiam e vejam por si mesmos. Logo perceberão que **tudo no jardim é atraente** – e também no estacionamento, no shopping, na piscina...

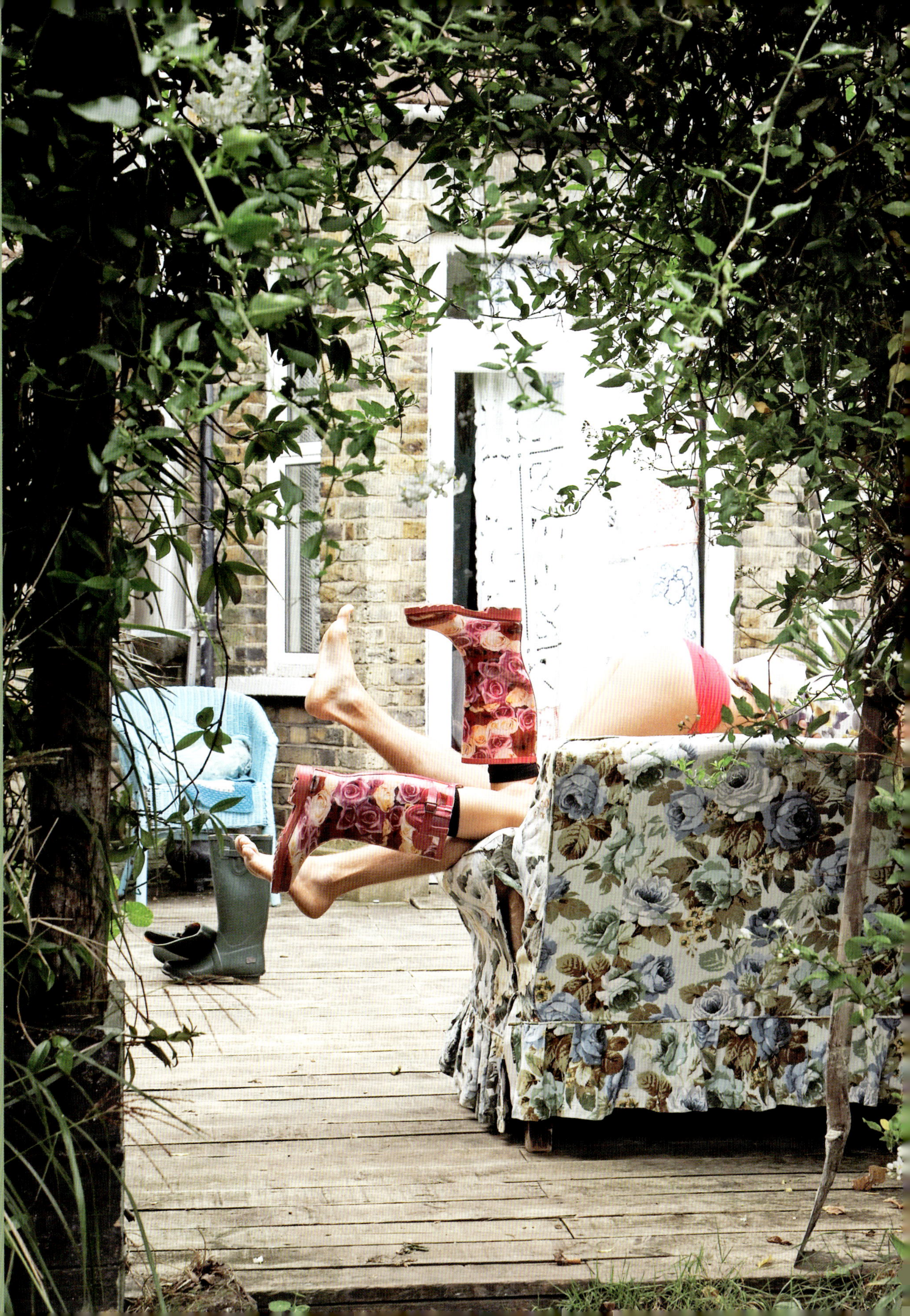

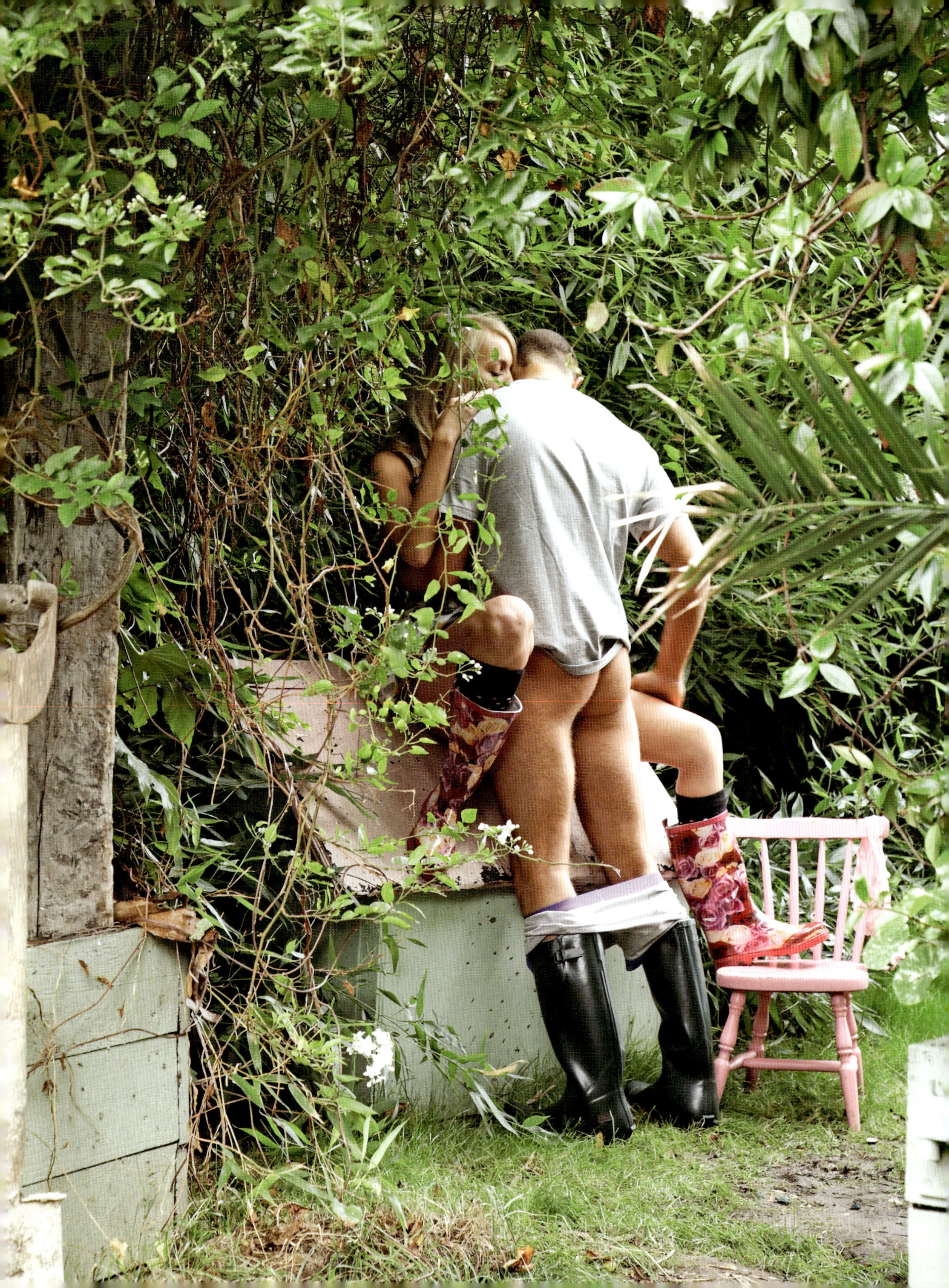

Lugares, lugares, lugares

Tenho boas e más notícias. A má é que estou decretando um boicote ao sexo no quarto por um mês. Nada de conforto e travessuras encobertas pelo edredom macio por quatro semanas inteiras. Nada de usar aquele colchão flexível e resistente. A boa notícia é que isso revitalizará sua vida sexual. O problema com o sexo no quarto é que é confortável demais, e conforto não é sinônimo de paixão.

Pense nas cenas de sexo mais notáveis da história – quantas delas aconteceram depois que a heroína ajeitou seus travesseiros macios e cobriu-se delicadamente com um impecável lençol de algodão? Não, a ação real sempre acontece fora: em celeiros, campos, carros com vidros embaçados e becos sem saída. Esqueça o motivo principal para isso (que o casal não tem para onde ir ou, se tem, geralmente o parceiro oficial está dormindo lá) e concentre-se nos resultados: sexo quente e desesperado.

Essa é uma situação em que a vontade é seguida pela ação. Quando seu parceiro se dá conta de que você está se agarrando furiosamente a ele no meio do mato, supõe que esteja louca de desejo por ele e responde da mesma maneira. O risco de serem pegos faz com que o corpo produza mais adrenalina, o que acelera as batidas do coração e aguça os sentidos. O perigo, na verdade, estimula a atração entre os parceiros, assim como os níveis de dopamina, que contribui para a excitação.

Em resumo, a transa ao ar livre (ou em locais públicos) é excelente para sua vida sexual. Não se preocupe em escolher um lugar romântico. Obviamente um lindo gramado com vista para um lago espetacular seria o máximo, mas qualquer lugar serve, desde que seja longe da cama de casal. Conheço alguns casais que utilizam a área de lazer do condomínio como esconderijo para transar, outros que alugam um terreno para seu destino erótico e outros, ainda, que acenderam a velha chama fingindo que estavam fazendo uma "limpeza" na garagem.

O local mais acessível é o jardim, se sua casa tiver um. Se os vizinhos puderem vê-los, talvez vocês se sintam muito expostos. Mas, se não for esse o caso, vocês nem precisam dos meus conselhos, pois, provavelmente, já estiveram transando alegremente entre as roseiras. (Apenas um lembrete: é ilegal fazer sexo em público, portanto, sejam cuidadosos.) Se você é uma sedutora tímida, encontre ou prepare um local no seu jardim que combine discrição e paixão. Um pequeno barracão, do tipo "jardim de inverno" seria o ideal; encha-o de lanternas ou coloque pequenas velas em potes vazios de geleia e plantas com perfumes sensuais do lado de fora.

Se vocês têm crianças, transformem os inocentes brinquedos do *playground* em coadjuvantes perfeitos para travessuras eróticas. As camas elásticas e as casas de boneca são ótimas. Se for uma garagem, façam amor loucamente sobre o capô do carro ou se lambuzem de graxa pelo chão.

Esteja pronta

As mulheres levam mais tempo do que os homens para percorrer os estágios da excitação, por isso gaste um tempo antes da transa para ficar o mais excitada possível. Se estiverem no carro, sem as crianças, coloque um CD erótico – pode ser uma gravação de vocês fazendo sexo, contos eróticos ou aquele CD que você normalmente usa, cheio de músicas sensuais. Depois, deslizem para o banco de trás e acariciem-se como se fossem adolescentes – o beijo é a melhor maneira de começar a lubrificação e de aumentar o desejo.

Língua astuta

Enquanto os homens são mais visuais, as mulheres ficam excitadas com sons, por isso outro caminho para o sexo fora de casa é falar – diga a ele exatamente o que você gostaria de fazer e o que quer que ele faça com você. Entreguem-se a isso nas férias em outro país, onde ninguém seja capaz de traduzir frases como "Eu quero mastigar sua calcinha" – mas se forem tentar isso em seu próprio país combinem com antecedência algumas palavras em código e então poderão tagarelar em qualquer ônibus lotado.

Hora da ereção do jardineiro

Você pode criar um ninho para o sexo em seu jardim – tão discreto que as tias mais idosas não desmaiarão ao saírem para sentir o perfume das flores. Sou casada com um paisagista que, com anos de experiência na área, sabe exatamente como transformar um jardim em um espaço sedutor, sensual e, o mais importante, privativo. Aqui estão algumas das ideias dele:

Privacidade

Em primeiro lugar, vocês precisam criar um espaço particular onde possam transar sem ser observados. Vocês poderiam usar o banco do jardim para um sexo rápido e ágil, mas, para um clima mais pitoresco, invistam em uma pérgula ou um gazebo. Se já possuem um, mas é aberto nas laterais, plante trepadeiras (veja a seguir nas dicas de plantas) nos cantos para bloquear a visão dos vizinhos e curiosos de plantão. Ou considerem instalar uma estrutura de madeira no jardim, como grandes arcos curvados. Quando plantar trepadeiras ali, elas criarão uma cobertura natural sobre seu jardim e, embaixo dela, vocês podem experimentar todos os tipos de peraltices sem que ninguém veja nada.

Iluminação artificial

Existem muitas maneiras de iluminar seu cantinho do amor. A mais econômica é usar muitas velas ou lanternas, mas, quando "pintar um clima", você não vai querer ficar procurando uma caixa de fósforos. (Prefira velas de citronela para ajudar a manter os mosquitos longe de suas nádegas despidas.) Invista em luzes para jardim – luzes sequenciais são especialmente atraentes –, e as que podem ser colocadas em fontes ou pequenas cascatas criam um ar bem romântico. Ou façam uma fogueira (veja em seguida).

Aquecimento

Você precisa encontrar um modo de aquecer o ambiente. Se por acaso os vizinhos puderem entrever vocês, seu parceiro não vai querer que eles o vejam encolhido de frio. O aquecedor mais sensual é o fogo: construa um local próprio para fazer fogueiras em seu jardim, para vocês transarem ao lado. Algo um pouco mais prático seria uma salamandra, ou simplesmente fazer uma grande fogueira na churrasqueira portátil.

Plantas sensuais

Coloque plantas que exalem uma suave fragrância ao redor de seu esconderijo sexual. O jasmim é um afrodisíaco muito famoso e acredita-se que seu perfume estimule a produção de endorfinas no corpo, aumentando a libido e causando um leve sentimento de euforia. Aproveite! Combine a privacidade e a aromaterapia plantando uma trepadeira de jasmim, como a *Jasminum humile* (jasmim-da-itália), a *Trachelospermum jasminoides* (jasmim-estrela), ou aquela que possui um sugestivo nome – *Jasminum nudiflorum* (jasmim-amarelo).

Outra boa opção são as plantas com perfume de chocolate. Você as conhece? São excelentes! Experimente a *Clematis "Jan Fopma"* (uma clêmatis púrpura) ou a *Akebia quinata* (trepadeira), ambas exalam aromas de *A fantástica fábrica de chocolate*. E, finalmente, que tal um arbusto? Estou certa de que seu parceiro gostará de tufos. Experimente a *Daphne odora* "Aureomarginata" (pequeno arbusto de sempre-vivas que tem um perfume muito sedutor).

Mobília sensual

Nem pense em se abaixar e ficar "sujinha" em uma cadeira de jardim dobrável, a menos que você queira descer literalmente e se sujar na terra quando ela desabar. Em vez disso, compre um sofá de dois lugares resistente, onde vocês possam se sentar e transar loucamente enquanto as crianças quase se afogam na piscina.

Para aumentar a sedução, presenteie seu parceiro com o sofá no aniversário de casamento e coloque almofadas bordadas com algo romântico, que seja bem excitante, em uma língua estrangeira – talvez a língua do país onde passaram a lua de mel ou as primeiras férias juntos.

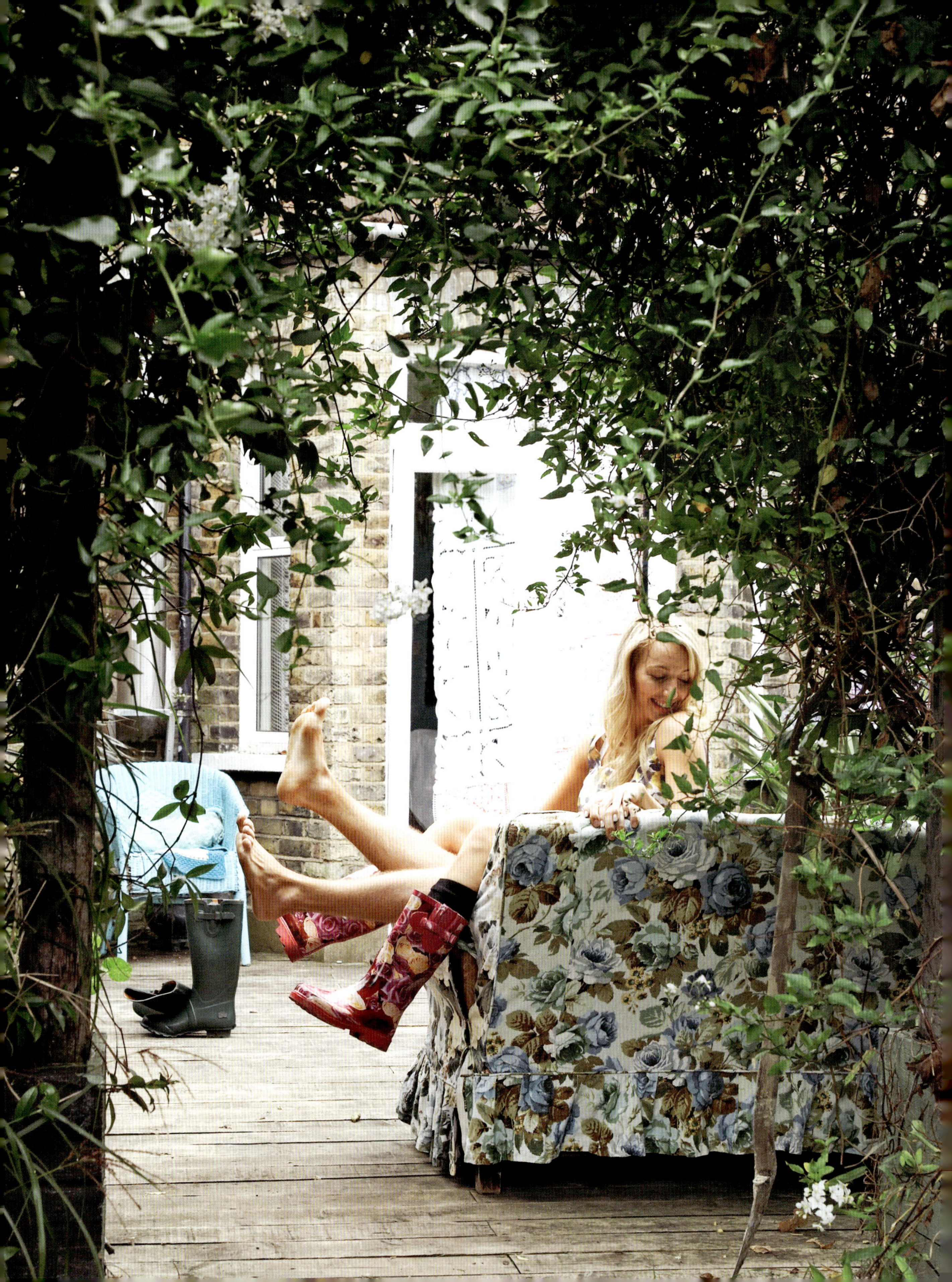

Do zero ao quente em segundos

Você se lembra daqueles momentos no banco de trás do carro, com os vidros totalmente embaçados, quando você tinha quase 18 anos e estava desesperada para "tirar sua carteira de motorista" de qualquer maneira? Vamos reviver esses tempos felizes e ligeiramente desconfortáveis. A melhor coisa de fazer sexo no carro quando se é mais velho é que provavelmente tem-se um carro maior, carteira de motorista e uma garagem. Um carro maior significa que você não corre mais o risco de sofrer um acidente com o câmbio; a carteira de motorista serve para você viajar com o carro e estacioná-lo em qualquer lugar antes de seu parceiro "estacionar" algo em você; e a garagem serve para que vocês possam ter uma transa quente – porém menos arriscada – quando quiserem. Qualquer uma das ideias a seguir pode ser executada na privacidade de sua garagem ou fora de casa, em locais mais "perigosos", como estacionamentos, no acostamento de uma rodovia – ou vocês podem dar uma "rapidinha" enquanto o carro está no lava-rápido. Entretanto, não tentem experimentá-las enquanto um de vocês estiver dirigindo.

Preliminares fatais

• Esconda um bilhetinho picante no quebra-sol do carro de seu parceiro. Seja bem explícita e inclua diversas palavras que os homens adoram, como "enorme", "másculo", "forte" e "potente". "Mal posso esperar para sentir suas mãos enormes e másculas acariciando meus seios quando você chegar em casa à noite", por exemplo.
• Compre o áudio erótico recomendado no capítulo "Sala de estar" (veja na página 42) e coloque o CD no som do carro dele, em segredo. Deixe-o lá como uma surpresa ou cole um *post-it* dizendo "ouça-me" no som como uma dica (ou aviso, caso ele leve as crianças para a escola).
• Grave secretamente uma transa de vocês em um CD e deixe no carro dele, como na dica anterior. Certifique-se de gravar uma que seja bem *sexy* e não aquelas cheias de "isso não está funcionando" e de pedidos de desculpa.
• Coloque uma mensagem sensual em um daqueles envelopes que chegam com as multas de trânsito e deixe-o no carro dele. Algo como: "Aviso: Você excedeu os limites recomendados de sensualidade".
• Quando saírem juntos e ele estiver dirigindo, vista uma saia curta, sem calcinha. No meio do caminho, deixe-o acidentalmente avistar seu "jardim".

Casa da luz vermelha

Eu nunca aconselharia vocês a fazer brincadeiras com o carro em movimento, mas algumas vezes é necessário parar, por exemplo, quando a luz do semáforo estiver vermelha. E então...

• Beijem-se ardorosamente até que não possam mais fingir que as insistentes buzinadas dos outros carros são música de harpa.
• Revezem-se para descrever fantasias sexuais enquanto o semáforo está vermelho – você fala uma e ele outra. (Antes disso, cheque o banco de trás para ver se não há nenhuma criança esquecida ali.) Esse pode ser somente um jogo picante ou você pode usá-lo para dar a seu parceiro uma dica de algo que realmente gostaria de fazer.
• Aproveitem também as paradas no semáforo e revezem-se para criar uma história erótica. Na sua vez, você deve descrever um cenário *sexy* até que a luz do semáforo fique verde. Na próxima parada, ele começa de onde você parou. Regras gerais: sem hesitar! Sem distrações (senão as sexuais)! E vocês precisam continuar falando até que a luz do semáforo mude, e então parem imediatamente. Tente deixar a história em suspense "quando ele estava prestes a rasgar a minúscula calcinha prateada dela, notou que a mulher...".
• Passe a língua na orelha dele, fazendo círculos na parte externa e depois inserindo-a na parte central. A maioria dos homens é muito sensível nessa área.
• Observe o casal no carro da frente e especule sobre que tipo de coisas eles fazem na cama. Descreva-as o mais explicitamente possível.
• Enfie a mão dentro da calça dele, acaricie e massageie seu pênis até que o semáforo abra, então retire a mão de forma refinada e não toque no assunto até chegarem ao próximo sinal vermelho...
• Enfie a mão dele dentro de sua calcinha e deixe que ele massageie você até que o sinal fique verde. Aviso: se

você estiver dirigindo, talvez seja melhor pedir a ele que pare quando você arrancar com o carro.

Sexo no carro

Se vocês estão se esgueirando na garagem de casa ou transando em um estacionamento público, não podem negar que sexo no carro é difícil. É apertado e limitado. Entretanto, é também mais intimista, inusitado, e o fato de ser feito em um espaço tão pequeno oferece muitas opções para prender os pés, facilitando o apoio. Essas são boas opções para experimentar:

Cavalgando no banco de trás

A posição Papai-e-Mamãe também funciona relativamente bem no banco de trás do carro. Mas ligeiramente mais audaciosa é a Mulher por Cima (Amazona Invertida). Comecem movendo os bancos da frente o máximo possível para obter mais espaço atrás e pulem para lá. Ele fica sentado, com as costas apoiadas na lateral e as pernas estendidas sobre o assento. Suba nele virando-se de costas. Segure-se na alça que fica em cima da janela lateral enquanto cavalga ou use os apoios para cabeça. Você também pode se agachar sobre ele com os pés apoiados no assento para obter penetração máxima, mas não o faça se for muito alta.

Ideal porque: É uma brincadeira veloz e furiosa.
Ruim porque: Não é confortável.

Paraíso sob a luz do painel

Seu parceiro fica no banco do passageiro e reclina-o totalmente para trás. Ele fica com as pernas abertas e você se abaixa sobre o "câmbio" dele. Nessa posição você estará relativamente confortável, pois seus joelhos podem descansar no estofamento do assento. Você pode também experimentá-la de forma invertida, virada de costas para ele, olhando através do para-brisa as pessoas horrorizadas no estacionamento da biblioteca.

Ideal porque: Proporciona ação no ponto G.
Ruim porque: Não é um sexo prolongado.

"Estacionando" em local público

É ilegal praticar sexo em locais públicos, assim como deveria ser, na minha opinião, ceder ao desejo daquele cigarro depois do sexo. Então, nas dicas a seguir, de forma nenhuma estou defendendo que você faça sexo em um local onde outras pessoas possam ver, certo? Isso seria impróprio mesmo que não houvesse a lei, devo admitir. O que é erótico é a excitação causada pela possibilidade de serem vistos – não o fato de deixar os passageiros de um ônibus lotado perplexos...

- Visitem uma loja de departamentos que fique aberta até bem tarde. Descubra um provador tranquilo, pegue seu parceiro e uma porção de roupas e leve-os para lá. Agarrem-se apoiados na divisória coberta por espelhos.
- As piscinas são bons locais para um encontro noturno com seu companheiro. Quebre todas as regras de "é proibido se acariciar" em um canto escuro, agarrem-se e finalizem com uma transa deliciosa, sedutora e úmida no vestiário do clube.
- Encontre um banheiro distante e desativado e arraste seu parceiro para uma "rapidinha". Será perfeito se não tiver luz – vocês transarão na mais absoluta escuridão.
- Leve-o para o canto mais escuro do cinema e cubra suas pernas com um casaco. Assim, vocês podem fazer todo tipo de travessuras um com o outro. Quando chegarem ao clímax, saiam rapidamente e façam sexo no banheiro ou no estacionamento.
- Reservem um pequeno camarote particular na ópera e constatem quantas brincadeiras podem ser feitas sem que ninguém perceba. Quando fiz isso, foram muitas! Vocês podem experimentar fazer o mesmo nas corridas de cavalos ou no teatro, mas existe algo especialmente sedutor e excitante na ópera.
- Os hotéis-spas são muito sensuais. Hospedem-se em um grande e luxuoso, que disponha de várias salas para tratamentos diferentes, com aromaterapia, calor e vapor. Há alguns que oferecem excelentes serviços de entretenimento para as crianças. Reserve um dia inteiro só para vocês e passem a manhã saracoteando pelos diferentes tratamentos, depois voltem para seus aposentos e finalizem o serviço.

Posições para experimentar ao ar livre

Espere por velocidade e fúria. Fazer sexo ao ar livre significa ter transas ardentes sem nenhuma das comodidades do sexo no quarto. Não espere que essa seja uma experiência romântica: a ideia é chegar ao clímax o mais rápido possível, ou seja, sussurros suaves e lentos *stripteases* estão fora. Se ele conseguir não amassar seu rosto contra a churrasqueira já será uma vitória. O segredo é concentrar-se em posições que proporcionem o máximo de estimulação no menor tempo.

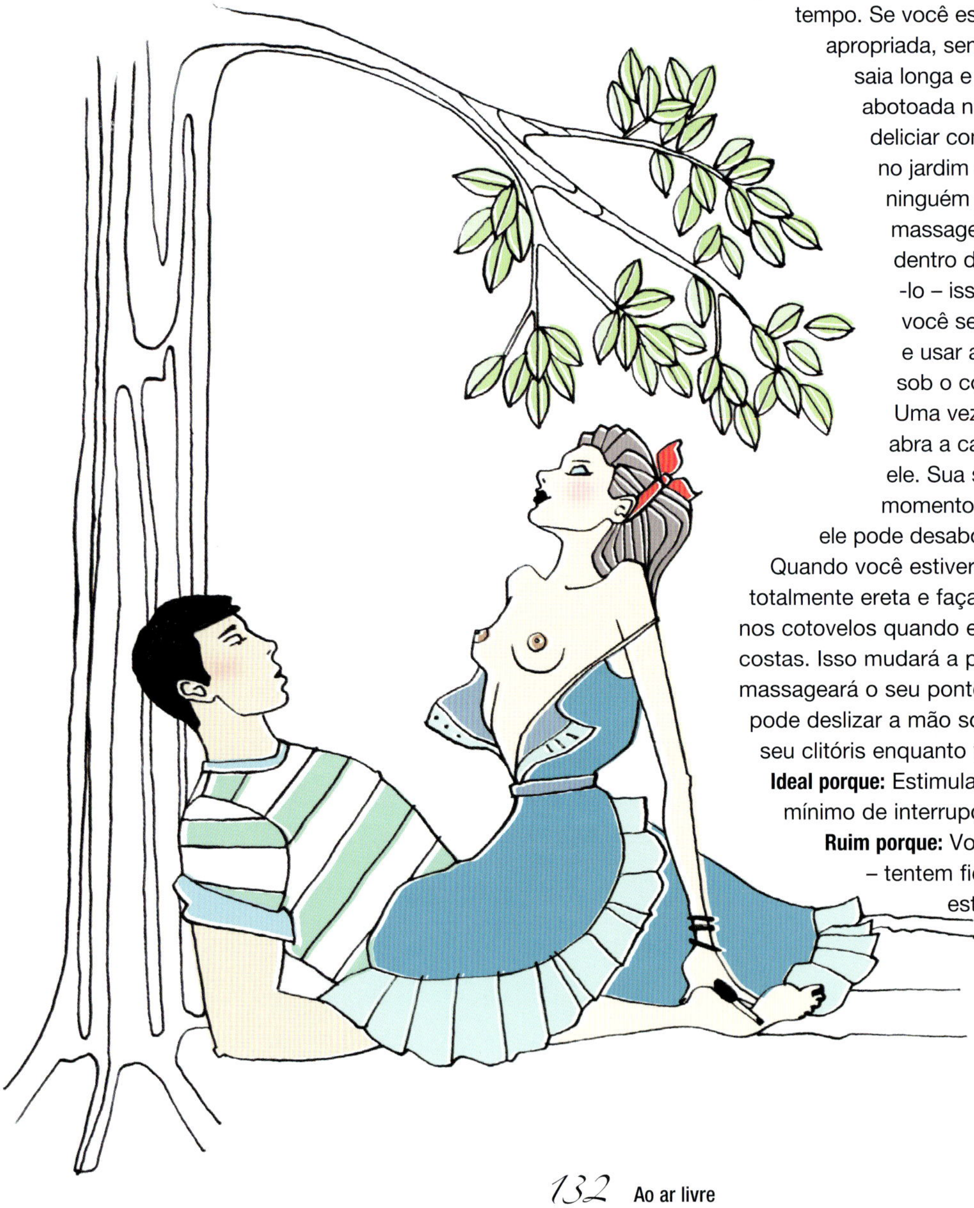

Mulher por cima

Esta é uma boa aposta para uma transa *al fresco*, pois pode ser estimulante e discreta ao mesmo tempo. Se você estiver vestida de forma apropriada, sem calcinha, com uma saia longa e ampla e uma blusa abotoada na frente, pode se deliciar com um sexo incrível no jardim durante uma festa e ninguém perceberá. Comece massageando seu parceiro por dentro da calça para excitá--lo – isso fica mais fácil se você se sentar em seu colo e usar a mão para deslizar sob o cós e agarrar seu pênis. Uma vez que ele esteja duro, abra a calça e sente-se sobre ele. Sua saia deverá encobrir o momento da penetração, então ele pode desabotoar sua blusa. Quando você estiver por cima, sente-se totalmente ereta e faça com que ele se apoie nos cotovelos quando estiver deitado de costas. Isso mudará a posição do pênis e ele massageará o seu ponto G. Em seguida, ele pode deslizar a mão sob sua saia e esfregar seu clitóris enquanto você cavalga.

Ideal porque: Estimulação máxima com o mínimo de interrupções.

Ruim porque: Vocês vão enlouquecer – tentem ficar em silêncio se estiverem em um parque. A gerência agradece!

Cachorrinho

Não, não é o estilo cachorrinho usual, ainda que a clássica posição canina seja perfeita para o sexo ao ar livre. Experimente-a apoiada contra um poste de luz, se quiser. Certifique-se de que seu parceiro esteja vestindo uma jaqueta na altura dos quadris. E você deverá usar sua saia longa obrigatória.

Encontre algum lugar isolado e romântico. O melhor local é no mato, onde haja uma árvore com um galho na altura exata para que você se incline (de preferência, incline-se em um galho na altura de seus joelhos – nessa posição, seu ponto G estará em um ângulo perfeito para receber os movimentos de vaivém dele). Então, abaixe-se, apoiando-se, e aproveite essa "rapidinha" voraz.

Ideal porque: Traz de volta a paixão do início do relacionamento.

Ruim porque: Pouca estimulação no clitóris. O ideal é que você já tenha se "preparado" antes no banheiro da loja de conveniência.

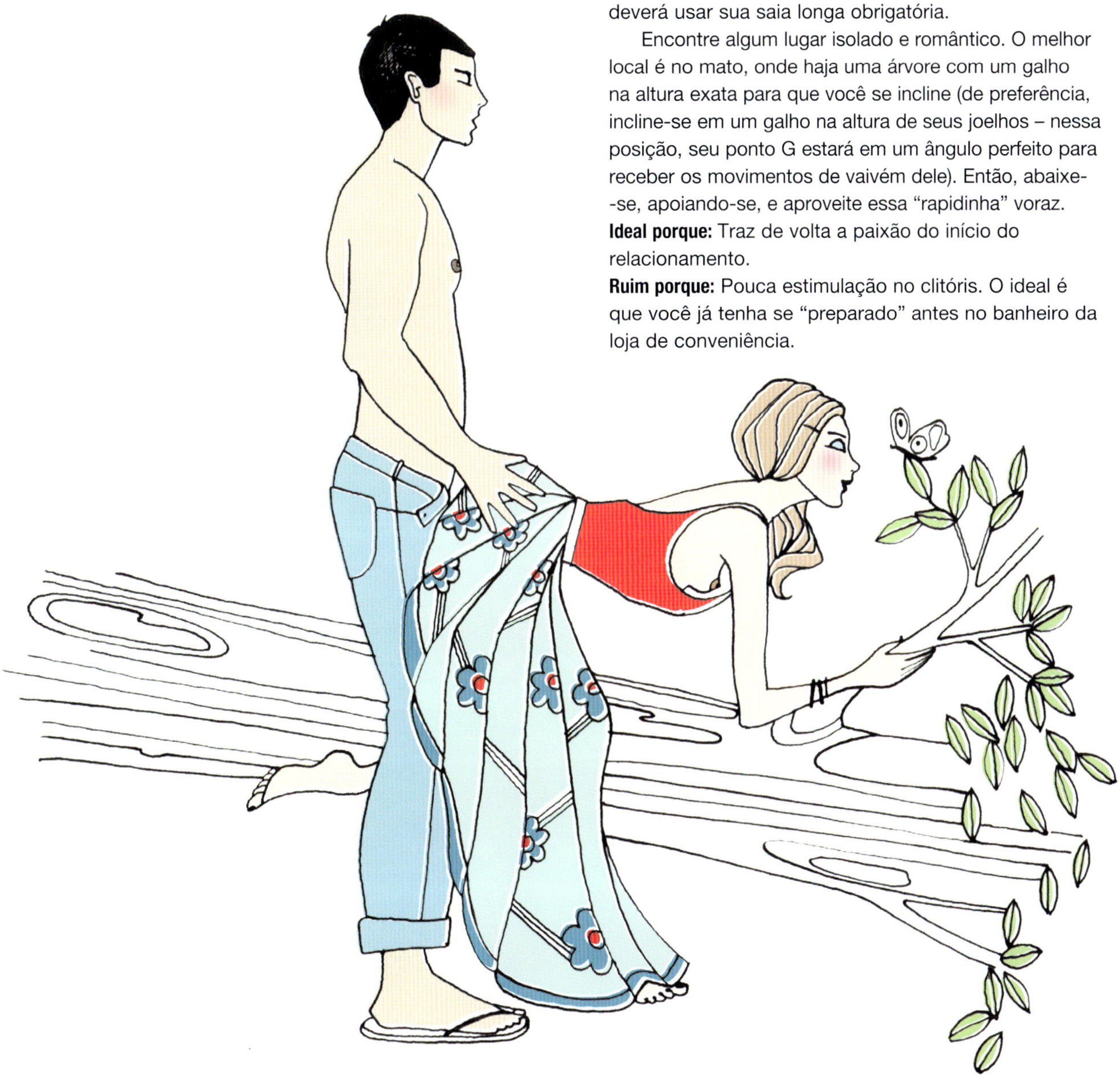

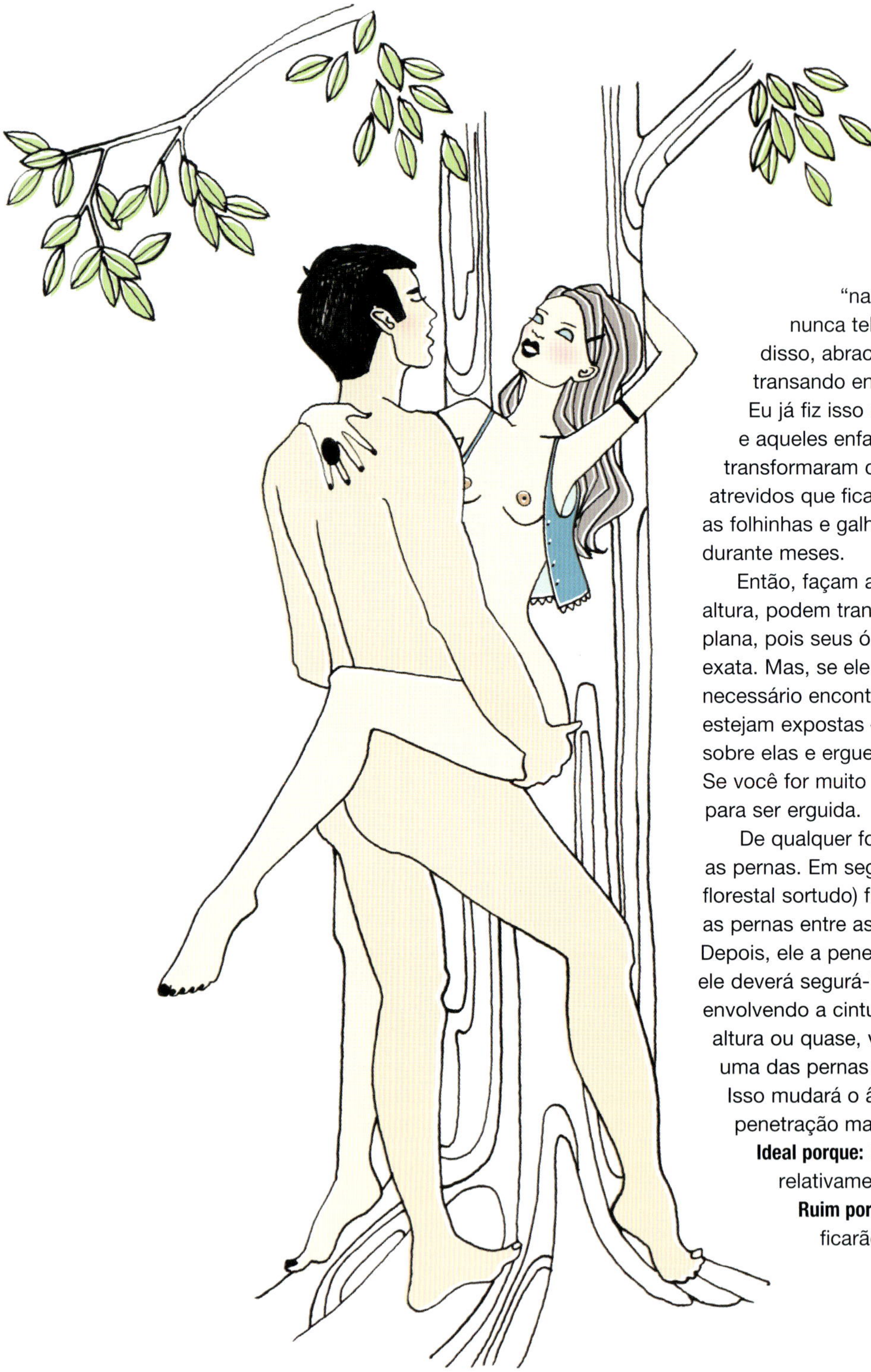

Ardente por natureza

Esqueça essa história "natureba" de abraçar árvores – elas nunca telefonam no dia seguinte. Em vez disso, abrace a natureza com seu parceiro, transando encostada no tronco de uma árvore. Eu já fiz isso muitas vezes com meu marido e aqueles enfadonhos passeios pelo mato se transformaram cada vez mais em encontros atrevidos que ficaram marcados, mesmo com as folhinhas e galhos finos grudados nos cabelos durante meses.

Então, façam assim: se vocês forem da mesma altura, podem transar em pé em qualquer superfície plana, pois seus órgãos sexuais estarão na altura exata. Mas, se ele for mais alto do que você, será necessário encontrar uma árvore em que as raízes estejam expostas – então você pode ficar em pé sobre elas e erguer-se até a altura de seu parceiro. Se você for muito menor, precisará da ajuda dele para ser erguida.

De qualquer forma, apoie-se na árvore e abra as pernas. Em seguida, seu parceiro (ou um guarda florestal sortudo) fica em pé na sua frente com as pernas entre as suas e agarra suas nádegas. Depois, ele a penetra e, se você for pequena, ele deverá segurá-la, pois suas pernas estarão envolvendo a cintura dele. Se forem da mesma altura ou quase, você pode simplesmente levantar uma das pernas – dobrando-a na altura do joelho. Isso mudará o ângulo de sua vagina e tornará a penetração mais profunda.

Ideal porque: É um sexo ao ar livre relativamente romântico. Com muitos beijos.

Ruim porque: Dura pouco – os braços dele ficarão cansados.

Engatando de primeira

Recline o banco do passageiro o máximo possível. Deite-se nele e convide seu parceiro para penetrá-la na posição Papai-e-Mamãe. Quando ele o fizer, apoie seus pés sobre o painel. Assim você vai poder movimentar os quadris mais do que o normal, possibilitando uma penetração mais profunda, o que compensará a limitação dos movimentos dele. Esfregue a vagina nele para massagear o clitóris. Mantenha os quadris para cima o máximo que puder para muita estimulação. Entretanto, não é possível muita variação. Uma vez que estejam nessa posição, ficarão assim até o final.

Ideal porque: Estimula o clitóris, se você realmente se esfregar nele. Forme um ângulo com os quadris voltados para cima o máximo que puder para obter muita estimulação.

Ruim porque: Pouca variação. Uma vez nessa posição, ficarão assim enquanto durar o sexo.

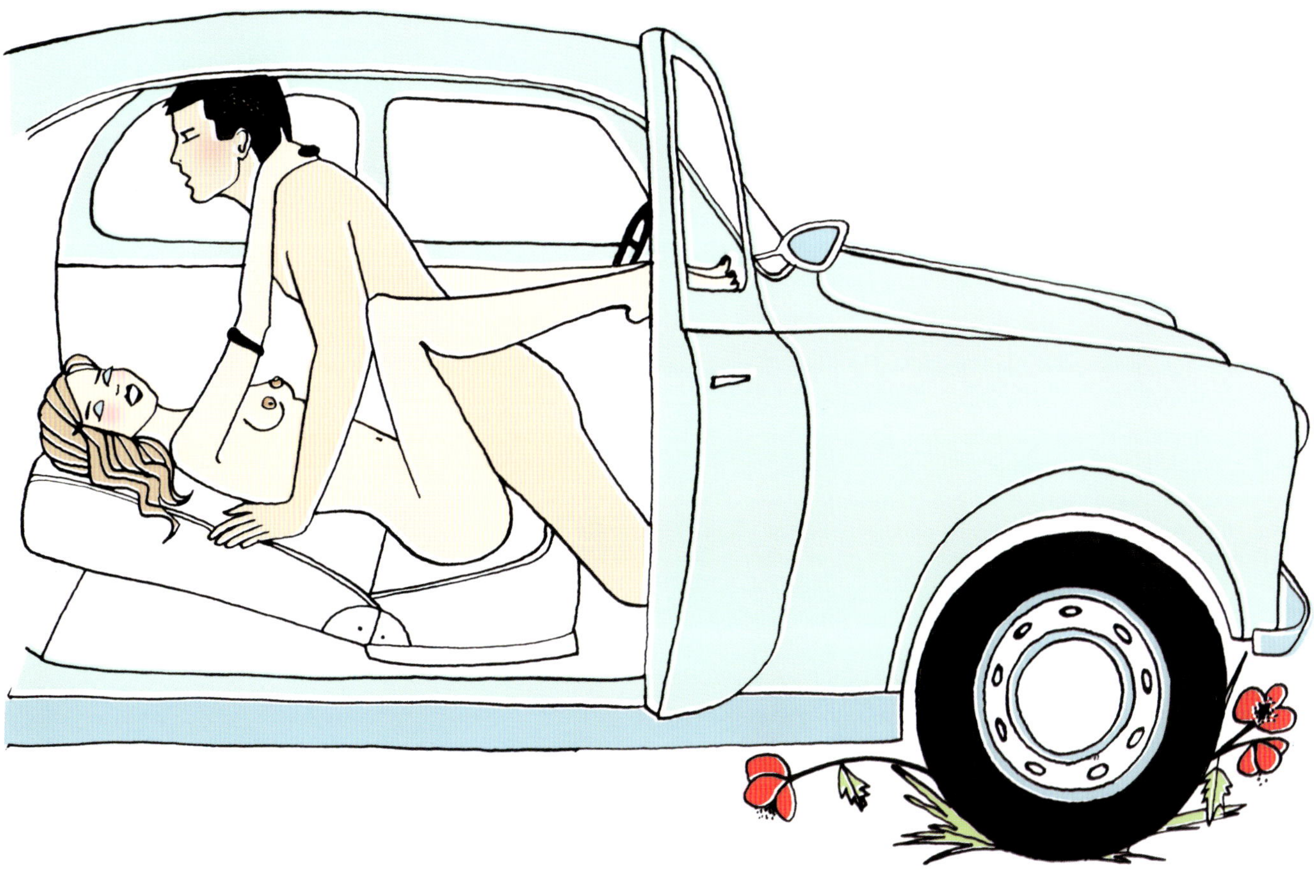

Sexo e o centro da cidade

Uma forma muito sensual de passar o tempo com seu amor é comprando acessórios sexuais, um jeito de fazer compras com o qual ele se entusiasmará. Existem mais varejistas agora do que nunca, inclusive na internet.

Você decide o que quer e onde prefere ir, não vou sugerir que pesquise direto na internet, pois comprar pessoalmente pode ser muito mais estimulante. Não imagine que as *sex shops* de hoje sejam como antes: não existem mais as janelas totalmente cobertas, o proprietário de visual desleixado e os clientes de aspecto duvidoso lambendo os lábios em frente a revistas pornográficas. As palavras da moda dessas novas lojas são "ideal para mulheres". A maioria se parece mais com as redes de cafés, – muito bem iluminadas, exposição perfeita das mercadorias e cheias de assistentes jovens e bonitas.

Muitas são divididas em dois andares e, para atrair mais mulheres, possuem o andar térreo aberto, sem restrições, o que significa que mercadorias destinadas somente a adultos não podem ser comercializadas ali. O público masculino normalmente se ocupa com a parte restrita, material explícito, por isso eles se encaminham diretamente para o andar censurado, deixando você no ambiente seguro.

As mercadorias também foram aperfeiçoadas. Muitas lojas possuem roupas íntimas atraentes e de boa qualidade – não somente aquelas antigas fantasias de enfermeira, feitas com náilon, altamente inflamáveis, ainda que seu parceiro fique feliz em saber que elas continuam sendo vendidas – e outras têm provadores especiais, com cadeiras onde ele pode se sentar e assistir você experimentar algo pouco confortável.

Há acessórios de diversos tipos, paredes cobertas de vibradores e incontáveis brinquedos que vocês podem usar juntos. Algumas lojas mais sofisticadas oferecem acessórios sexuais especiais projetados por *designers*. Pense, objetos lindamente esculpidos com pedras semipreciosas, que se parecem mais com enfeites para o centro da mesa do que com algo que você enfiará em sua vagina.

Se preferir fazer compras pela internet, o céu é o limite. Os shoppings *on-line* são "amigos das mulheres", informativos e fazem entregas rápidas em pacotes discretos. Você pode fazer o pedido pelo computador ou telefone, e alguns oferecem serviço de entrega 24 horas – se você precisar com urgência de um vibrador às 3 da manhã, tudo o que tem a fazer é pedir.

Lojas *on-line*

SH!, Londres

www.sh-womenstore.com
tel.: 020 7613 5458; e-mail: shop@sh-womenstore.com
Eu adoro essa loja. A empresa se esforça para ser "amiga das garotas", a ponto de homens desacompanhados não poderem visitá-la. Os funcionários são bem informados, prestativos e muito bons em minimizar o embaraço dos clientes. Em poucos segundos, você estará discutindo com eles suas necessidades vaginais e seu colo uterino inclinado. Ela também possui uma excelente gama de produtos.
Ideal porque: Qualidade de serviços para o cliente.
Ruim porque: Seu parceiro não poderá secretamente comprar um presente para você: homens só entram na loja quando acompanhados por uma mulher.
Nível de constrangimento: Zero.

MYLA, Londres, Irlanda e Alemanha

www.myla.com
tel.: 08707 455003; e-mail: services@myla.com
Essa é a loja do famoso brinquedo sexual de Tom Dixon, o *Bone* [osso] – o ícone (veja páginas 96-97), que custa cerca de R$ 600,00. A Myla é como se fosse uma *Vogue* do sexo: dispõe de meias elegantes, acessórios especialmente desenhados para seus "países baixos", coleções de *lingerie* genuinamente lindas e anéis penianos com vibradores que não pareceriam deslocados nas vitrines da Tiffany & Co. As lojas são todas muito bem iluminadas e elegantes.
Ideal porque: Tem lindas *lingeries*.
Ruim porque: Sua carteira. Os orgasmos não são baratos aqui.
Nível de constrangimento: Médio.

COCO DE MER, Londres e Los Angeles

www.coco-de-mer.com

tel.: 020 7836 8882; e-mail: intouch@coco-de-mer.co.uk

Uma espécie de boudoir-boutique para a faixa superior do mercado, em Londres, criada por Sam Roddick, muito charmosa. Eu visitei a loja no Covent Garden. Suas paredes vermelhas forradas de veludo conferem-lhe o visual sensual e misterioso dos bordéis do séc. XIX – nenhum sinal de fôrmas de gelo com formato de pênis – e os produtos são do mais alto nível. Os pênis feitos de cristal e vidro, esculpidos à mão, prometem ser o que de mais chique você já colocou dentro da sua vagina; as roupas íntimas são de alta qualidade e profundamente sensuais. Acessórios incríveis.

Ideal porque: Dispõe de brinquedos e *lingeries* com designs exclusivos e um glamoroso ar de "fora de moda".

Ruim porque: Para o seu bolso. As meias mais em conta custam por volta de R$ 45,00.

Nível de constrangimento: Baixo, um leve rubor nas faces.

ANN SUMMERS, todo o Reino Unido, Irlanda e Espanha

www.annsummers.com

tel.: 0845 456 6948; contatos por e-mail no site

A mais antiga rede de *sex shops* oferece um clima descontraído. Você encontrará prateleiras cheias de vibradores – inclusive o mais vendido em toda a Grã-Bretanha, o Platinum Rabbit [coelho de platina] – e muitos itens eróticos que são novidade no mercado, como chocolates em formato de pênis e fôrmas de gelo em formato de seios. A maioria dos produtos não é cara, o que é perfeito para que você saia de lá com uma porção de brinquedos, mas não é fácil encontrar *lingerie* de alta qualidade, ainda que eles façam parte da rede Knickerbox. Também possui uma boa variedade de roupas.

Ideal porque: Disponibilidade – muitas lojas pela região.

Ruim porque: *Lingerie* e pornografia explícita de baixa qualidade.

Nível de constrangimento: Mínimo. Muito mais "cartão postal apimentado" do que "esconderijo do pecado".

TABOOBOO, todo o Reino Unido

www.tabooboo.com

tel.: 0845 456 6948; e-mail: info@tabooboo.com

Ali acaba toda a vergonha de ir a uma *sex shop*, pois dispõe de uma série de franquias dentro de lojas de departamentos, incluindo a Selfridges (Londres e Leeds) e House of Fraser. Também possuem um número crescente de máquinas que vendem brinquedos sexuais em muitas casas noturnas e *pubs* por todo o Reino Unido. Os produtos Tabooboo são de qualidade regular, funcionais e bem desenhados, interessantes para o mercado jovem.

Ideal porque: Disponibilidade e pacotes discretos.

Ruim porque: Nada – tudo é muito bom.

Nível de constrangimento: Baixo.

EXPOSIÇÃO EROTICA, exibição anual em Londres

www.erotica-uk.com

tel.: 01708 768000; e-mail: info@erotica-uk.com

Uma exposição que acontece todos os anos no Olympia. Sua área se enche de expositores que vendem de tudo, de vibradores do tamanho certo para as bolsas femininas a camas para *bondage*. Esculturas eróticas, roupas, fantasias para fetiches, pornografia... Tudo o que você sempre quis saber sobre sexo, mas teve medo de procurar no Google. Essa exposição acontece durante três dias no mês de novembro, todos os anos. O ambiente não é cor-de-rosa e macio como o das *sex shops* atuais. Há uma área reservada para produtos explícitos, mas, se você não se incomoda em encontrar estrelas de filmes pornô nem em ver casais experimentando chicotes, merece uma visita. Você pode evitar as áreas mais extremas e se concentrar somente nas que exibem brinquedos sexuais. Se qualquer um de vocês tiver alguma espécie de fetiche, poderão encontrar todo o equipamento relacionado a ele, e muitos estarão disponíveis para venda no local.

Ideal porque: Enorme variedade de mercadorias encontradas no mesmo local.

Ruim porque: Bem, só acontece uma vez ao ano. Vamos torcer para que os visitantes tenham sorte.

Nível de constrangimento: Muito baixo. Depois do choque inicial, logo se acostumará e saberá exatamente o que quer ver.

Confira alguns endereços no Brasil

Revelateurs

Rua Gaivota, 1502 • Moema • São Paulo • SP
04522-034 • (11) 5561 9552
www.revelateurs.com.br

Constantine Boutique Sensual

Rua Gaivota, 1311 • Moema • São Paulo • SP
04522-033 • (11) 5042-2760
www.constantine-sp.com.br

KamaShastra

www.kamashastra.com.br

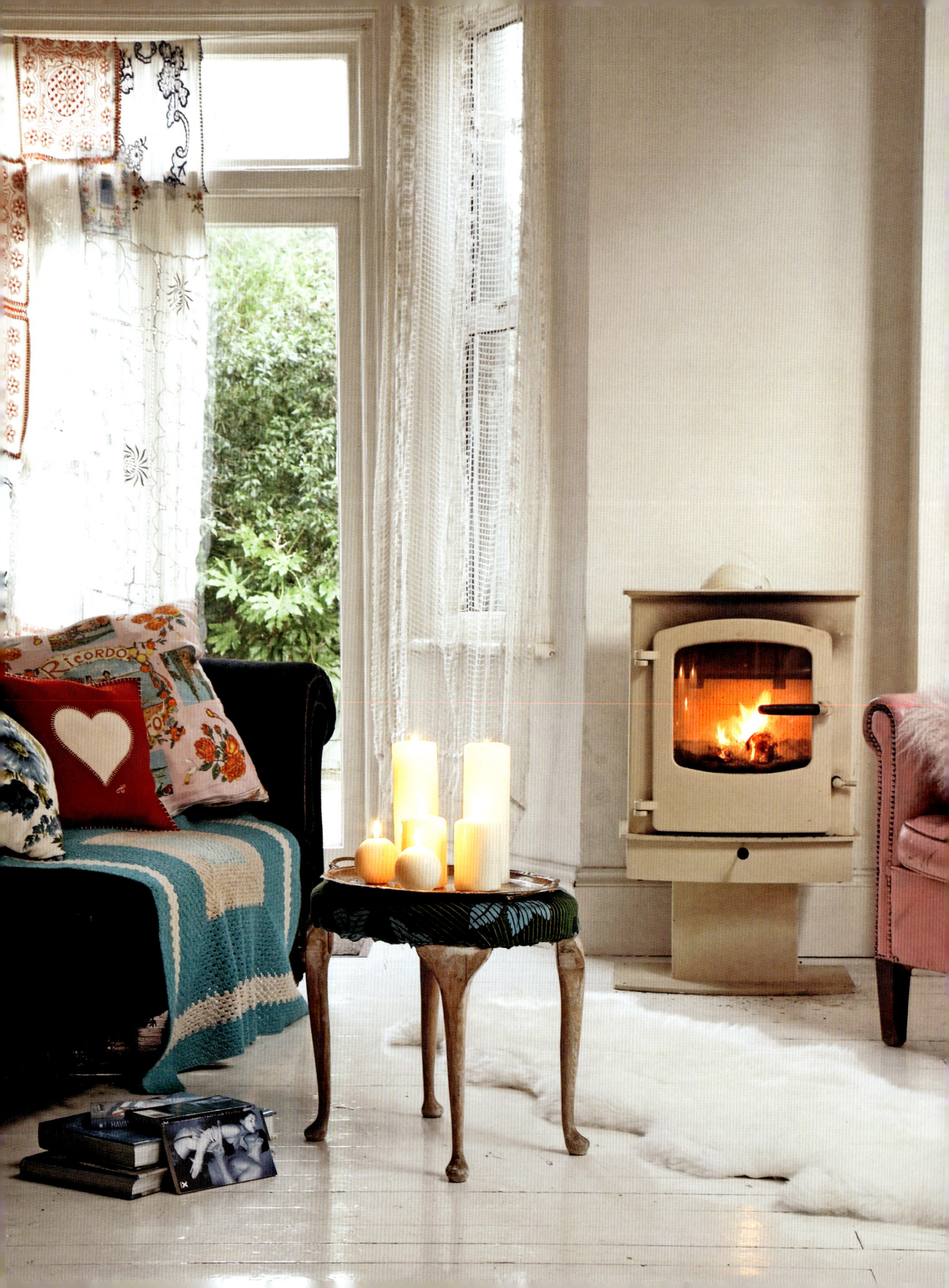
RICORDO

Guia para internet

Se você e o seu parceiro muitas vezes se distraem em frente aos seus computadores à noite, aninhem-se juntinhos e deem uma olhada em alguns sites eróticos. Os da lista a seguir merecem fazer parte de seus favoritos.

Adesivos com aroma

Scentuelle Libido Patches
www.scentuellepatch.com

Amadores

Red Tube
www.redtube.co.uk
Esse site é como uma versão do You Tube proibida para menores, portanto, se você não gosta de pornografia, fique distante dele. Se gosta, ele merece uma espiada, pois oferece vídeos com sexo explícito grátis, realizados e adicionados pelos próprios usuários. São casais fazendo sexo, mulheres e homens se masturbando, mas nada ilegal ou muito chocante. Você também pode incluir seus próprios vídeos para o site.

Áudio erótico

Eroticast
www.eroticast.net
Literotica
www.literotica.com

Blogs de sexo

Girl with a One-track Mind
http://girlwithaonetrackmind.blogspot.com
Belle du jour
http://belledejour-uk.blogspot.com

Brinquedos sexuais

Blushing Buyer
www.blushingbuyer.co.uk
Condom Care
www.condomcare.co.uk

Love Honey
www.lovehoney.co.uk
Paramount Pleasures
www.paramountpleasures.co.uk
Passion Online
www.passiononline.co.uk
On joy
www.onjoy.com
Sex Toys
www.sextoys.co.uk
Tabooboo
www.tabooboo.co.uk

Conselhos sexuais

Em & Lo
www.emandlo.com
Tracey Cox
www.traceycox.com

Lingerie

Agent Provocateur
www.agentprovocateur.com
Figleaves
www.figleaves.com

Literatura erótica

Cliterati
www.cliterati.co.uk
Scarlet
www.scarletmagazine.co.uk

Massagem

British Association for Sexual and Relationship Therapy
www.basrt.org.uk

Mobília sexual

Loving Angles
www.loving-angles.com
Existem dois tipos de mobília sexual: a descarada, no estilo completamente "olhe pra mim, eu sou um sofá erótico", coberta com vinil preto, com pênis acoplados – que significa que você não poderá mais convidar amigos para sua casa –, ou aquelas do tipo mais discreto. Eu prefiro estas últimas, mas é sua casa. A Loving Angles produz peças atraentes, desenhadas de forma inteligente e que despertarão admiração em qualquer local da casa em que estiverem.

Sexo tântrico

Tantra London
www.tantralondon.co.uk
Val Sampson
www.valsampson.co.uk

Swing

Fever Parties
www.feverparties.com
Killing Kittens
www.killingkittens.com

Índice

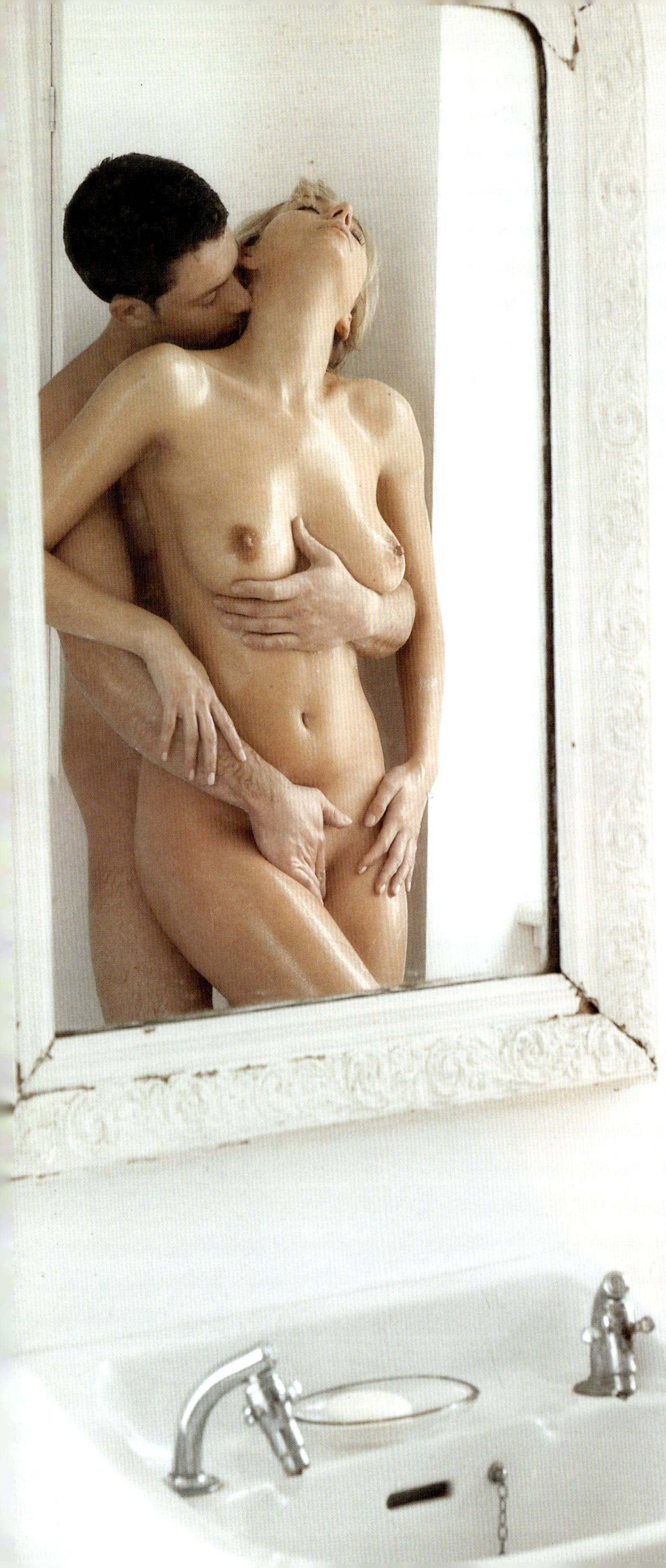

Publicado originalmente com o título *Domestic sex goddess*, em 2009 pela Quadrille Publishing Ltd
Alhambra House
27-31 Charing Cross Road
Londres WC2H 0LS

Direitos desta edição reservados à Nobel Franquias S.A.
(Marco Zero é um selo editorial da Nobel Franquias S.A)
Rua Major Paladino, 128 – Bloco 3 – CEP 05307-0001 –
São Paulo – SP
Tel (11) 3706-1466 – Fax (11) 3706-1462
www.editoramarcozero.com.br
atendimento@editoramarcozero.com.br

Publicado em 2010

Dados Internacionais de Catalogação na Publicação (CIP)
(Câmara Brasileira do Livro, SP, Brasil)

Taylor, Kate
A deusa do sexo / Kate Taylor ; fotografias de Penny Wincer ; ilustrações de Natalie Ferstendik ; tradução Eni Rodrigues. – – São Paulo : Marco Zero, 2009.

Título original: Domestic sex goddess
ISBN 978–85–213–1580–3

1. Educação sexual para mulheres 2. Mulheres – Comportamento sexual 3. Mulheres – Sexualidade 4. Orientação sexual para mulheres 5. Relações interpessoais I. Wincer, Penny. II. Ferstendik, Natalie. III. Título.

09-09441 CDD-613.96082

Índice para catálogo sistemático
1. Mulheres : Orientação sexual 613.96082

Supervisor editorial: Jane O'Shea
Projeto: Lisa Pendreigh
Diretor de projeto: Helen Lewis
Projeto: Lucy Gowans
Fotógrafa: Penny Wincer
Assistente de fotografia: Heather Lewin
Estilista: Vikki Hillman
Cabelos e maquiagem: Jenni Dodson e Sally Kvalheim
Modelos: Hayley Coppin e Tony Clements
Ilustradora: Natalie Ferstendik (studio@natalief.co.uk)
Diretor de Produção: Vincent Smith
Controlador de Produção: Marina Asenjo

Créditos da edição brasileira
Supervisão editorial: Maria Elisa Bifano
Produção gráfica e direção de arte: Vivian Valli
Assistente de produção: Paula Casarini
Tradução: Eni Rodrigues
Revisão: Flávia Portellada
Composição e capa: Casa de Idéias

Impresso em Hong Kong / *Printed in Hong Kong*